HERB for BEAUTY

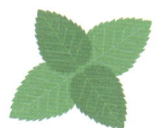

일러두기

외국 인명·지명·독음 등은 국립국어원에서 규정한 외래어표기법을 따르되 관용적인 표기와 동떨어진 경우 실용적인 표기를 따랐다.

장편 문학작품을 포함한 단행본 및 학술지 제목은 《 》로, 단행본에 수록된 작품 제목, 저널, 곡명, 영화, 미술품명은 〈 〉로 묶었다.

이 책에 등장하는 브랜드와 상품명은 독자들의 혼란을 피하기 위해 국립국어원 외래어표기법과는 다른 각 브랜드에서 실제로 사용하는 표기를 따랐다.

영문 병기의 경우 독자의 가독성을 위해 한글 표기를 우선으로 두었으나, 번역이 되지 않은 도서 및 문서의 제목 등은 영문 표기를 우선으로 기재한 뒤 작가의 주를 추가했다.

허브 식물에 함유된 여러가지 유효 성분들은 인체에 긍정적으로 작용하지만 허브는 질병을 치료하는 직접적인 치료제가 아닌 건강 보조제로 사용되어야 한다. 때문에 허브를 치료 목적으로 사용할 때에는 반드시 전문가와의 상담을 거쳐 복용하길 바란다.

HERB
for
BEAUTY

향기로운 오일이 된 식물들의 모든 것

글 심나래

amStory

Prologe

우리 삶에 허브가 필요한 이유

허브는 인류 역사 이전부터 우리 삶에 함께하며, 마음을 치유하고 신과 인간을 잇는 귀중한 존재로 여겨져 왔다. 역사가 기록되기 시작한 이후에는 《황제내경》, 〈에버스 파피루스Ebers Papyrus〉, 아유르베다Ayurveda와 같은 고대 의학서들에 허브가 약초로 등장하며, 그 효능이 기록되기 시작했다. 그러나 어느 순간부터 허브는 눈과 코, 혀를 자극하는 감각적인 요소로만 인식되며 우리의 일상에서 점차 멀어졌다. 식물에 대한 이해가 깊은 아로마테라피스트조차도 에센셜 오일의 원료로서 허브를 소비할 뿐 그 자체의 생명력과 문화적 의미에는 관심을 두지 않는 경우도 많았다. 이러한 점이 안타까워, 허브가 지닌 다양한 이야기를 조명하고자 《허브 포 뷰티HERB for BEAUTY》를 발간하게 됐다.

이 책은 단순히 허브 소개나 에센셜 오일 사용법을 설명하는 데 그치지 않고 허브의 이름과 역사, 문화적 맥락을 살펴보며 오늘날 밝혀진 허브의 과학적 효능과 그에 기반한 오일 활용법까지 통합적으로 다룬다. 이를 통해 독자들이 허브를 단순한 '오일의 원료'가 아니라 에센셜 오일을 만들어내는 살아 있는 존재로 깊이 이해할 수 있도록 돕는 것이 이 책의 궁극적인 목표다. 허브에 담긴 이야기들을 따라가다 보면, 우리가 수동적으로만 보았던 식물이 얼마나 치열하게 자연과 투쟁하며 생존해왔는지, 그리고 인간은 그것을 얼마나 현명하게 활용해 왔는지를 새롭게 인식하는 계기가 될 것이다.

책 제목인 '허브 포 뷰티'는 단순히 외적인 아름다움만을 뜻하지 않는다. 이는 허브가 우리의 몸과 마음 모두를 건강하고 아름답게 가꾸는 존재라는 더 깊은 의미를 담고 있다. 실제로 에센셜 오일과 캐리어 오일을 활용한 아로마테라피는 질병 완화는 물론 심리적인 문제까지 도움을 주는 자연요법으로 주목받고 있다. 이 책이 허브가 지닌 아름다움과 생명력을 다시금 발견하는 계기가 되길 바라며, 아로마테라피를 처음 접하는 입문자부터 체계적으로 배우고자 하는 이들까지 모두에게 신뢰할 수 있는 길잡이가 되기를 진심으로 바란다.

이 책이 나오기까지 2년 가까운 시간 동안 함께 고생한 에이엠스토리에 감사드린다. 또한 책을 쓰는 동안 묵묵히 옆에서 응원해준 사랑하는 나의 가족, 남편과 아들이 없었다면 이 책은 완성되기 어려웠을 것이다. 아로마테라피는 현재에도 국내외 다양한 연구진에 의해 활발히 연구되고 있으며, 임상 시험과 대조 연구 등 과학적인 접근 또한 꾸준히 이루어지고 있다. 앞으로도 새로운 연구 결과가 발표되거나 기존의 지식이 재조명될 가능성이 크기에, 이 책을 읽는 독자 여러분들께서 새로운 정보를 접하게 된다면 함께 나눠 더 깊은 배움으로 이어지기를 기대한다.

contents

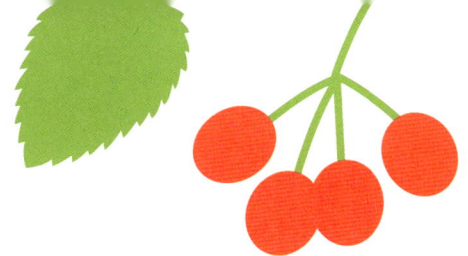

004　*Prologe*
　　　우리 삶에 허브가 필요한 이유

From Plants to Oil

010　허브의 역사
013　이 책의 향 구분
016　에센셜 오일 - 캐리어 오일
017　주요 허브 원산지
018　에센셜 오일 추출법
021　허브별 추출 부위
022　알아두면 좋은 에센셜 오일 속 화학 성분
026　좋은 제품 선별법
028　상황별 허브의 활용

Essential Oil

034　Aromatic
　　　바질 · 클라리 세이지 · 히솝 · 라반딘 · 라벤더 · 오레가노
　　　페퍼민트 · 로즈메리 · 세이지 · 스파이크 라벤더
　　　스위트 마저럼 · 타임

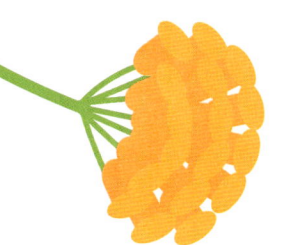

085　Camphor
　　　베이 로렐 · 유칼립투스 · 쿤제아 · 마누카 · 니아울리
　　　라빈트사라 · 티 트리

113　Earthy
　　　안젤리카 · 캐롯 · 러비지 · 베티베르

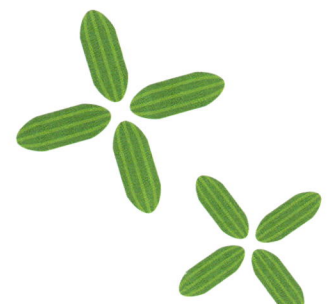

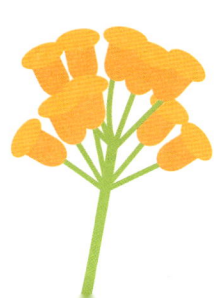

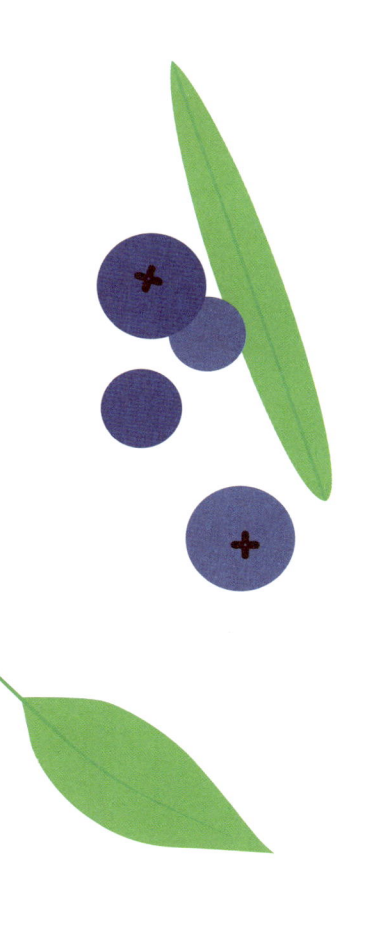

130　**Floral**
　　　제라늄 · 재스민 · 네롤리 · 로즈 · 로즈우드 · 일랑일랑

160　**Fresh**
　　　베르가모트 · 그레이프프루트 · 레몬 · 레몬 버베나 · 라임
　　　만다린 · 메이 창 · 페티그레인 · 스위트 오렌지 · 유자

200　**Medicinal**
　　　셀러리 · 시스투스 · 에버라스팅 · 저먼 캐모마일 · 레몬그라스
　　　매스틱 · 팔마로사 · 파촐리 · 로먼 캐모마일 · 윈터그린

239　**Spicy**
　　　아니스 · 블랙 페퍼 · 카다멈 · 시나몬 · 클로브 · 코리앤더
　　　진저 · 주니퍼 · 스위트 펜넬 · 타라곤

280　**Woody & Balsam**
　　　아틀라스 시더우드 · 사이프러스 · 퍼 · 프랑킨센스
　　　히노끼_{편백} · 카타프레이 · 미르 · 파인 · 샌달우드 · 스프루스

Carrier Oil　326　아몬드 · 아프리콧 · 아르간 · 아르니카 · 카렌듈라
　　　　　　　　호호바 · 로즈힙

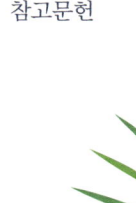

352　참고문헌

From Plants to Oil

허브의 역사

오레가노, 캐러웨이와 같은 허브의 씨앗과 꽃가루가 유럽의 신석기 유적에서 발견되면서 허브의 역사는 문명이 있기 전부터 시작된 것이 증명됐다. 이후 문명이 발달함에 따라 인류는 허브를 단순히 섭취하는 것을 넘어 약재와 향으로 활용하게 됐고, 점차 경제와 교역의 자원이 됐다.

고대 현존하는 의학 고문서 중 가장 오래되고 중요한 문서로 평가받는 〈에버스 파피루스 Ebers Papyrus〉에는 마늘, 민트, 히솝 등 다양한 허브에 대한 언급이 등장한다. 고대 이집트인들은 미르와 프랑킨센스 같은 허브에서 수지와 향을 추출해 종교 의식이나 치료 목적으로 사용했으며, 향수와 화장품에도 활용하는 등 허브를 다양하게 이용했다. 인도 전통 의학인 아유르베다 Ayurveda에서도 허브에 대한 기록을 찾아볼 수 있다. 당시 사람들은 허브를 힘과 에너지를 주는 신성한 존재로 여기며 치유 효과가 뛰어나다고 믿어, 집 안뜰이나 사원에서 정성껏 재배했다. 이처럼 허브는 약재, 향료, 음식 재료, 종교적 의식에도 활용되며 다양한 용도로 쓰였다.

중세 중세에는 허브를 증류하여 에센셜 오일로 추출해 사용하는 방식이 본격적으로 발전하기 시작한다. 중동의 의사이자 과학자인 이븐 시나 Ibn Sina는 증류법을 개량해 에센셜 오일을 추출한 뒤 약, 화장품, 향수로 활용했다. 또한 유럽 최초의 의학 교육 기관으로 알려진 살레르노 의과 대학에서는 약초와 에센셜 오일을 다루는 교육이 이루어 졌고, 아포카리 Apothecary라 불렸던 중세의 약사들은 약초와 에센셜 오일을 이용해 약을 제조하고 판매했다. 이처럼 고대와 중세를 거치며 약용, 향수, 종교적 상징 등 다양한 역할을 해 온 허브는 과학 혁명의 시기를 맞아 분자 단위로 분석되기 시작했다. 이전까지는 경험에 의존해 사용하던 허브와 에센셜 오일의 치유 효능은 점차 과학적 연구를 통해 검증되고 정의되기 시작했다.

근대~현대   19~20세기에는 허브 식물에서 추출한 휘발성 분자를 따로 떼어내 합성하거나 이를 모방해 새로운 약물과 향을 개발하는 시도가 이루어졌다. 이러한 과정을 통해 제약과 향수 산업이 비약적으로 발전을 이루게 된다. 특히 제약 분야에서는 에센셜 오일보다 더 효과가 뛰어나고 생산 비용은 낮은 합성 물질을 만들어낼 수 있게 되면서 에센셜 오일의 치유적 역할은 점점 축소되었고, 주로 향수나 화장품의 원료로만 사용됐다.

이후 20세기 초 프랑스의 화학자 르네 모리스 가트포세René-Maurice Gattefossé는 실험 중 폭발 사고로 크게 화상을 입는데 이때 스파이크 라벤더 오일을 화상 부위에 사용했다. 그는 상처가 빠르게 치유되는 과정을 목격하며 에센셜 오일의 치유력에 주목했고, 오랜 연구 끝에 1937년 《Aromathérapie(아로마테라피)》라는 책을 출간한다. 아로마테라피라는 용어가 역사에 처음 등장하는 순간이었다. 이후 마가렛 모리Marguerite Maury와 장 발넷Jean Valnet 등 여러 연구자들의 기여로 아로마테라피가 발전하면서 그 효능이 점차 여러 나라에 알려지게 되었고, 다양한 분야에 접목됐다. 특히 프랑스, 미국, 영국, 일본 등에서는 아로마테라피가 메디컬 분야뿐만 아니라 웰빙, 스파, 코스메틱 등의 분야에서 활용되고 있다.

이처럼 허브는 고대의 신성한 약재와 향으로 시작해 중세에는 에센셜 오일이라는 형태로 도약했고 현대에 이르러서는 아로마테라피라는 과학적이고 실용적인 영역으로 발전해왔다. 그러나 오늘날에도 여전히 과학만으로는 설명되지 않는 부분들이 존재한다. 예를 들어 티 트리 에센셜 오일에는 항균, 항바이러스의 효능이 뛰어난 모노테르펜 알코올Monoterpene Alcohol 성분이 포함되어 있지만 다른 오일보다 왜 특별히 강력한 소독 효과가 있는지는 정확히 밝혀지지 않았다. 또한, 에센셜 오일이 지닌 에너지적 측면에 대해서도 과학적으로 규명하기가 어려운 부분이다. 이처럼 허브와 에센셜 오일이 주는 치유력은 아직까지 완전히 해명되지 않은 영역으로 남아있지만 과학의 발전과 함께 허브에 대한 연구와 데이터가 지속적으로 축적된다면 언젠가는 이 신비로운 작용 원리들 역시 과학적으로 완벽하게 규명되는 날이 오지 않을까 기대해본다.

이 책의 향 구분

유럽의 유명 에센셜 오일 브랜드인 프라나롬의 창립자이자 약사 출신의 아로마학자인 도미닉 보두Dominique Baudoux는 "내 후각을 믿어라"라는 표현을 쓴다. 이는 향에 대한 인식이 내 몸의 상태나 감정에 따라 달라지기 때문이다. 같은 향도 어떤 때는 좋게 느껴질 수도, 어떤 때는 불쾌할 수도 있다는 의미이다. 이렇듯 향은 지극히 주관적인 감각으로 사람마다 다르게 인식될 수 있다. 그럼에도 불구하고 유럽의 전문 조향사들과 향료 협회, 교육 기관들은 허브를 비롯한 다양한 식물에서 추출한 에센셜 오일의 향을 공통된 특성과 분위기, 향의 성격이나 느낌에 따라 분류해 '향의 계열'이라는 체계를 마련해 표준화했다. 이 책은 독자들이 간접적으로나마 각각의 차이를 느낄 수 있도록 먼저 에센셜 오일과 캐리어 오일을 구분하고 향의 계열을 토대로 69가지의 에센셜 오일을 8가지 향으로 분류했다. 다만 조향에서의 복잡하고 어려운 향 구분과는 다르게 직관적으로 향을 연상할 수 있도록 향의 종류를 단순화했다.

아로마틱Aromatic에는 자연의 신선함과 청량한 매력을 느낄 수 있는 허브들로 라벤더, 로즈메리, 타임 등이 포함되어 있다. 깨끗한 허브 향과 진한 민트 향이 특징이다.

캠퍼Camphor에는 시원하면서도 강렬한 향이 매력적인 유칼립투스, 티 트리 등이 포함되어 있다. 코를 뚫는 듯한 맑고 청량한 향이 특징으로 집중력 향상과 각성 효과가 뛰어나다.

얼씨Earthy에는 젖은 흙, 땅의 냄새 또는 약간의 스모키함이 느껴지는 허브들로 안젤리카, 캐롯, 러비지, 베티베르 등이 포함된다. 얼씨 계열의 향들은 대부분 향수에서 잔향의 깊이를 더하는 고

From Plants to Oil

착제로 사용되며 자연 속에 있는 듯한 편안함을 주고 스트레스 해소에 도움이 된다.

플로럴Floral에는 단어 그대로 풍부한 꽃 향이 느껴지는 허브들로 재스민, 네롤리, 로즈, 일랑일랑 등이 포함된다. 네롤리는 신선하고 가벼운 오렌지 꽃의 향을, 재스민·로즈·일랑일랑은 깊고 우아한 여성스러운 꽃 향을 지닌다. 비록 꽃은 아니지만 나무 전체에서 은은한 장미 향과 풀 향이 동시에 느껴지는 로즈우드도 함께 구성했다.

프레시Fresh에는 껍질을 누르면 과즙이 터지는 톡 쏘는 상쾌함을 느낄 수 있는 베르가모트, 레몬, 라임, 스위트 오렌지 등이 포함되어 있다. 이 계열의 향을 맡으면 우울했던 기분이 밝아지는 효과가 있어 진정, 스트레스 완화에 추천하며 불안, 우울감이 느껴질 때 도움을 받을 수 있다. 다만 레몬 버베나와 메이 창은 시트러스 계열은 아니지만 이 계열에 포함시켜 두었는데 레몬과 유사한 향으로 향을 맡으면 진정 효과를 누릴 수 있다.

메디셔널Medicinal은 약초와 약재에서 나는 고유의 향, 혹은 약을 연상시키는 향을 뜻하는 단어로 식물 본연의 향을 표현하기 위해 새롭게 만든 향 그룹이다. 이 그룹에는 셀러리, 시스투스, 에버라스팅, 레몬그라스, 매스틱, 팔마로사, 윈터그린 등이 포함된다. 시스투스는 가죽 향, 에버라스팅은 차※ 향과 꽃 향이 어우러진 향, 레몬그라스와 팔마로사는 비릿한 풀 향, 매스틱은 쓴 향 뒤에 고소한 견과류 향, 윈터그린은 파스를 연상시키는 향이 느껴진다.

스파이시Spicy에는 이름처럼 약간의 매운 향과 강렬함이 느껴지는 향을 가진 블랙 페퍼, 시나몬, 클로브, 진저, 주니퍼 등이 포함된다. 주로 향신료로 활용되는 식물에서 느낄 수 있는 향으로 따뜻함을 주고 정신을 깨우는 각성 효과가 있다. 따라서 지치고 피로할 때 도움이 된다.

우디와 발삼 Woody & Balsam은 조금 차이가 있는 두 계열의 나무 향을 하나의 소제목으로 구성했다. 발삼은 나무의 수지에서 추출한 것으로 따뜻하고 달콤하면서 깊이 있는 향으로 프랑킨센스, 미르 등이 있다. 같은 발삼 향이여도 세부적인 느낌과 향이 다른데 미르는 달콤한 느낌보다는 조금 더 건조한 느낌의 나무 수지 향을 지녔고 프랑킨센스는 따뜻하면서도 스파이시한 향을 느낄 수 있다. 우디는 나무 자체에서 느껴지는 따뜻하고 깊이 있는 향으로, 사이프러스, 퍼(전나무), 파인(소나무), 히노끼(편백), 스프루스 등의 오일에서는 마치 숲속에 있는 듯한 피톤치드 향을 느낄 수 있다. 우디와 발삼 계열의 향들은 비슷하면서도 약간씩 다른 느낌을 지녀 스펙트럼이 넓은데 땅에 발을 단단히 디딘 것 같은 심리적 안정감과 평온함을 동시에 느낄 수 있는 향으로 그라운딩 에너지를 얻을 수 있다.

에센셜 오일 - 캐리어 오일

에센셜 오일　**정의**　식물의 열매, 줄기, 잎, 뿌리, 수지 등에서 추출한 휘발성의 고농축 에센스. 강한 향을 지니고 있다.

특징　향이 나는 휘발성 유기 화합물로 구성되어 있으며 치유적 효능을 지니고 있어 향수, 비누, 화장품 및 아로마테라피 제품 등 다양한 용도로 활용된다.

캐리어 오일　**정의**　식물의 씨앗이나 과육, 열매에 열을 가하지 않고 압착해 추출한 비휘발성 오일로 에센셜 오일의 휘발성을 잡아준다는 의미에서 '픽스드 오일Fixed Oil'이라고 불리며 휘발성이 강한 에센셜 오일의 성분을 피부 깊숙이 운반해준다는 의미에서 '캐리어 오일Carrier Oil'이라고도 불린다.

특징　에센셜 오일의 원액을 피부에 직접 도포하기 어려울 때 희석해 사용할 수 있도록 도와주는 역할을 한다. 또한 이 오일은 그 자체만으로도 비타민Vitamin, 미네랄Mineral, 피토스테롤Phytosterol과 같은 식물의 영양 성분이 풍부하고 피부를 부드럽게 해주는 효과가 있어 마사지, 화장품 원료로 널리 활용된다.

특징	에센셜 오일	캐리어 오일
강도	고농축, 희석 필요	원액 사용 가능
향	강한 향을 가지고 있음	향이 거의 없거나 은은함
역할	치료 및 향기 요법	희석 및 보습, 보호
휘발성	있음	없음
추출 원료	꽃, 잎, 뿌리 등	열매의 씨앗이나 과육

주요 허브 원산지

에센셜 오일을 추출하는 허브의 원산지가 중요하게 여겨지는 이유는 기후나 토양의 상태에 따라 오일의 특성에 영향을 주기 때문이다. 에센셜 오일마다 품질이 가장 좋은 식물 원산지가 있고 추출 방법에 따라 오일의 품질이 달라지기도 한다. 주요 원산지가 여러 곳일 경우에는 편의상 대표적인 곳을 우선 표기해 두었으며, 대표 산지에 대한 자세한 정보는 허브의 설명을 담은 에센셜 오일 챕터에서 확인할 수 있다.

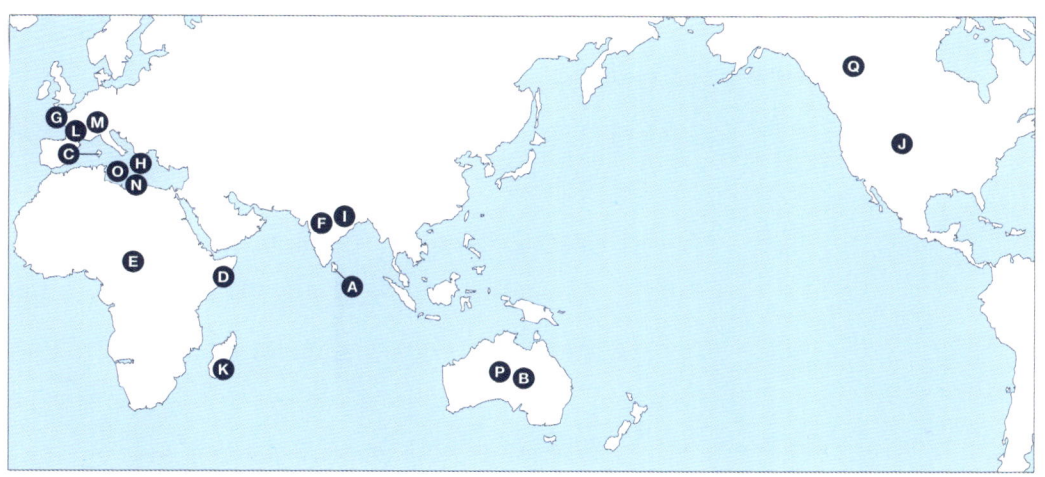

G —— **라벤더** 프랑스
J —— **페퍼민트** 미국
P —— **티 트리** 호주
O —— **스위트 오렌지** 지중해
H —— **레몬** 지중해
D —— **프랑킨센스** 소말리아, 오만 등

B —— **유칼립투스** 호주
C —— **에버라스팅** 코르시카
L —— **로즈메리** 프랑스
Q —— **윈터그린** 북미(캐나다)
E —— **제라늄** 아프리카
F —— **진저** 인도

M —— **스파이크 라벤더** 프랑스
N —— **스위트 마저럼** 지중해
I —— **팔마로사** 인도
A —— **시나몬** 스리랑카
K —— **라빈트사라** 마다가스카르

From Plants to Oil

에센셜 오일 추출법

허브는 사용 부위에 따라 방향 성분이나 에센셜 오일의 함유량이 달라진다. 따라서 식물 원료의 특성에 따라 적합한 추출 방법을 선택해 에센셜 오일을 추출한다. 에센셜 오일 추출법으로는 수증기 증류법, 냉압착법, 초임계 이산화탄소 추출법, 용매 추출법, 냉침법 등이 있다. 이 중 냉침법은 많은 노동력과 시간이 들어 효율성이 떨어지기 때문에 1930년대 이후로는 더 이상 사용하지 않는다.

수증기 증류법
Steam Distillation

식물의 줄기, 잎, 꽃 등을 바로 수확한 상태에서 또는 종류에 따라 말린 상태에서 수증기를 이용해 오일 성분을 추출하는 방법이다. 캐모마일, 유칼립투스, 라벤더, 페퍼민트, 로즈메리, 티 트리 등 전체 에센셜 오일의 70~80% 이상이 이 방식으로 만들어진다. 수증기 증류법은 기원전 4000년경의 메소포타미아 문명에서도 식물을 증류한 흔적이 발견되었을 만큼 오랜 역사를 지닌 추출법이다. 오늘날에는 과거보다 규모가 커지고 기계화 됐으나 기본 원리는 과거와 동일하다. 자세한 추출 방법은 다음과 같다. 석회질이 없는 물을 가열해 발생한 수증기를 식물이 담긴 스테인리스 통에 통과시킨다. 이때 식물의 방향 성분이 수증기와 함께 증발하여 냉각 코일과 냉각수가 있는 통으로 이동하게 된다. 수증기와 방향 성분은 냉각 코일을 지나면서 액체로 응축되고, 이 과정에서 밀도 차이에 따라 오일과 물이 분리된다.

이때 오일 부분을 에센셜 오일Essential oil, 물 부분을 하이드롤라Hydrolat 또는 하이드로졸Hydrosol이라 부른다. 수증기 증류법은 원리도 간단하고, 비교적 짧은 시간 안에 많은 양의 에센셜 오일을 추출할 수 있지만 온도, 압력의 정도, 시간에 따라 에센셜 오일의 품질이 달라질 수 있기에 정밀한 기술이 필요하다.

냉압착법
Cold Pressed Expression

과일의 껍질에 휘발성 오일 성분이 함유되어 있는 경우, 물리적인 힘을 이용해 껍질을 압착해 오일을 추출하는 방식이다. 주로 베르가모트, 레몬, 오렌지 등 시트러스 계열의 과일 껍질에서 에센스를 추출할 때 사용한다. 이 방법은 열이나 물에 의해 변형될 수 있는 성분을 추출할 수 있어 식물 고유의 향을 그대로 보존할 수 있다. 이 과정에서는 휘발성 성분뿐만 아니라 색소와 같은 비휘발성 물질도 함께 추출된다. 프랑스 아로마테라피에서는 냉압착 방식으로 추출한 오일은 에센셜 오일이라 부르지 않고 에센스 Essence로 구분해 부른다.

초임계 이산화탄소 추출법
Supercritical CO_2 Extraction

이산화탄소가 초임계 상태일 때의 독특한 성질을 이용한 추출법이다. 추출 과정은 다음과 같다. 이산화탄소는 임계 온도(31℃)와 임계 압력(7.4MPa) 이상이 되면 액체와 기체 성질을 동시에 지닌 초임계 상태로 전환된다. 이 상태의 이산화탄소는 식물 조직 내부로 침투해 휘발성 오일과 지용성 성분을 효과적으로 용해시킨다. 이후 압력을 낮추면 이산화탄소는 기체로 되돌아가고, 유용 성분만 남게 된다. 이렇게 추출한 오일은 에센셜 오일이 아닌 CO_2 오일, 또는 CO_2 추출물이라 부른다. 이 추출법은 화학 용매를 사용하지 않고 낮은 온도에서 추출이 가능해 열에 민감한 성분의 변형을 최소화해 식물이 지닌 본연의 향을 그대로 추출할 수 있다는 장점이 있다. 하지만 고가의 장비를 이용하다 보니 CO_2 오일은 일반 에센셜 오일보다 가격이 조금 높은 편이다. 다만 프랑스 아로마테라피에서는 초임계 이산화탄소 추출법에 대한 임상 데이터가 충분하지 않으며, 수증기 증류법으로 추출한 에센셜 오일과는 생화학 성분이 다르다는 이유로 복용 등 메디컬 용도보다는 향료나 후각테라피 용도로 사용한다.

용매 추출법
Solvent Extraction

재스민, 로즈 등 작고 연약한 꽃잎과 같이 식물 원료 자체가 가진 휘발성 오일 성분이 매우 적은 경우 적용하는 추출법으로 알코올이나 헥산Hexane과 같은 화학 용매를 이용해 향을 추출한다. 용매 추출법으로 생산된 에센스는 에센셜 오일이라 부르지 않고 '앱솔루트Absolute'라고 부르며 용매가 남아있을 우려가 있어 피부나 메디컬 용도보다 주로 화장품이나 향수 제조에서 향료로 활용된다.

허브별 추출 부위

줄기 상부
바질
클라리 세이지
에버라스팅
저먼 캐모마일
히솝
라반딘
라벤더
오레가노
페퍼민트
로즈메리
세이지
스파이크 라벤더
스위트 마저럼
타라곤
타임

잎
베이 로렐
유칼립투스
퍼
제라늄
히노끼(편백)
레몬 버베나
마누카
니아울리
파촐리
페티그레인

파인
라빈트사라
스프루스
티 트리

풀
레몬그라스
팔마로사

수지
프랑킨센스
미르

꽃
재스민
네롤리
일랑일랑
로즈
로먼 캐모마일

나무
아틀라스 시더우드
로즈우드*
샌달우드

나뭇가지
시스투스
사이프러스

매스틱

나무 껍질
시나몬
카타프레이

꽃봉오리
클로브

열매
블랙 페퍼
주니퍼
메이 창

열매껍질
베르가모트
그레이프프루트
라임
레몬
만다린
스위트 오렌지
유자

씨앗
아니스
카다멈
캐롯
셀러리

코리앤더
스위트 펜넬

뿌리
안젤리카
러비지
베티베르

뿌리줄기
진저

* 최근에는 잎과 가지에서 추출

알아두면 좋은 에센셜 오일 속 화학 성분

에센셜 오일은 평균 75개 이상의 다양한 생화학 성분으로 구성되어 있다. 이런 다양한 화학 성분들이 서로 어우러져 진정이나 이완, 상처 치유, 소화 토닉 등 여러 가지 치유적 효과를 만들어낸다.

알데하이드 Aldehyde 알데하이드는 탄소-산소 이중결합을 형성하는 카르보닐기 Carbonyl Group를 포함하지만, 구조적으로 사슬의 끝 부분에 위치하며 카르보닐기에 수소 원자가 직접 결합되어 있다는 점이 특징이다. 알데하이드는 아로마 알데하이드 Aroma Aldehyde와 테르펜 알데하이드 Terpene Aldehyde의 두 가지로 나뉘는데 아로마 알데하이드는 뛰어난 항감염 효과가 있지만 피부 자극이 매우 심하다는 단점이 있다. 따라서 피부 적용 시 반드시 캐리어 오일에 1:9 이하로 희석해 사용해야 한다. 테르펜 알데하이드는 아로마 알데하이드에 비해 피부 자극이 적고 소염 및 진통 효과가 뛰어나 류마티스 관절염, 건염 등 관절 문제에 많이 사용한다. 또한 진정 작용이 있어 우울감 완화 등에 블렌딩한다. 테르펜 알데하이드 역시 피부 자극이 있으나 캐리어 오일에 1:1 이하로 희석해 사용하면 안전하다.

주요성분   아로마 알데하이드: 신남알데하이드 Cinnamaldehyde
테르펜 알데하이드: 네랄 Neral, 제라니알 Geranial, 시트로넬랄 Citronellal

에테르 Ethers 에테르는 두 개의 탄소 사이에 산소가 연결된 구조로, 소화계 촉진이나 경련 완화에 뛰어난 효능을 지닌다. 에테르에 속하는 아로마 화학 성분 중 대표적으로 사용되는 것은 메틸 차비콜 Methyl Chavicol과 트랜스-아네톨 Trans-Anethole이다. 이 두 성분은 일반적인 에센셜 오일 사용 농도에서는 안전하게 사용할 수 있으며, 피부 적용 시 캐리어 오일에 최대 1:1 이하의 비율로 희석해 사용하면 된다.

주요 성분* 　메틸 차비콜Methyl Chavicol, 트랜스-아네톨Trans-Anethole

에스테르Esters　에스테르는 에센셜 오일에서 흔히 발견되는 생화학 성분으로 알코올Alcohol과 카르복실산Carboxylic Acid이 반응해 형성된다. 에스테르 성분은 꽃이나 과일 향처럼 달콤하고 부드러운 향을 내는 경우가 많다. 염증을 억제하고 경련과 통증을 줄이는 데 효과적이며, 심신을 진정시키고 우울한 감정을 다스리는 데에도 도움이 된다. 피부와 점막에 자극이 없어 모든 피부, 모든 연령층에서 안전하게 사용할 수 있다.

주요성분　리날릴 아세테이트Linalyl Acetate, 메틸 살리실레이트Methyl Salicylate, 벤질 아세테이트Benzyl Acetate

모노테르펜Monoterpene　모노테르펜은 휘발성이 높은 가벼운 분자로 에센셜 오일에 다량 함유되어 있다. 소독 효과가 뛰어나고 확산성이 좋아 디퓨저로 발향하기 적합하다. 호흡기 충혈을 완화하고, 소화를 촉진하며, 공기 중의 살균 소독에도 효과가 있다. 피부에 직접 사용할 경우 자극을 유발할 수 있어 반드시 캐리어 오일에 희석해 사용하는 것이 좋다.

주요 성분　리모넨Limonene, 피넨Pinene, 파라-시멘Para-cymene

모노테르펜 알코올 Monoterpene Alcohol　모노테르펜 알코올은 모노테르펜 구조에 히드록실기(-OH)가 결합된 형태로 피부나 점막에 자극이 없어 가장 널리 사용되는 아

---

* 메틸 차비콜과 트랜스-아네톨 성분 외에 다른 에테르 화합물(사프롤, 아피올, 아사론 등)은 아로마테라피에서 잘 사용하지 않는다.

로마 화학 성분이다. 항감염 효과가 뛰어나 피부 감염이나 상처 등에 유용하게 사용할 수 있고 면역 조절에 도움을 준다.

주요 성분　리날룰Linalool, 제라니올Geraniol, 4-터피네올4-Terpineol, 시트로넬올Citronellol

옥사이드Oxide　옥사이드 중 1,8-시네올1,8-Cineole은 에테르와 유사하게 두 개의 탄소 원자 사이에 산소 원자가 결합된 구조이며, 뛰어난 항바이러스 효과와 거담 작용이 있어 특히 호흡기 질환에 유용하다. 다만 합성 또는 정류된 1,8-시네올이 함유된 에센셜 오일은 호흡기에 염증이나 자극을 일으킬 수 있으므로 좋은 품질의 오일을 사용하는 것을 추천한다.

주요 성분　1,8-시네올, 리날룰 옥사이드Linalool Oxide

케톤Ketone　케톤은 탄소와 산소 사이의 이중 결합으로 이루어진 카르보닐기가 두 개의 탄소 원자 사이에 위치한 구조를 지닌다. 에버라스팅, 페퍼민트, 로즈메리 등 많은 에센셜 오일에 함유되어 있으며, 점액을 용해해 기도를 깨끗하게 하고 호흡을 원활하게 해주는 작용을 한다. 이로 인해 가래가 많은 호흡기 질환에 도움을 줄 수 있다. 다만, 케톤은 뇌혈관 장벽을 투과해 미엘린Myelin수초를 손상시킬 수 있어 과도한 양을 복용하거나 오남용 시 신경 독성을 유발할 수 있다. 따라서 임신 또는 수유 중인 여성, 영유아 등에는 가급적 적용하지 않는 것을 권장한다. 또한 뇌전증이나 경련 체질 등 신경학적으로 이상이 있는 분들은 케톤이 함유된 에센셜 오일을 신중하게 사용해야 한다. 피부에 바를 때에는 캐리어 오일 등에 희석해 적용한다.

주요 성분　멘톤Menthone, 버베논Verbenone, 보르네온Borneone, 투욘Thujone

페놀 Phenol

페놀은 방향족 화합물인 벤젠 고리Benzene Ring에 히드록실기(-OH)가 결합된 구조를 가지며, 아로마 화학 성분 중에서도 가장 강력한 항감염 및 소독 효과가 있다. 특히 박테리아, 바이러스, 곰팡이, 기생충 등 광범위한 병원체에 효과적이어서 페놀 함량이 높은 에센셜 오일은 병실 소독 등 위생 환경 관리에 사용되기도 한다. 다만 많은 양을 오랜 기간 복용할 경우, 간 독성을 유발할 수 있으며 원액을 피부에 바르면 심한 자극이 되기 때문에 사용 시 캐리어 오일에 1:9 비율로 희석해 국소 부위에 적용해야 한다.

주요 성분　티몰Thymol, 카르바크롤Carvacrol, 유제놀Eugenol

세스퀴테르펜 Sesquiterpene

세스퀴테르펜은 15개의 탄소 원자로 이루어진 무거운 분자이다. 뛰어난 소염 작용을 지니며, 정맥 및 림프 울혈을 완화하고 가려움증 증상 완화에도 도움이 된다.

주요 성분　카마줄렌Chamazulene, 캐리오필렌Caryophyllene, 징기베렌Zingiberene

세스퀴테르펜 알코올 Sesquiterpene Alcohol

세스퀴테르펜 알코올은 세스퀴테르펜 구조에 히드록실기(-OH)가 결합된 형태로 정맥 및 림프순환과 항감염에 도움이 되는 성분이다.

주요 성분　네롤리돌Nerolidol, 카로톨Carotol, 비사보롤Bisabolol

좋은 제품 선별법

에센셜 오일, 캐리어 오일은 품질에 영향을 줄 수 있는 요소들이 많기 때문에 구입 전 정보를 꼼꼼히 확인하고 체크 리스트를 설정하는 것이 중요하다. 아래는 에센셜 오일을 구매할 때 확인해야 할 주요 사항들이다.

학명 기재   에센셜 오일이나 캐리어 오일 제품, 또는 그 아웃박스에는 반드시 해당 오일이 추출된 식물의 학명이 기재되어 있어야 한다. 그래야 어떤 식물에서 추출된 오일인지 정확하게 확인이 가능하다.

순도   에센셜 오일에 다른 첨가물이나 다른 오일이 섞이지 않았음을 확인하기 위해 제품에 '100% Pure'가 적혀져 있는지, 또는 합성 향료 등이 들어가지 않은 천연 표기인 'Nature'표기가 적혀져 있는지를 확인하는 것이 중요하다. 특히 재스민과 같은 고가의 에센셜 오일을 캐리어 오일 등에 희석해 합리적인 가격에 판매하는 경우가 많은데, 이때 어떤 식물 오일에 어느 정도 비율로 희석 되었는지가 반드시 기재되어야 한다.

가격   에센셜 오일은 다량의 식물에서 극히 소량만 나오는 귀한 물질로, 수확부터 증류, 유통에 이르기까지 여러 과정을 거쳐야 한다. 따라서 지나치게 저렴한 가격의 제품은 품질을 의심해 볼 필요가 있다. 특히 에버라스팅, 재스민, 네롤리, 로즈, 샌달우드 등의 오일은 에센셜 오일을 추출할 수 있는 양이 극히 적어 다른 오일에 비해 가격이 높다. 예를 들어 네롤리는 2ml당 5~6만 원 이상, 로즈는 2ml당 20~50만 원 이상의 가격이 일반적이다. 물론 용량에 따라 가격 차이는 있을 수 있지만 언급한 가격대에서 크게 벗어나지 않는다. 이런 고가의 오일은 간혹 다른 에센셜 오일이나 합성 물질, 캐리어 오일 등을 섞어 저렴하게 판매되기도 한다. 이런 행위를 섞음질Adulteration이라고 하는데, 섞음질된 에센셜 오일은 훈련된 전문가가 아니라면 감별하기가 매우 어렵다. 따라서 고가의 오일을 구입할 때는 신뢰할 수 있는 브랜드나 전문가에게 추천을 받아 구입하는 것이 안전하다.

용기 에센셜 오일은 햇빛과 공기에 민감하기 때문에 반드시 빛을 차광할 수 있는 짙은 갈색, 짙은 파란색, 혹은 초록색 등 유색 유리병에 담겨있어야 한다. 대용량 제품의 경우에는 알루미늄 병이 적합하다. 이와 같은 용기를 사용하지 않으면 외부의 햇빛과 공기에 의해 화학적 반응이나 산화가 촉진될 수 있다.

기타 원산지 원산지에 따라 오일의 품질이 달라질 수 있다.
케모타입* 바질, 로즈메리, 타임은 케모타입에 따라 성분 또는 사용법이 다르므로 구입 시 케모타입을 반드시 확인해야 한다.
유통 기간 에센셜 오일을 조금 더 안전하고 효과적으로 사용할 수 있는 기간을 표시한다.

---

* 같은 식물이라 하더라도 자라는 지역과 환경에 따라 에센셜 오일의 화학 성분이 달라지는 것을 의미한다.

상황별 허브의 활용

에센셜 오일은 식물에서 추출한 오일로 화학적 구성 성분에 따라 다양한 상황에 적용되어 우리의 일상을 보다 건강하고 풍요롭게 만들어준다. 에센셜 오일을 상황에 따라 적절하게 사용할 수 있도록 상황별로 분류하여 소개해보았다. 각각의 자세한 활용법과 사용 시 주의 사항은 에센셜 오일, 캐리어 오일 챕터에서 확인이 가능하니 반드시 해당 내용을 확인한 뒤에 사용해야 한다.

블렌딩   두 가지 이상의 에센셜 오일을 조합해 사용하는 것을 블렌딩Blending이라고 한다. 블렌딩은 목적과 증상에 따라 효과가 있는 에센셜 오일의 화학 성분, 향, 용량을 모두 고려해 진행해야 하기에 높은 수준의 전문 지식이 요구된다. 블렌딩을 할 때는 7가지 이상의 에센셜 오일을 사용하기 보다는 3~5개 정도로 제한해 사용하는 것이 좋으며 최대한 각각 다른 화학 성분을 가진 오일을 조합하는 것이 효과가 좋다. 심리적 목적으로 블렌딩을 진행할 때는 향이 정서적 안정에 중요하기에 후각의 선호도를 우선 고려하여 진행하는 것이 좋다.

또한, 에센셜 오일 중에는 화학 성분에 따라 블렌딩하면 안 되는 조합이 있다. 페놀Phenol 성분이 풍부한 오레가노, 클로브 버드 등을 함께 사용한다면 피부에 강한 자극을 유발할 수 있다. 이러한 경우에는 자극이 덜한 라벤더, 제라늄, 팔마로사, 티 트리 등 다른 생화학 성분을 지닌 에센셜 오일과 블렌딩하는 것이 좋다.

사용 시 주의사항	에센셜 오일을 블렌딩 해 사용할 때는 몇 가지 주의사항이 있다. 첫째, 기저 질환이 있거나 알레르기 체질인 사람, 피부가 예민한 사람, 임신 또는 수유 중인 여성, 7세 미만 어린이는 반드시 전문가에게 조언을 구한 후 사용하는 것을 추천한다. 둘째, 피부가 예민하거나 알레르기 반응이 우려되는 경우에는 사용 전 에센셜 오일 1방울에 캐리어 오일 9방울 정도를 섞어 팔이 접히는 부분 위쪽에 발라 30분 이후 알레르기 반응 유무를 체크하고 사용해야 한다.
정서적 안정감과 불안 완화	무기력과 번아웃 증상, 그리고 불안이 느껴질 때 도움이 되는 오일을 사용하면 에너지를 채워주고 마음의 상처를 치유하고 위안을 받을 수 있다.

> 프랑킨센스Frankincense, 라벤더Lavender, 로먼 캐모마일Roman Chamomile, 로즈Rose, 스위트 마저럼Sweet Marjoram, 스위트 오렌지Sweet Orange

Tip 함께 쓰면 좋은 캐리어 오일 : 아프리콧 또는 아몬드 오일

피부 진정 및 재생	피부 트러블이 있을 때 피부를 진정시켜주고 염증을 완화해주며, 피부 세포를 재생해주는 효과가 있어 주름, 색소 침착 등에 도움이 된다.

> 에버라스팅Everlasting, 프랑킨센스Frankincense, 제라늄Geranium, 라벤더Lavender, 로먼 캐모마일Roman Chamomile, 티 트리Tea Tree

> *Tip* 추천 블렌딩
> - 노화 피부 : 프랑킨센스, 라벤더, 제라늄 에센셜 오일+로즈힙 캐리어 오일
> - 트러블 피부 : 라벤더, 제라늄, 팔마로사, 로먼 캐모마일, 티 트리, 타임 ct. thujanol 에센셜 오일+카렌듈라 또는 호호바 캐리어 오일
> - 상처 : 에버라스팅, 라벤더, 제라늄, 티 트리, 타임 ct. thujanol 에센셜 오일+카렌듈라 캐리어 오일

면역력 저하 및 호흡기 감염

호흡기 감염은 세균과 바이러스 등 외부 감염에 의해 발생한다. 따라서 세균과 바이러스의 활동을 억제하거나 살균할 수 있는 소독 기능이 있는 오일을 사용하는 것이 도움이 된다.

> 유칼립투스 Eucalyptus, 라빈트사라 Ravintsara, 로즈메리 Rosemary, 티 트리 Tea Tree, 타임 Thyme

> *Tip* 함께 쓰면 좋은 캐리어 오일 : 아프리콧 오일

근골격계의 통증

근골격계의 통증에 유용하게 사용할 수 있는 오일로 진통, 소염 작용이 뛰어나며 캐리어 오일에 희석해 사용하면 증상 개선에 도움이 된다.

> 진저 Ginger, 레몬그라스 Lemongrass, 페퍼민트 Peppermint, 스파이크 라벤더 Spike Lavender, 윈터그린 Wintergreen

> *Tip* 함께 쓰면 좋은 캐리어 오일 : 아프리콧 또는 아르니카 오일

소화계 문제 차 멀미나 복통, 설사 등 소화계 문제가 생겼을 때 추천하는 오일로 캐리어 오일에 희석해 복부에 사용하거나 손목에 오일을 떨어뜨려 향을 흡입하면 증상 개선에 도움이 된다.

> 진저Ginger, 페퍼민트Peppermint, 로먼 캐모마일Roman Chamomile, 스위트 마저럼Sweet Marjoram, 스위트 오렌지Sweet Orange

> *Tip* 함께 쓰면 좋은 캐리어 오일 : 아몬드 또는 아프리콧 오일

Aromatic

Basil
Clary Sage
Hyssop
Lavandin
Lavender
Oregano
Peppermint
Rosemary
Sage
Spike Lavender
Sweet Marjoram
Thyme

Basil

바질
병과 부정을 모두 정화하다

Plants

'허브의 왕'이라 불리는 바질은 왕과 깊은 연관이 있다. 바질 중 가장 널리 쓰이는 스위트 바질의 학명은 *Ocimum basilicum*으로 속명 Ocimum은 '빨리'라는 뜻으로 이는 성장 속도가 빠른 바질의 생태적 특성을 반영해 고대 로마인들이 붙인 이름이다. 종명인 *Basilicum*은 그리스어로 '왕', 또는 '왕실'을 뜻하는 Basilikón에서 유래했다. 이는 바질이 고대부터 특별한 식물이었음을 알 수 있는 부분이다. 프랑스에서도 이러한 의미를 반영해 바질을 '허브 로얄 Herbe Royale'이라고 부른다. 인도와 동남아시아가 원산지인 바질을 유럽에 소개한 인물은 바로 알렉산드로스 대왕Alexander the Great이다. 바질은 다양한 기후에서도 잘 자라며 열대 및 아열대 지역은 물론 아프리카, 아시아, 유럽 등 전 세계적으로 널리 재배된다.

Classification

다양한 지역에서 재배되는 바질은 150여 종이 있다. 그중 피자나 페스토 같은 요리에 자주 쓰이는 스위트 바질이 전 세계적으로 가장 널리 사용된다. 스위트 바질 외에도 많이 사용되는 바질 품종은 네 가지 정도이다. 먼저 툴시라고도 불리는 홀리 바질*Ocimum tenuiflorum*은 민트를 떠올리게 하는 강한 향과 후추처럼 매운 맛이 특징으로 여러 국가에서 향신료, 관상용, 약용 등 다양하게 쓰인다. 시나몬 바질*Ocimum basilicum* 'Cinnamon'은 이름처럼 시나몬을 연상시키는 맛을 갖고 있어 차로 즐기거나 쿠키, 파이 등을 만들 때 활용된다. 레몬 바질*Ocimum × africanum*은 레몬 향이 나는 동시에 스파

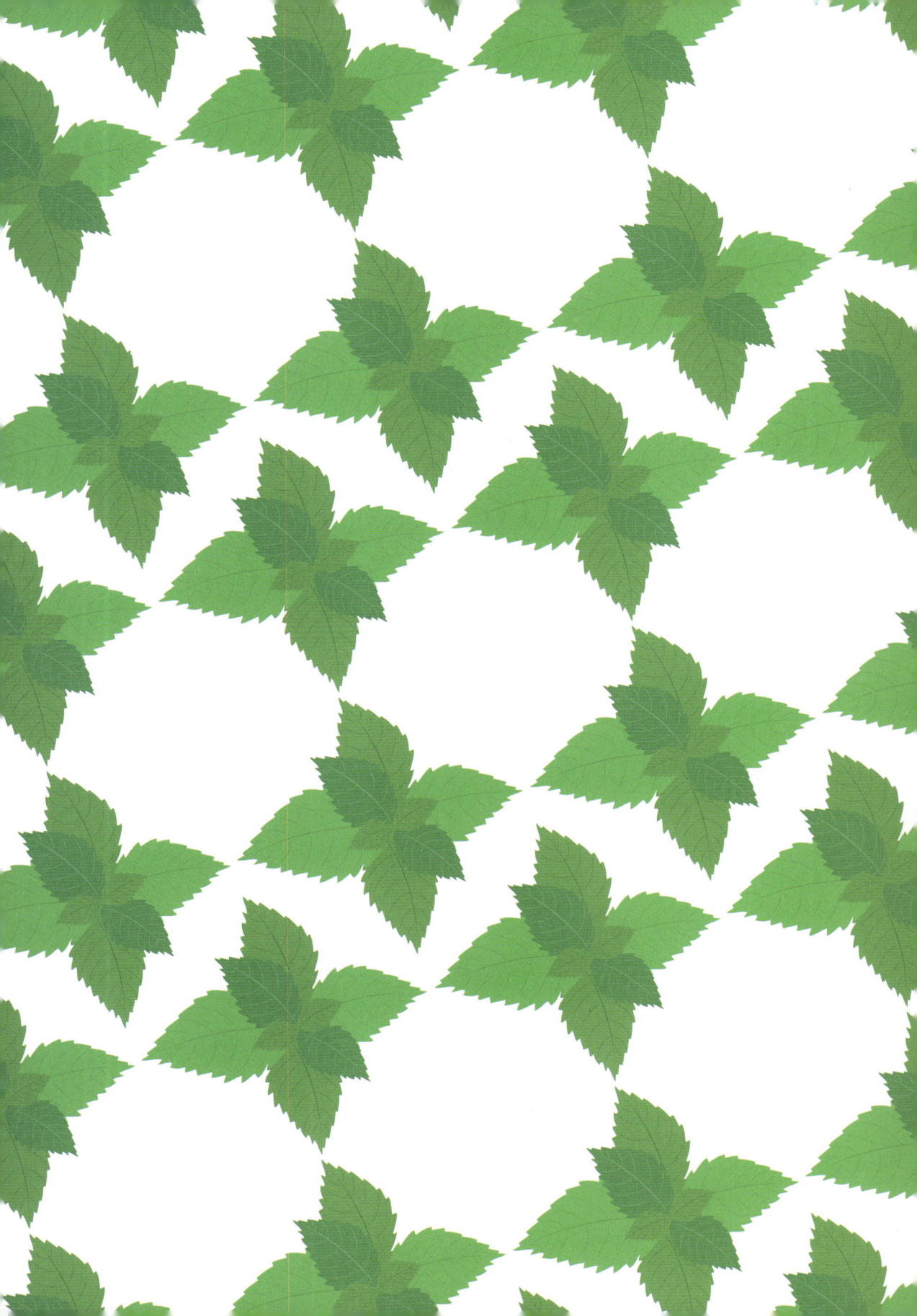

이시한 바질 향이 섞여 있어 동남아시아 요리에 많이 사용된다. 타이 바질Ocimum basilisum var. thyrsiflora은 '호라파'라고도 불리며 감초와 정향을 떠올리게 하는 독특한 향으로 태국, 베트남 등 동남아시아 요리에 꼭 필요한 재료로 사용되고 있다. 이외에도 일본에서 개발한 상추 잎 바질Ocimum basilicum var. crispum, 이스라엘이 개량한 카디날 바질Ocimum basilicum 'Cardinal', 라임 바질Ocimum americanum 등이 있다.

History

인도 전통 의학인 아유르베다Ayurveda에서는 바질을 '비교할 수 없는 존재', '허브의 여왕', '생명의 묘약'으로 묘사한다. 바질을 매일 섭취하면 질병을 예방하고 건강을 증진하며, 전반적인 웰빙과 장수에 도움이 된다고 믿었다. 또한 불안, 기침, 설사, 소화 불량, 피부 질환 뿐만 아니라 벌레나 뱀에 물렸을 때에도 사용하며 만병통치약으로 여겼다. 인도네시아에서도 바질은 약용 식물로 사용됐다. 술라웨시 지역의 무나Muna 부족은 기생충 치료에 바질 잎을 사용했고, 또 다른 인도네시아 부족인 테툰Tetun족은 말라리아 치료를 위해 잎을 섭취했다.

인도와 동남아시아가 원산지인 바질이 그리스를 거쳐 유럽 본토에 본격적으로 재배되기 시작한 것은 12세기 무렵으로 16세기 이후 문헌에서 그 기록을 확인할 수 있다. 1500년 독일의 의사인 브룬쉬비히Brunschwig가 저술한 《Liber de arte distillandi(증류술에 대한 연구서)》에는 수증기 증류법으로 생산한 바질 오일에 대한 내용이 담겨 있다. 또한, 영국의 약초학자 존 제라드John Gerard는 1597년에 출간된 그의 책 《본초서The Herball》에서 바질이 심장 질환, 소화기 질환, 두통, 우울증 치료에 효과적이라고 언급했다. 독일위원회German Comminsion E[1]에서는 바질이 포만감과 헛배부름 완화에 도움이 될 수 있으며 식욕과 소화를 촉진하는 효과가 있다고 발표

1 독일의 연방 의약품 및 의료기기 연구소의 산하 위원회로(1978년 설립) 독일 내에서 판매되는 허브의 안전성, 유효성, 품질을 평가하고 권고사항을 제공하는 기관.

했다. 우리나라에서도 바질은 약으로 쓰였다. 《동의보감》에서는 바질을 '나륵羅勒'이라고 부르며, 성질이 따뜻해 소화를 도와 속을 편안하게 하고 나쁜 기운을 없애는 효능이 있다고 기록돼 있다. 이처럼 아시아와 유럽을 막론하고 다양한 문화권에서 바질이 비슷한 용도로 활용됐다는 점이 매우 흥미롭다.

Religion

바질은 종교와도 연관이 깊다. 인도에서 바질은 신성한 식물로 여겨지며, 종교적으로 중요한 의미를 지닌다. 홀리 바질은 툴라시 여신과 동일시 되는데 힌두교에서 툴라시 여신은 행운과 부의 여신 락슈미의 화신이다. 따라서 힌두교를 믿는 가정의 안뜰이나 사원에서는 홀리 바질을 심고 숭배하며 '툴시 비바 Tulsi Vivah'라는 중요한 힌두교 축제 의식에서 활용한다. 그리스 정교회에서도 바질은 종교적 의식에 사용된다. 매년 1월 6일 주현절[2]에는 바질을 성수에 담가 신자들에게 뿌리는 전통이 있으며, 이는 정화와 축복의 의미를 담고 있다.

Aromathaerapy

바질은 에센셜 오일 분야에서도 꽤 중요한 허브로 자리매김하고 있다. 바질 오일에 사용되는 바질은 원산지에 따라 스위트 바질과 이그조틱 바질 두 가지로 나뉘며, 이들 각각은 향과 화학 성분이 완전히 다르다. 스위트 바질 에센셜 오일은 우리에게 익숙한 바질 향을 지니며, 주요 성분으로 리날룰 Linalool이 30~40% 정도 함유되어 있어 불안이나 긴장을 완화하고 소화 촉진에 도움을 주는 효과가 있다. 또한 항균 작용이 뛰어나 룸 스프레이를 만들 때 첨가하면 소독 효과도 기대할 수 있다. 반면, 이그조틱 바질 에센셜 오일은 좀 더 톡 쏘는 강한 향을 지니며, 메틸 차비콜

[2] 기독교 및 감독교회에서 지키는 축절로, 예수의 출현을 축하하는 기독교의 교회력 절기다.

Methyl Chavicol 성분이 80~90% 함유되어 있다. 이 성분은 경련을 완화하고 강력한 통증 억제 효과가 있어 복통이나 생리통 완화에 도움이 된다. 영국, 미국 등에서는 스위트 바질 오일을, 프랑스에서는 이그조틱 바질 오일을 주로 사용한다. 두 가지 타입 모두 원액을 피부에 바를 때에는 자극이 될 수 있으므로 반드시 캐리어 오일이나 알로에베라 젤 등에 희석해 사용해야 한다.

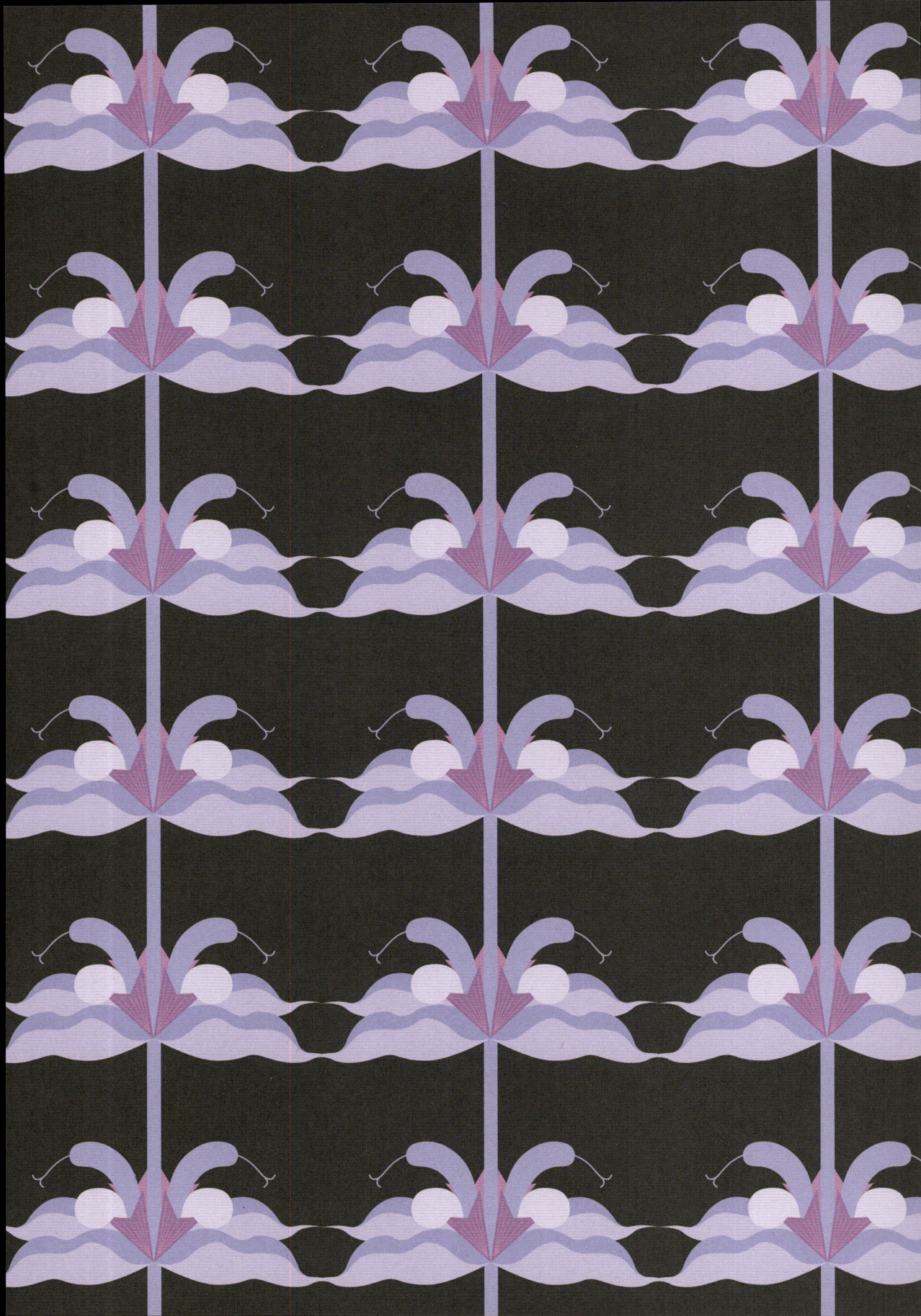

Clary Sage

클라리 세이지
여성이 겪는 고통을 완화하다

Plants

클라리 세이지는 1m까지 자라는 다년생 허브로 잎 표면은 선모, 즉 털로 덮여 있으며 옅은 자주색에서 흰색, 혹은 보라색 꽃을 피운다. 세이지와 생김새, 이름이 비슷하다 보니 혼동하기 쉽지만, 클라리 세이지의 학명은 *Salvia sclarea*, 세이지는 *Salvia officinalis*로 종명이 다르기 때문에 각각 다른 식물이며 생산되는 에센셜 오일 역시 성분과 효능에 차이가 있다. 학명 중 속명인 Salvia는 '건강하고 안전하다'는 의미의 라틴어 Salvus에서 유래됐다. 클라리 세이지는 남부 유럽이 원산지로 현재는 유럽뿐만 아니라 러시아, 영국, 미국 등 다양한 지역에서 재배된다. 에센셜 오일은 프랑스를 비롯한 남부 유럽, 그리고 북아프리카, 러시아 등에서 주로 생산된다.

History

중세 시대 영국에서는 클라리 세이지를 차로 우려 마시며 속이 불편하거나 배가 아플 때 약용으로 사용했으며 잎은 고기 요리에 향을 더할 때 쓰였다. 또한, 클라리 세이지는 와인이나 맥주 제조에도 사용됐다. 꽃이 피면 머스캣 향과 유사한 향이 나는 클라리 세이지는 독일에서 '머스캣 세이지Muskateller-salbei'라고 불리며 와인 제조에 활용됐고, 영국에서는 맥주를 만들 때 홉Hobs 대신 사용해 맥주 특유의 쓴맛과 향미를 더하기도 했다. 영국의 허브학자 니콜라스 컬페퍼Nicholas Culpeper는 《The Complete Herbal(허브에 대한 모든 것)》에서 클라리 세이지의 씨앗이 끈적거리는 점액질로 덮여 있어 이물질을 제거하는 데 유용해 눈에 이물질이 들어갔을 때 클라리 세이지의 씨앗을 사용할 것을 권장하기도 했다.

Chemical

클라리 세이지 에센셜 오일에는 '스클라레올Sclareol'이라는 성분이 소량 함유되어 있다. 이 성분은 앰버그리스Ambergris의 합성 향인 암브록스Ambrox를 만들 때 사용할 수 있어 향수 산업에서 중요한 역할을 한다. 용연향이라고도 불리는 앰버그리스는 향유고래의 장에서 생성된 물질로 바다로 배출된 뒤 해안에 떠밀려와 발견된다. 일명 '바다의 로또'라고도 불리는 이 자연 생성물은 처음에는 강하고 거친 바다 향이 나지만 시간이 지날수록 따뜻하고 달콤한 향과 함께 바다의 냄새를 머금은 고급스럽고 독특한 향으로 변화한다. 조향사들은 애니멀릭한 향의 뉘앙스를 더하고, 향이 더욱 깊고 오래 지속되도록 하기 위해 향수에 앰버그리스를 사용한다. 하지만, 그 희소성 때문에 가격이 매우 비싸고 윤리적인 문제도 제기되면서, 이를 대체하기 위한 방안이 필요했다. 따라서 합성을 통해 유사한 향을 대량 생산하게 되는데 그중 하나가 바로 암브록스이다. 스클라레올을 통해 암브록스를 생산할 수 있게 되면서, 앰버그리스 향을 경제적이고 윤리적인 방식으로 만날 수 있게 됐다.

Aromatherapy

클라리 세이지 에센셜 오일의 향은 브랜드마다 조금씩 다른데, 처음에는 들기름과 비슷한 향이 나지만 시간이 지나면 은은한 꽃 향을 느낄 수 있다. 클라리 세이지 오일에 함유된 스클라레올 성분은 암브록스를 만드는 중요한 성분이지만, 여성 호르몬인 에스트로겐과 유사한 작용을 기대할 수 있는 성분이기도 해 호르몬 변화로 인해 발생하는 다양한 불편함을 완화하는 데 도움을 줄 수 있다. 특히 월경과 폐경, 무월경, 희발월경 등과 같은 생리 주기의 문제나 월경 과다, 생리통 등 여성이 겪게 되는 불편함과 고통을 완화하는 데 사용되며 '여성을 위한 오일'로도 불린다. 또한, 클라리 세이지 오일은 스클라레올 외에도 진정이나 항우울에 도움이 되는 에스테르Esters 성분을 70% 이상 함유하고 있어 우울감을 감소시키고 예민한 신경을 가라앉힐 때 사용된다.

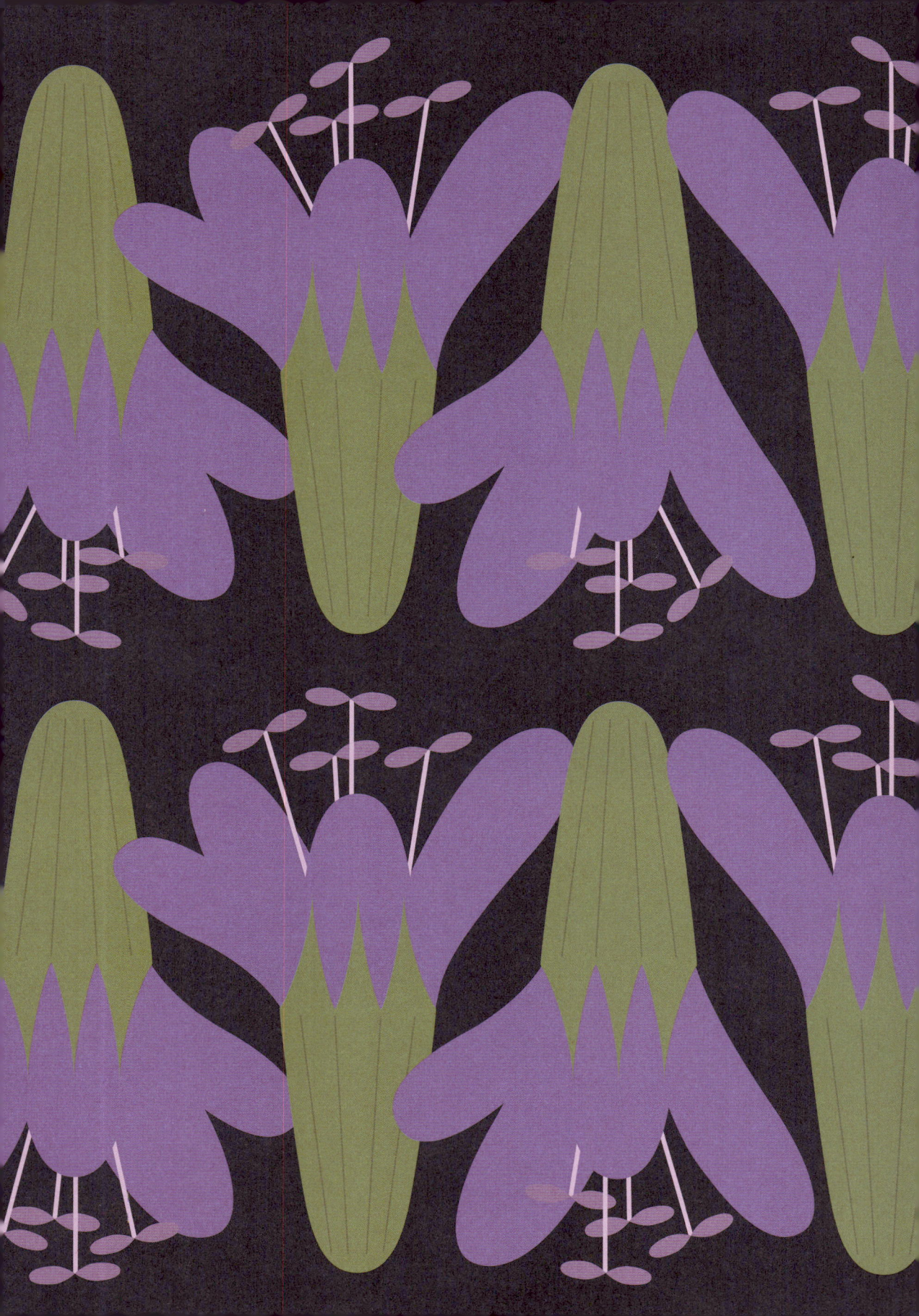

Hyssop

히솝
성경에 나오는 신성한 풀

Plants

히솝의 학명은 *Hyssopus officinalis*이다. Hyssopus는 히브리어에서 히솝을 가리키는 단어인 '에조브$_{ēzōbh}$'에서 유래했으며, '신성한 풀'이라는 의미를 지닌다. 다만 에조브에 대한 기록이 명확하지 않아 학자들 사이에서는 에조브가 히솝인지, 시리아 오레가노인지 의견이 나뉜다. 다만, 종명 Officinalis는 라틴어에서 '약재를 조제하는 장소' 또는 '약국'을 뜻하는 Officina에서 유래한 것으로, 히솝이 오랫동안 약초로 사용됐음을 알 수 있다. 히솝은 지중해 연안 국가, 중앙아시아, 그리고 인도 북서부에 널리 분포하며 건조한 곳이나 바위틈 등 주변 환경에 관계없이 어디서나 잘 자라는 뛰어난 생존력을 가졌다. 여름이 되면 보라색이나 붉은색 또는 하얀색 꽃이 피고, 잎 표면의 털에서 향기로운 정유가 분비된다. 이 정유는 수증기 증류를 통해 에센셜 오일로 추출된다. 우리나라에서는 히솝이 소의 무릎을 닮은 풀이라는 '우슬초'로 번역되지만 우슬초*Achyranthes japonica*는 비름과에 속하는 식물로 꿀풀과에 속하는 히솝과는 학명부터 완전히 다른 식물이다.

History

강한 풍미를 지닌 히솝은 고대부터 음식 재료는 물론 치료제로도 다양하게 활용됐다. 로마 시대에 활약한 약물학자 디오스코리데스Dioscorides는 무화과와 물, 꿀을 히솝과 함께 끓여 마시면 폐렴과 천식, 기침 등에 효과가 있다고 기록했다. 중세에는 스튜에 넣는 향신료로 쓰였으며 아랍의 의사인 이븐 시나Ibn Sina는 호흡

곤란이 있는 환자에게 히솝과 타임 등의 허브를 사용했다. 또한, 벌들이 히솝의 향을 좋아하는 것을 이용해 히솝을 양봉에 활용하기도 했다. 기록에 따르면, 히솝을 통해 1ac(약 1,200평)에서 최대 60Ib(약 27kg)에 달하는 꿀을 얻을 수 있다고 한다.

Food

히솝은 압생트Absinthe, 베네딕틴Benedictine, 샤르트뢰즈Chartreuse와 같은 리큐어Liqueur[3]에 사용되는 허브 중 하나다. 그중 샤르트뢰즈 리큐어는 세계에서 가장 오래된 리큐어이다. 샤르트뢰즈는 1084년에 설립된 프랑스의 카르투지오 수도회에서 유래됐는데, 이곳의 수도사들은 약초학에 관심을 갖고 치료 목적으로 사용되는 엘릭서Elixir 제조에 힘썼다. 그러던 중 1764년, 우연히 녹색을 띤 리큐어를 완성하게 됐고 이 제조법은 문서로 남아 오늘날까지 이어지고 있다. 특히, 1764년에 완성된 '그랑드 샤르트뢰즈 식물 엘릭서 Plant Elixir of the Grande Chartreuse'는 19세기 콜레라가 수도회 근방의 지역 사람들에게 유행했을 때 치료제로 배포되기도 했다.

Aromatherapy

히솝 에센셜 오일은 강력한 항바이러스 효과가 있어 바이러스 감염 질환에 사용할 수 있으며 천식이나 기관지염에도 도움이 된다. 다만 히솝 오일을 사용할 때는 반드시 학명을 확인해야 한다. 앞서 소개한 *Hyssopus officinalis*에는 복용 시 신경 독성을 유발할 수 있는 케톤Ketone 성분이 30~50% 정도 함유되어 있다. 케톤 성분은 호흡기 건강에 도움을 주는 성분이나, 다량으로 복용할 경우에는 경련이나 마비 등 신경 독성을 일으킬 수 있어 사용 시 주의가 필요하다. 특히 영유아와 임산부, 수유 중인 여성은 사용하면 안된다. 반면 그 변종으로 여겨지는 *Hyssopus officinalis var.*

3 알코올에 설탕과 식물, 향료 등을 넣어 만든 술.

*decumbens*에서 추출한 에센셜 오일에는 케톤 성분이 함유되어 있지 않다. 따라서 일반적으로 케톤 성분이 없는 *Hyssopus officinalis var. decumbens*를 사용할 것을 권장한다. 이 변종 히솝은 땅 가까이 자라는 경향이 있는데 라틴어로 '눕다' 또는 '엎드리다'라는 뜻을 가진 Decumbens가 학명에 붙어 이러한 특성을 설명하고 있다.

Lavandin

라반딘
새로운 라벤더 품종의 등장

Plants

라반딘은 트루 라벤더Lavandula angustifolia와 스파이크 라벤더Lavandula latifolia의 교잡종으로 꿀벌에 의해 자연적으로 발생한 잡종이다. 꽃의 색깔은 라벤더와 동일한 보라색이지만 라벤더보다 더 풍성하고 균일한 꽃이 피며, 줄기도 더 긴 편이다. 프랑스와 스페인에서 주로 재배되는 라반딘은 주로 해발 700~800m 사이에서 자란다. 이는 해발 800~1,800m에서 자라는 라벤더와 비교하면 상대적으로 고도가 낮다. 라벤더보다 강한 자생력을 지녀 자갈이나 모래가 많은 척박한 환경에서도 잘 자라는 라반딘은 성장 속도가 빠르고 병충해에도 강하다. 또한 같은 면적에서 트루 라벤더보다 약 3배 많은 에센셜 오일을 생산할 수 있어 상업적으로 인기가 높다. 트루 라벤더보다 향은 강한 반면, 섬세하진 않아 라벤더의 하위 호환으로 평가되기도 한다. 라반딘은 주로 프랑스와 스페인에서 재배된다.

Classification

라반딘은 몇 가지 종류가 있는데, 품종 간의 큰 차이는 없지만 향기와 화학 성분에서 미세한 차이가 존재한다. 이는 재배 지역의 환경적 차이와 증류 공정에 따른 영향 때문이다. 라반딘의 다양한 품종 중, 자주 사용되는 네 가지 대표적인 품종이 있다. 라반딘 그로소Lavandula × intermedia 'Grosso'는 1972년에 소개된 품종으로 아로마 화학 성분을 분석해보면 리날룰Linalool[4]과 통증 완화에 효과적인 캠퍼Camphor[5], 그리고 4-터피네올4-Terpineol[6] 성분이 풍부하다.

[4] 꽃과 향신료 식물에서 많이 발견되는 성분으로 기분 좋은 향을 지닌다.
[5] 자연에 존재하는 화합물로 특유의 자극적이고 날카로운 향을 지닌다.
[6] 티 트리 오일의 주성분

다른 품종에 비해 강렬한 캠퍼 향이 나며, 수확량이 많지만 품질이 아주 뛰어나지는 않아 대부분 화장품 및 비누용으로 사용된다. 라반딘 슈퍼Lavandula × intermedia 'Super'는 화학 성분과 향이 트루 라벤더와 가장 유사한 품종으로 섬세한 향이 필요한 디퓨저 등에 사용된다. 또한 근육 이완, 스트레스 완화에도 효과가 있다. 라반딘 슈퍼 품종의 화학 성분은 그로소에 비해 리날릴 아세테이트Linalyl Acetate 성분이 약 30~40%로 풍부한데 이 성분은 에스테르Esters에 속하는 성분으로, 진정 효과가 뛰어나 스트레스 완화에 도움이 된다. 다음은 라반딘 레이다반Lavandula × intermedia 'Reydovan'이다. 레이다반은 최근에 개발된 품종으로 리날룰과 리날릴 아세테이트 성분이 풍부하다. 부드럽고 달콤한 향을 지니고 있으며 다른 에센셜 오일과 잘 어울려 블렌딩 시 자주 사용된다. 아브리알Lavandula × intermedia 'Abrialli'은 1920년, 클로드 아브리알Claude Abrial 교수[7]가 개발한 품종으로, 다른 라벤더 품종에 비해 환경 적응력이 뛰어나다. 프랑스의 약사이자 아로마 학자인 미셸 포콩Michel Faucon에 따르면, 아브리알 품종은 다른 라반딘 품종에 비해 캠퍼 성분이 더 풍부하게 함유되어 있어 주로 물리치료 전문가들이 많이 사용한다.

Aromatherapy

라반딘은 라벤더에 비해 치유 효능은 다소 떨어지지만 트루 라벤더의 훌륭한 대체재로 활용된다. 그중에서도 라반딘 슈퍼 품종은 트루 라벤더의 향과 화학 성분이 유사하지만, 가격은 훨씬 저렴하여 아로마테라피에서 주로 사용한다. 따라서 불면증이나 근육 경련, 피부 질환, 관절염 등으로 인한 통증 부위에 라반딘 슈퍼 에센셜 오일을 다른 허브와 블렌딩하여 마사지하면 통증 완화에 도움이 될 수 있다. 또한, 라반딘 레이다반 에센셜 오일에는 1,8-시

7 프랑스의 식물학자로, 리옹 의과대학 수석정원사로 근무, 라벤더 교배에 대한 연구를 진행했다.
8 유칼립톨이라고도 불리며 유칼립투스, 로즈메리 등 에센셜 오일에서 발견되며 주로 호흡기 치료에 사용한다.

네올1,8-Cineole[8] 성분이 10% 정도 함유되어 있으며, 기분 좋은 향을 지닌 리날룰 성분이 풍부하다. 이러한 성분 덕분에 향료나 화장품에도 사용되며, 바이러스 감염이나 호흡기 감염 질환 증상 완화 및 상처 치유에도 도움이 된다.

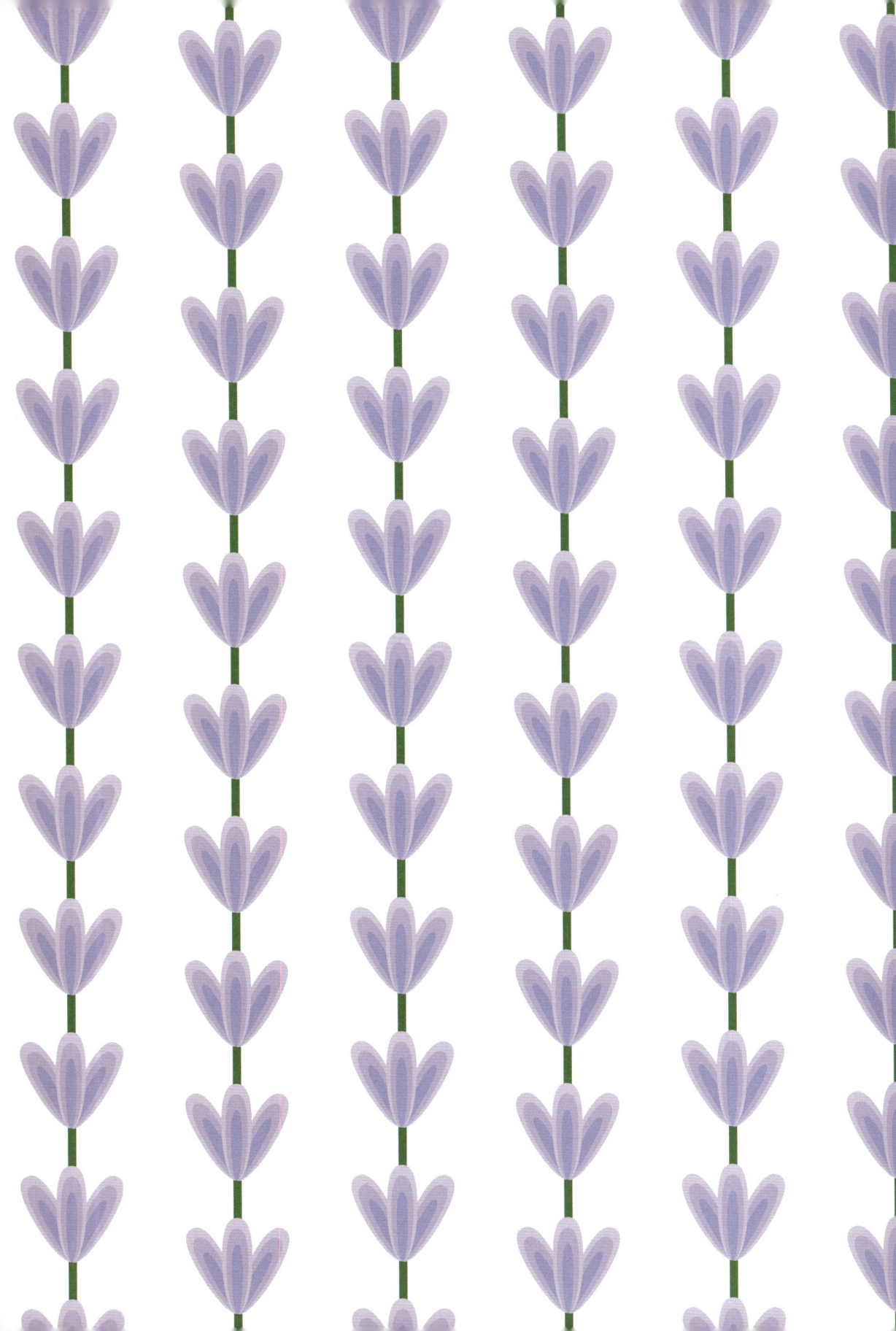

Lavender

라벤더
아로마테라피의 시작

Plants

라벤더는 호불호 없는 향으로 세제나 방향제 등 다양한 제품에 사용되며, 우리의 삶 깊숙히 들어 온 가장 대중적인 허브 중 하나가 됐다. 그러나 이러한 제품들 대부분에서 나는 향은 인공적으로 만들어낸 라벤더 향으로 실제 라벤더 향과는 차이가 크다. 진짜 라벤더의 향은 허브 향과 부드러운 꽃 향, 달콤한 향 등이 어우러진 훨씬 복합적이고 풍부한 향이다. 이러한 향 덕분에 고대 로마인들은 목욕이나 세탁할 때 라벤더를 물에 넣는 것을 좋아했는데, 이러한 연유로 '씻다'라는 뜻의 라틴어 Lavare에서 라벤더종의 속명인 Lavandula가 유래됐다. 라벤더의 원산지는 지중해 지역이며, 대표적인 산지는 프랑스 프로방스다. 이 지역에는 보랏빛 라벤더 밭이 넓게 펼쳐져 있는데, 이는 19세기 그라스 지역에서 향수 산업이 발달하면서 라벤더가 지역의 대표 작물로 자리 잡은 결과다. 현재는 약 62,000ac(약 7,600만 평)의 땅에서 약 1,700명의 생산자들이 라벤더와 교잡종인 라반딘을 재배하고 있다. 아시아에서 라벤더 산지로 유명한 지역은 일본 홋카이도의 후라노다. 이곳에서 라벤더 재배가 시작된 시기는 1940년대로 제품에 향기를 더하기 위한 목적으로 사업가인 소다 세이지Seiji Soda가 프랑스에서 라벤더 씨앗을 수입해 재배한 것이 시초가 됐다. 라벤더는 현재 세계 곳곳에 퍼져 인도와 한국에서도 볼 수 있다. 한국에서 라벤더를 볼 수 있는 대표적인 지역은 강원 고성, 경남 거창, 전북 정읍 등이며 6~8월 여름이 되어야 꽃이 만발한 라벤더를 만날 수 있다.

꽃이 피어 있는 줄기 윗부분에서 에센셜 오일이 추출되는 라벤더는 한여름의 강한 햇빛 아래서 수확된다. 라벤더는 일반적으로 평지보다는 해발 800~1,800m의 고지대에서 자랄 때 품질이 좋은데 일부 에센셜 오일 브랜드는 고지대에서 자란 라벤더 제품에 'High Altitude'라는 표기를 붙여 더 높은 가격에 판매하기도 한다. 프로방스 지역에서도 고도 800m 이상에서 수확된 라벤더에서 추출한 에센셜 오일에만 오트 프로방스 Haute-Provence 산 AOP 라벨[9]을 부여해 품질을 보증한다.

Classification

라벤더는 30여 개의 주요 종과 수많은 품종이 있는 식물로 각각의 종류가 독특한 특징과 효능을 지니고 있다. 그 구분을 크게 트루 혹은 파인 라벤더, 잉글리쉬 라벤더라 부르는 *Lavandula angustifolia*, 그리고 스파이크 라벤더 *Lavandula latifolia*, 라반딘 *Lavandula × intermedia* 등으로 분류된다. 트루 라벤더는 피부 진정, 스트레스 완화, 숙면 효과가 탁월해 아로마테라피에서 가장 널리 사용된다. 스파이크 라벤더는 주로 벌레나 독충, 해파리 등에 쏘였을 때 응급처치용으로 추천된다. 라반딘종은 라벤더와 스파이크 라벤더의 교잡종으로 다른 라벤더와 화학적 구성이 다르며 사용법에도 약간의 차이가 있다. 각각에 대해서는 이번 장에서 별도로 다뤄질 예정이다.

한편, 프렌치 라벤더 혹은 스패니시 라벤더라 불리는 *Lavandula stoechas*종 역시 에센셜 오일을 생산하지만 독성이 강한 케톤 Ketone 성분인 펜촌 Fenchone이 약 60% 함유되어 있어 널리 사용되지는 않는다. 이 라벤더는 5월에 개화를 시작해 늦여름이나 가을까지 꽃을 피우는 긴 개화 기간을 가지며 향이 강하다. 일반적인 라벤더와 달리 보라색, 흰색을 띤 원뿔 모양의 꽃대가 특징이며 꽃대 상

---

[9] Appellation D'origine Protégeé의 약자로, EU의 '품질 유지를 위한 원산지 보호 명칭 제도'를 말한다. AOP 인증을 받으려면 지정된 지역에서 생산돼야 하고, 모든 생산 단계가 지정된 지리적 구역에서 이루어져야 한다. 마지막으로 INAO(프랑스 국립 원산지 명칭 연구소)에 의해 AOC(원산지 통제 명칭)를 승인받고, 이후 AOP 승인 절차의 대상이 되어야 한다. 1905년 프랑스에서 처음 도입됐으며 현재 유럽으로 확대됐다.

단에는 토끼 귀처럼 생긴 포엽[10]이 있다. 프린지드 라벤더Lavandula dentata는 잎의 가장자리에 톱니 모양이 있는 것이 특징이며 보라색 꽃대 위에 옅은 보라색의 포엽이 있다. 향이 강해 사슴이나 토끼 같은 동물이 잘 다가오지 않는다고 한다. 스위트 라벤더Lavandula heterophylla는 트루 라벤더와 프린지드 라벤더의 교배종으로 알려져 있다. 빠르게 성장하며 최대 높이 120cm까지 자란다. 멘톨 함량이 높아 요리에는 적합하지 않으며, 주로 관상용으로 재배한다.

People

프랑스의 화학자이자 지금의 '아로마테라피Aromatherapy'라는 용어를 만든 르네 모리스 가트포세René-Maurice Gattefossé는 1910년 화학 실험을 하다 머리와 양손에 심한 화상을 입는다. 순간 그는 라벤더 재배자들이 라벤더 에센셜 오일로 화상을 치료한다는 이야기를 떠올리고, 라벤더 오일을 화상 부위에 사용하게 되는데 놀랍게도 화상 부위가 기적적으로 회복되는 경험을 하게 된다. 그는 이 사건을 계기로 에센셜 오일을 이용한 치료가 효과적이라는 것을 입증하고 의학계를 설득하는 데 평생을 바쳤다. 수많은 실험과 연구를 수행한 끝에 1937년 그간의 연구 결과를 담은 저서 《Aromathérapie(아로마테라피)》를 출간하며, 현대 아로마테라피의 기초를 세우는 데 큰 기여를 하게 된다.

History

라벤더는 오래 전부터 약재로 사용됐다. 고대 로마 시대에 활약한 약물학자 디오스코리데스Dioscorides는 그의 저서 《약물지De Materia Medica》에서 라벤더가 소화 불량과 두통 완화에 효과가 있다고 언급했다. 중세 독일의 수녀이자 약초학자로 명망이 높았던 힐데가르트 폰 빙엔Hildegard von Bingen은 간이 안 좋거나 폐울혈에

10 꽃 바로 아래 또는 주위에 위치하는 변형된 잎.

라벤더를 달여 사용했다. 또한 휴식과 숙면을 위해 라벤더를 달인 물에 씻는 것을 추천하기도 했다.

16세기 영국 튜더 왕조 시대에는 라벤더가 대중적으로 사용되기 시작했다. 나방의 피해를 막기 위해 옷장에 라벤더를 뿌리거나 숯과 섞어 치아를 닦는 데 활용했다. 17세기에 들어서는 고약한 냄새가 나는 비누에 라벤더 오일을 넣어 향을 개선하거나 페스트 대유행하던 시기에는 전염병 확산을 막기 위해 라벤더 다발을 태워 공기를 정화하는 데 사용하기도 했다.

Aromatherapy

라벤더는 원액을 사용할 수 있을 만큼 비교적 안전한 에센셜 오일이지만, 에센셜 오일 자체가 식물 성분이 고도로 농축되어 있는 물질이기 때문에 원액을 피부에 그대로 사용하면 자극이 될 수 있다. 따라서 라벤더 에센셜 오일을 사용할 때는 지나치게 많이 사용하는 것보다는 스포이트Spuit나 드로퍼Dropper가 있는 병에 넣어 한두 방울씩 소량만 떨어뜨려 사용해야 한다. 많은 사람들이 라벤더 하면 숙면만 떠올리지만, 라벤더의 가장 잘 알려진 효능 중 하나는 불안이나 우울감 완화이며 향을 맡는 것만으로도 혈압, 호흡수, 심박수를 모두 낮출 수 있다. 유럽 허브의약품위원회HMPC 또한 라벤더 오일이 가벼운 정신적 스트레스와 피로 증상을 완화하고 수면을 돕는 데 사용할 수 있다고 결론내린 바 있다. 또한 에스테르Esters 계열 성분인 리날릴 아세테이트Linalyl Acetate 성분으로 인해 피부 진정과 염증을 감소시키는 효과가 있는데 작은 상처나 화상에 바르면 염증을 줄이고 피부 손상 회복을 돕는 데 유용하다.

Oregano

오레가노
신의 기쁨을 전하는 강력한 향

Plants

우리가 일반적으로 오레가노라고 부르는 허브의 학명은 *Origanum vulgare*이다. 속명인 Origanum은 '산'을 뜻하는 그리스어 Oros와 '기쁨' 또는 '밝음'을 뜻하는 그리스어 Ganos에서 유래했으며, 이를 합치면 '산의 기쁨'이라는 의미가 된다. 종명인 Vulgare는 라틴어로 '일반적인'이라는 뜻인데, 이는 Origanum속에 속하는 종이 40개가 넘을 정도로 다양하기 때문에 붙여진 것으로 추측된다. Origanum속에 속하는 다양한 식물에서 오레가노 에센셜 오일이 생산되는데, 프랑스 아로마테라피에서는 *Origanum compactum* 종에서 나온 오일을 사용한다. 고대 이집트 때부터 재배된 오레가노는 지중해가 원산지이며, 에센셜 오일은 주로 모로코와 북아프리카 지역에서 생산된다. 우리나라에서는 오레가노를 '꽃박하'라고 부르는데 톡 쏘는 박하 같은 향을 지니고 있어, 이러한 이름을 갖게 됐다. 오레가노는 건조될수록 맛과 향이 강해져 수확 후 말려서 보관하며 주로 그리스와 이탈리아 요리에서 향신료로 사용된다.

History

고대 그리스와 로마 시대에는 오레가노 잎을 피부 상처 치료나 근육 통증 완화에 사용했다. 오레가노를 약용 식물로 가장 먼저 기록한 인물은 고대 그리스의 의사 히포크라테스Hippocrates로, 피부 감염에 사용했다고 전해진다. 오레가노의 사용법은 문헌에도 자주 등장하는데, 그리스의 학자이자 '식물학의 아버지'로 불리

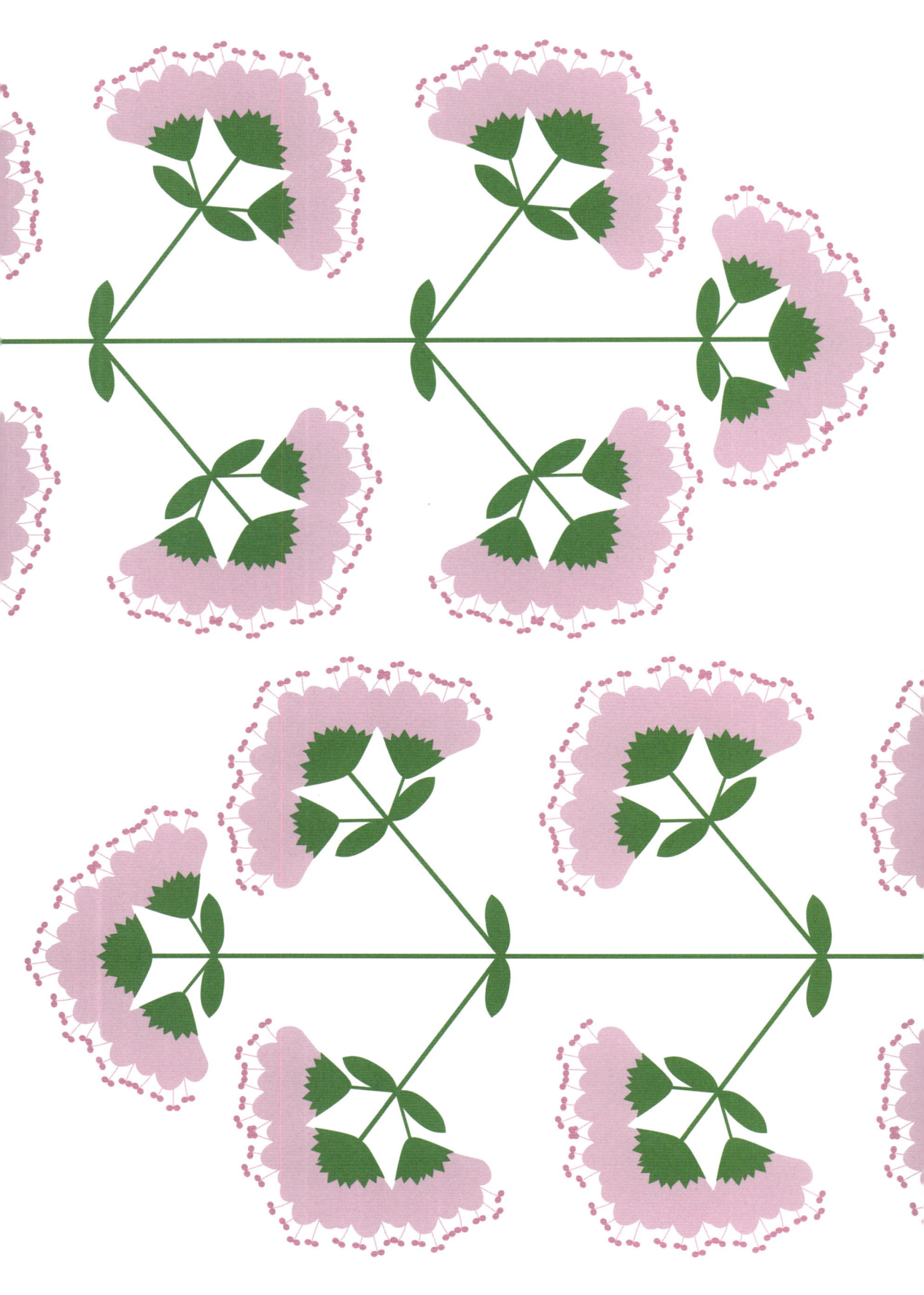

는 테오프라스토스Theophrastus와 로마 시대 학자로 세계 최초의 백과사전인 《박물지Natural History》의 저자 대大 플리니우스Plinius, 로마의 약물학자이자 《약물지De Materia Medica》의 저자 디오스코리데스Dioscorides 등 유명한 학자들은 오레가노를 호흡기, 소화기 및 부인과 질환 치료나 소독 또는 청소 등에 활용했다고 기록했다. 중세 시대에는 허브학자 존 제라드John Gerard, 니콜라스 컬페퍼Nicholas Culpeper가 오레가노가 위 건강을 돕고 기침과 폐결핵 치료에 효과적이라는 기록을 남겼다. 특히 존 제라드는 그의 책 《본초서The Herball》에서 오레가노를 와인에 넣어 마시면 독이 있는 동물에게 물렸을 때 해독제로 유용하다고 언급했다.

Food

오레가노는 그리스와 이탈리아 요리에 꼭 필요한 향신료이다. 오레가노는 그리스 오레가노Origanum vulgare subsp. hirtum, 튀르키예 오레가노Origanum onites 등이 있는데, 이들 모두 특유의 톡 쏘는 매콤한 향 때문에 요리에 많이 사용된다. 오레가노는 특히 토마토와 잘 어울려 스파게티와 피자 소스에 들어가 피자 맛을 결정짓는 가장 중요한 재료 중 하나로 손꼽힌다.

Chemical

오레가노 에센셜 오일에는 티몰Thymol이 약 10~15%, 카바크롤Carvacrol이 약 35~45% 함유되어 있다. 티몰과 카바크롤은 페놀 계열에 속하는 화학 성분으로 페놀은 에센셜 오일을 구성하는 화학 성분 중 항균, 소독 효과가 가장 뛰어나다. 또한 곰팡이균인 칸디다균의 성장을 억제하는 효능이 항진균제보다 더 우수하다는 연구 결과가 밝혀지면서, 앞으로의 다양한 활용 가능성이 기대되는 에센셜 오일이다. 이러한 효능 때문에 약사이자 아로마테라피스트로 저명한 도미닉 보두Dominique Baudoux는 오레가노의 뛰어난 항균 효과에 주목하며, 향후 10년 안에 캡슐 형태의 오레가노 오일이 약물로 등록될 가능성이 높다고 평가했다.

Aromatherapy

항감염 작용이 뛰어나다고 알려진 오레가노 에센셜 오일은 이비인후, 요로, 바이러스, 곰팡이 감염 등 다양한 감염 치료에 쓰인다. 또한, 저하된 면역력을 높여주는 효과도 있어 프랑스 아로마테라피에서는 오레가노 오일을 캡슐 형태로 만들어 복용한다. 오레가노 오일에 함유된 페놀 성분은 장기간 많은 양을 복용할 경우 간 손상을 유발할 수 있으므로 용량과 복용 기간을 엄격하게 준수해야 한다. 또한 오레가노 오일은 피부와 점막에 자극을 줄 수 있으므로 가급적 캡슐의 형태로 복용하는 것이 좋다. 만약 원액을 피부에 발라 사용할 경우 피부에 자극을 유발하기 때문에 호호바나 아프리콧 같은 캐리어 오일이나 알로에베라 젤 등에 최대 10% 정도, 즉 오레가노 오일 1방울에 캐리어 오일 9방울을 섞어 사용해야 한다. 이때도 피부의 넓은 부위에 사용하기보다는 상처나 감염 부위에만 국소적으로 바르는 것이 바람직하다.

Peppermint

페퍼민트
요정이 환생한 향기로운 허브

Plants

페퍼민트는 30~90cm까지 자라는 꿀풀과 식물로 코를 찌르는 듯한, 때로는 눈도 맵게 만드는 강한 향으로 에너지를 주고 정신을 일깨워준다. 페퍼민트의 잎 가장자리는 톱니 모양이며, 잎과 줄기에는 잔털이 돋아 있다. 특히, 잎에서 강한 향이 나며 여름에서 늦여름 사이에 보라색 꽃이 핀다. 페퍼민트의 학명 *Mentha piperita* 중 속명인 Mentha는 그리스 신화에 등장하는 님프 멘테Menthe에서 유래했으며, 종명인 Piperita는 라틴어로 '후추'를 뜻하는 Piper에서 비롯됐다. 허브 중에서도 비교적 재배가 쉬운 페퍼민트는 습한 환경을 좋아해 수경재배도 가능할 정도로 잘 자란다. 원래 지중해 지역이 원산지였으나, 현재는 전 세계에 널리 퍼져 특히, 미국과 인도에서 가장 많이 생산된다.

Classification

청량감과 향이 뛰어난 민트에는 다양한 종이 있는데 고대에는 구분 없이 쓰이다가 1696년 영국의 식물학자 존 레이John Ray에 의해 처음으로 구분됐다. 박하속에는 페퍼민트 외에도 달콤한 향이 특징인 스피어민트*Mentha spicata*, 사과 향을 지닌 애플민트*Mentha suaveolens*, 감귤류의 향이 나는 베르가모트 민트*Mentha citrata*, 다른 민트보다 향이 강렬해 멘톨 추출의 주요 원료로 사용되는 야생박하*Mentha arvensis*, 방충 효과가 있는 페니로얄*Mentha pulegium* 등이 있다. 그외에도 과일 향이 나는 바나나 민트, 초콜릿 민트도 있다. 이렇게 민트의 종류가 다양한 이유는 서로 다른 품종 간 교잡이 잘 이

루어지기 때문이다.

Myth

죽음의 신이자 저승을 다스리는 하데스는 아름다운 요정 멘테와 사랑에 빠지게 된다. 그러나 이 사실을 알게 된 하데스의 부인 페르세포네는 질투심에 휩싸여 멘테를 땅에 내리쳐 죽이고 만다. 슬퍼하던 하데스는 멘테를 향기로운 허브로 변모시켰다. 이처럼 아름다운 요정이 환생한 향기로운 허브, 그것이 바로 민트의 기원이 됐다.

History

'페퍼민트'라는 이름이 역사에 등장한 것은 1700년경이지만, 그 조상 격인 민트는 기원전 1550년 고대 이집트까지 거슬러 올라가는 오랜 역사를 지니고 있다. 민트는 예로부터 널리 사용된 약용 식물 중 하나로 고대 이집트에서는 민트를 종교 의식용 향수를 만드는 데 활용됐다. 이러한 기록은 에드푸Edfu 신전벽화에 남아 있으며, 실제로 피라미드에서는 말린 민트 잎이 발견되기도 했다. 고대 그리스와 로마에서는 목욕물에 향을 더하는 데 민트를 넣었고, 소스와 와인의 풍미를 높이는 향신료로 사용했다. 14~16세기에는 치아 미백과 담배 냄새를 가리는 용도로도 활용됐다.

Food

민트를 활용한 가장 유명한 음료는 헤밍웨이가 사랑한 칵테일로 알려진 모히토Mojito이다. 쿠바에서 탄생한 이 칵테일은 럼에 라임과 탄산수, 그리고 스피어민트나 애플민트를 넣어 만든다. 페퍼민트를 넣을 경우에는 너무 많이 넣으면 향이 강해질 수 있어 소량만 넣어야 한다. 페퍼민트의 상큼한 향과 맛은 차로 우려 마시는 방법이 널리 알려져 있다. 따뜻한 물에 잎을 넣어 마시면 기분 전환에 도움을 주며 소화를 촉진하고 구취에도 효과적이다.

Aromatherpy

페퍼민트 에센셜 오일에는 멘톨Menthol 성분이 함유되어 있어 진통 효과가 뛰어나 두통, 관절 등의 통증 완화를 위한 블렌딩 오일로 자주 사용된다. 멘톨의 진통 효과는 피부에 닿으면 마치 기온이 내려간 것처럼 뇌를 착각하게 만들어 해당 부위에 시원함을 느끼게 함으로써 통증을 감소시킨다고 알려져 있다. 이외에도 무력감, 멀미 증상, 메스꺼움, 가려움 등을 완화하는 효과가 뛰어나다. 또한 페퍼민트 오일에는 멘톤Menthone이라는 케톤 성분이 30% 이상 함유되어 있는데, 이 성분은 담즙 생성과 배출을 돕기 때문에 소화에 유용하다. 다만 케톤은 많은 양을 복용하면 신경 독성을 일으키거나 임신한 여성의 경우 유산을 초래할 위험이 있어 복용을 하면 안 된다. 또한 30개월 미만의 영유아에게는 사용을 금하며 수유 중인 여성의 경우에도 사용을 추천하지 않는다. 페퍼민트 오일은 피부나 점막에 자극이 되기 때문에 희석해서 사용하는 것을 권장하며 입술이나 눈 주변에는 직접적으로 바르지 않아야 한다.

Rosemary

로즈메리
생로병사를 함께한 허브

Plants

로즈메리의 학명은 *Rosmarinus officinalis*이다. 이 학명은 라틴어로 '바다의', '바닷가의'라는 뜻을 가진 Marinus, '이슬'이라는 뜻을 가진 Ros가 합쳐져 '바다의 이슬'이라는 의미를 갖고 있다. 한편 종명인 Officinalis는 '약효'가 있다는 뜻으로, 약초학 및 의학에서 중요한 역할을 했던 식물들에 자주 붙는 이름이다. 꿀풀과에 속하는 로즈메리는 지중해 지역이 원산지로 현재는 유럽 전역, 특히 따뜻한 지역인 튀니지, 모로코, 스페인 등에서 주로 재배된다. 로즈메리는 일조량이 풍부한 따뜻한 환경을 좋아하며 과습을 싫어하기 때문에 배수가 잘 되는 곳에서 키워야 한다.

History

로즈메리는 고대와 중세 유럽인들에게는 생로병사를 함께 하는 허브였다. 고대 이집트인들은 파라오의 무덤에 가지를 태워 넣었고 고대 그리스에는 시험 기간 동안 기억력 증진을 위해 머리에 로즈메리 화환을 썼다고 전해진다. 중세에 이르러서는 사랑과 성실의 상징으로 결혼식 날 신부가 로즈메리로 머리를 장식했고, 장례식에서는 무덤에 로즈메리를 던지면서 죽은 이를 기억한다는 의미를 담기도 했다. 생에서 가장 중요한 순간마다 로즈메리가 등장하는 셈이다. 각종 질병 치료에도 로즈메리는 빠지지 않았다. 고대 그리스 시대의 가장 유명한 의사이자 의학의 아버지라고 불리우는 히포크라테스Hippocrates와 로마 시대의 의사 클라우디우스 갈레노스Claudius Galenus는 올리브 오일에 로즈메리를 담

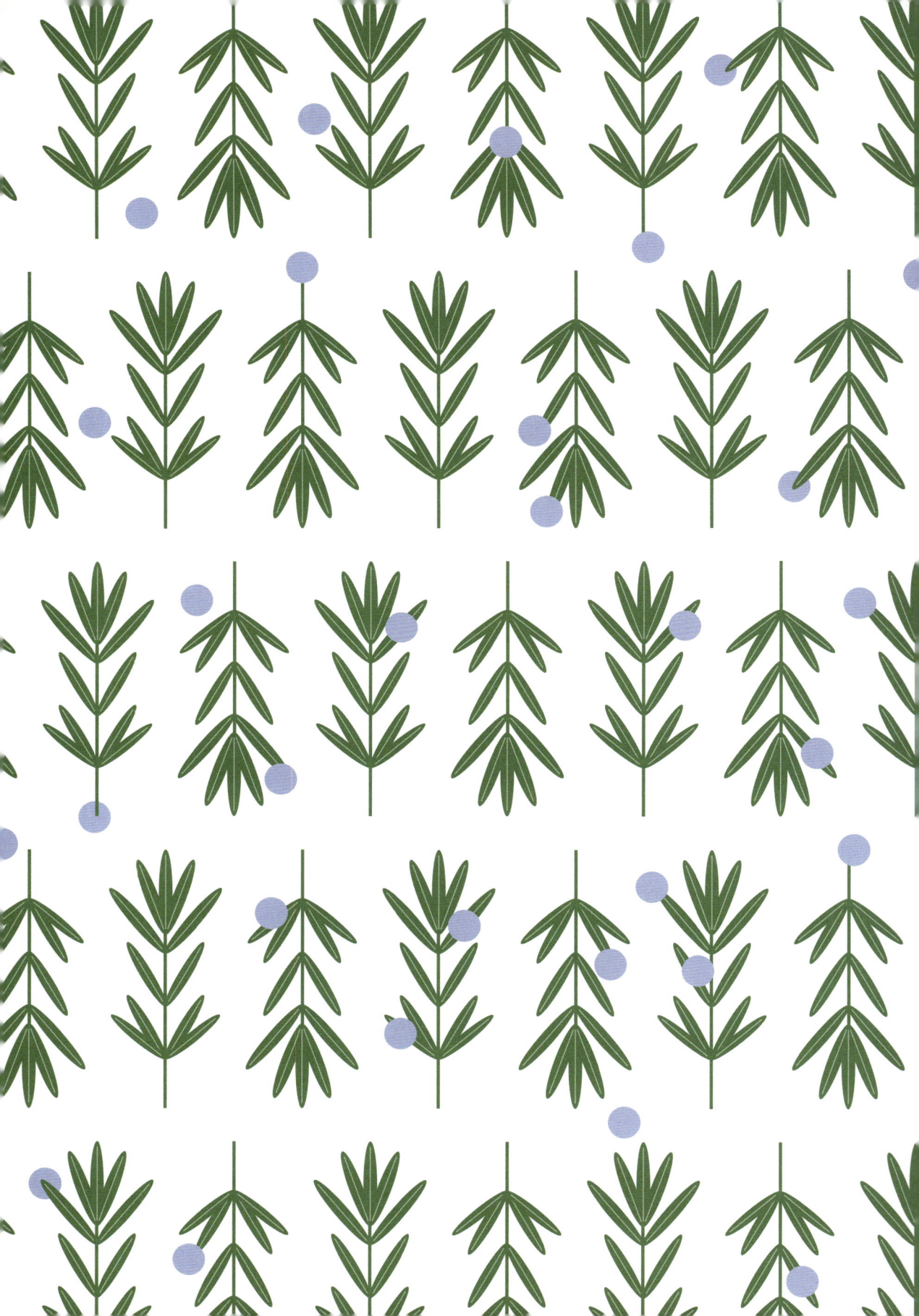

가 연고를 만들어 관절 통증을 가라앉히고 상처를 치유하는 데에 사용했다. 또한, 로즈메리는 역병이 창궐했을 때에도 활약했는데 히포크라테스는 아테네에 흑사병이 퍼졌을 당시, 로즈메리, 히솝, 세이보리 등의 아로마 식물을 태워 전염병 확산을 막으려 했다. 병원에서는 로즈메리를 태워 병실을 소독했으며, 여행자들은 로즈메리를 넣은 주머니를 목에 걸고 향을 맡으며 전염병 감염을 피하려고 했다. 이처럼 전염병을 물리치기 위해 로즈메리를 사용하는 모습은 영국 엘리자베스 여왕 시대에 활약한 극작가 토마스 덱커Thomas Dekker의 1603년 작품 《The Wonderfull Yeare(놀라운 해)》에 잘 담겨 있다. 그의 작품에는 '전염병이 너무 심해 한 줌에 12펜스에 팔리던 로즈메리가 지금은 한줌에 6실링에 팔린다'는 구절이 있는데 이는 전염병으로 로즈메리 수요가 폭발하면서 가격이 폭등했다는 사실을 보여준다.

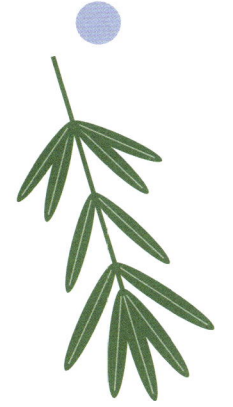

People

로즈메리와 연관된 가장 유명한 인물은 14세기 헝가리의 엘리자베스 여왕이다. 70대가 된 여왕은 통풍과 관절 통증으로 고생하고 있었는데 한 수도사가 비약을 만들어 바치게 된다. 이것을 마시고 몸에 바르며 젊음과 활력을 되찾은 여왕은 72세의 나이에 폴란드 국왕의 청혼을 받았다고 한다. 이 비약은 브랜디에 신선한 로즈메리와 타임 등의 허브를 넣어 증류한 것으로, '헝가리 여왕의 물', '헝가리 워터', '로즈메리 스피릿'이라는 이름으로 유럽 전역에 알려지게 된다.

Atomatherapy

아로마테라피의 아버지 르네 모리스 가트포세René-Maurice Gattefossé는 1918년 스페인 독감이 한참 극성일 때 한 연구 결과를 〈La Parfum

-erie Moderne(현대의 향수)》 저널에 발표했다. 라벤더와 로즈메리 에센셜 오일을 넣은 소독제가 포도상구균을 파괴하는 놀라운 살균 능력에 대한 내용이었다. 이후 여러 연구를 통해 로즈메리가 곰팡이와 세균에 효과적이라는 사실이 알려지게 된다.

수천 년간 유럽인들의 건강과 젊음, 그리고 기억력까지 책임져 온 로즈메리는 잎을 건드리면 발산되는 특유의 향이 그대로 오일에 담겨있어 기억력 증진과 집중력 강화에 도움이 된다. 그외에도 소화계 문제, 호흡기 감염, 관절 통증 완화 등의 목적으로 블렌딩 되어 폭넓게 사용된다.

로즈메리 오일은 원산지에 따라 버베논Verbenone, 1,8-시네올1,8-Cineole, 캠퍼Camphor라고 하는 세 가지 케모타입Chemotype으로 나뉜다. 케모타입이란 같은 식물이라 하더라도 자라는 지역과 환경에 따라 에센셜 오일의 화학 성분이 달라지는 것을 의미하며 이로 인해 효능이나 안전성 면에서 조금씩 차이가 난다. 버베논 케모타입은 간세포를 보호하는 효과가 탁월하며 1,8-시네올 케모타입은 호흡기 질환에 도움이 되고 캠퍼 케모타입은 근육통이나 근육 경련, 관절염에 탁월한 효능이 있다. 따라서 로즈메리 오일을 구입할 때는 반드시 사용하고자 하는 목적에 따라 케모타입을 확인 후 구입해야 한다. 한편 1,8-시네올 타입을 제외한 두 가지 타입의 로즈메리 오일에는 케톤Ketone이라고 하는 성분이 함유되어 있다. 케톤은 과도한 양을 복용했을 때 태아에 영향을 미칠 수 있으므로 임산부나 수유 중인 여성은 사용을 피해야 하며, 영유아도 사용에 주의해야 한다.

Sage

세이지
허브 중의 허브

Plants

꿀풀과에 속하는 세이지는 고대부터 뛰어난 약효로 인정받아 온 식물로 원산지는 지중해 연안이며, 30~90cm정도까지 자란다. 세이지의 학명은 *Salvia officinalis*이다. 속명인 Salvia는 라틴어로 '건강하다', '안전하다'는 의미를 갖고 있고, 종명인 Officinalis는 중세 수도원에서 약이나 치료제를 준비하던 작업장인 Officina에서 유래된 표현이다. 건강과 약용이라는 뜻을 담은 이름은, 세이지가 얼마나 강력한 효능을 가진 식물인지를 짐작하게 한다. 흔히 '사루비아'라고 부르는 샐비어*Salvia splendens*와 같은 속에 속하나 잎의 모양이 서로 다르다.

Classification

샐비어속에는 900종이 넘는 다양한 품종이 속해있는데 클라리 세이지*Salvia sclarea*, 퍼플 세이지*Salvia leucophylla*, 골든 세이지*Salvia officinalis 'Aurea'*, 실버 세이지*Salvia argentea* 등이 잘 알려져 있다. 클라리 세이지는 아로마테라피에서 널리 사용되는 식물로, 잎 표면이 털로 덮여 있으며 꽃은 자주색이나 흰색~분홍색의 포엽이 감싸고 있다. 퍼플 세이지는 잎이 연두색을 띠다가 점차 회백색으로 변하며 꽃은 보라색이다. 골든 세이지는 연두색 잎 가장자리가 금색을 띠는 것이 특징이다. 요리용으로 많이 사용되며 관상용으로도 사랑받는다. 실버 세이지는 꽃이 흰색을 띠며 잎 역시 은백색이다.

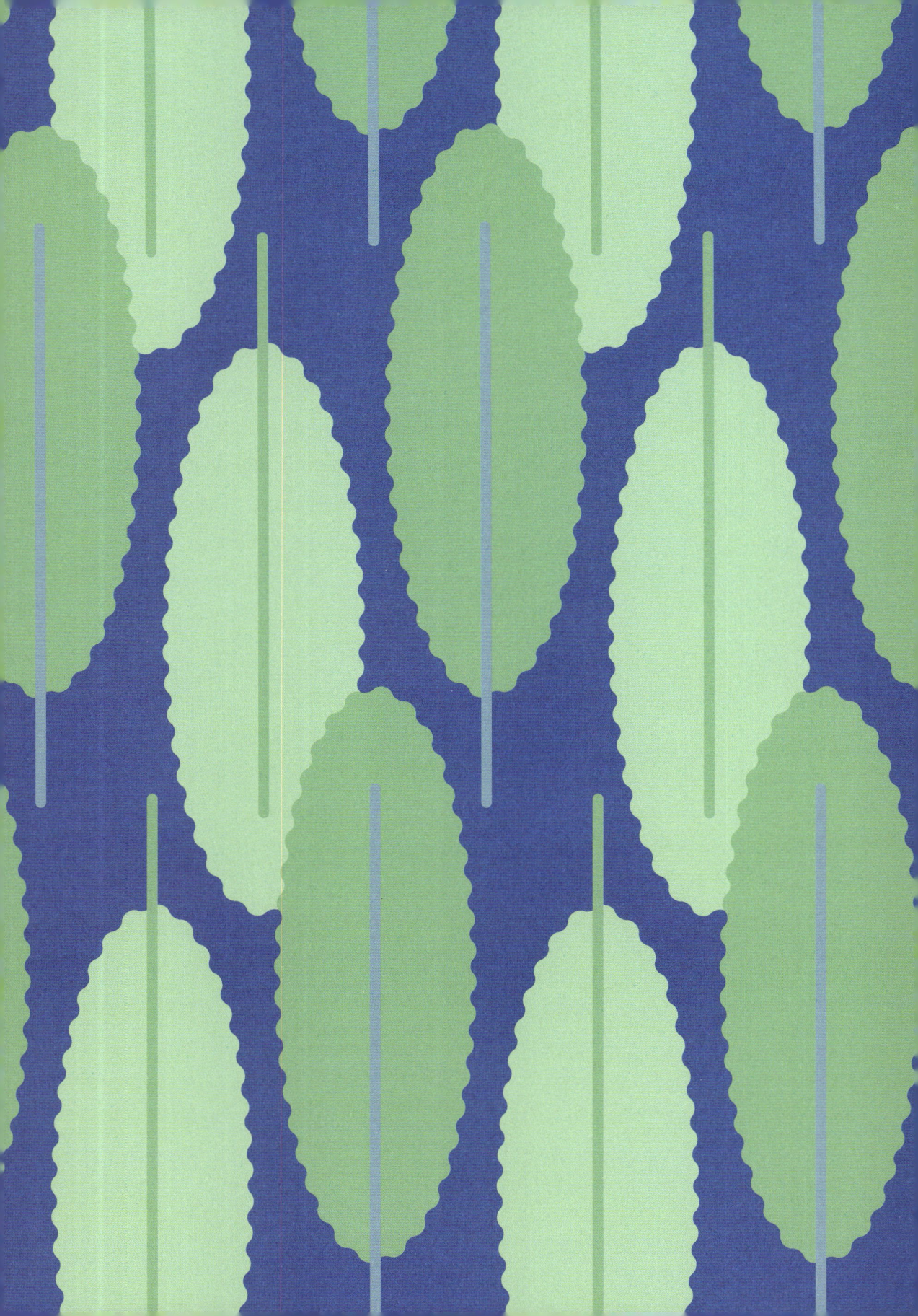

History

세이지는 '허브 중의 허브'라는 별명답게 유럽 역사 곳곳에 자주 등장하는 식물이다. 기원전 1550년경부터 고대 이집트 의학 문서인 《에버스 파피루스 Ebers papyrus》에는 세이지가 위장병과 치통, 가려움 치료제로 기록되어 있으며, 람세스 2세 때는 불임 여성의 임신을 돕는 주스로 활용됐다. 고대 로마인들은 세이지를 뱀에게 물린 상처, 궤양, 피부 국소 마취 및 지혈제 등으로 썼고 '성스러운 허브'라 부르며 종교 의식에도 활용했다. 프랑크 왕국의 위대한 왕인 카롤루스 대제 Carolus Magnus는 약 800년경 《Capitulare de villis(제국의 영지 운영과 관리에 대한 법령집)》을 편찬하며 100종에 달하는 약초와 채소를 재배하라 명령했는데, 세이지 역시 그 목록에 포함되어 있었다. 중세 시대에 이르러 세이지는 'Salvia Salvatrix', 즉 '구세주' 또는 '현자'라는 이름으로 불릴 정도로 칭송받는 허브가 됐다. '장수하고 싶다면 5월에 세이지를 먹어라', '정원에 세이지가 있는 사람이 왜 죽는가?'와 같은 속담이 존재할 정도였다. 또한 당시 최고의 의학 교육 기관인 살레르노 학교에서는 '정원에 세이지가 있으면 의사가 필요없다'는 가르침이 있을 정도로 세이지의 뛰어난 치유 효과는 다양한 문헌에서 확인할 수 있다.

Food

전염성이 강한 페스트로 수많은 사람이 사망하던 시기, 환자의 집에 들어가 물건을 약탈하던 네 명의 도둑이 체포됐는데, 이들은 병에 걸리지 않아 많은 이들의 의문을 자아냈다. 정부의 추궁 끝에 도둑들은 세이지, 로즈메리, 민트, 시나몬, 라벤더 등 다양한 약초를 포도주 식초에 담가 만든 특별한 식초를 마시고 몸에 발랐다고 실토한다. 이것은 허브를 포도주 식초에 넣어 15일간 숙성시킨 후 걸러내는 방식으로 만들어졌으며, 이후 '네 도둑 식초'

라는 이름으로 알려지게 됐다. 이 놀라운 비법은 프랑스 약전에도 기록됐고, 19세기까지 판매가 이어졌으며, 20세기 초까지 약전에 기록이 남아 있을 정도로 오랜 명성을 유지했다.

Aromatherapy

세이지 에센셜 오일의 화학 성분이 과학적으로 규명된 것은 19세기 초, 독일의 화학자들이 1829년 세이지 오일의 성분을 최초로 분석하면서부터다. 이후 허벌리스트와 약사, 의사들이 임상에 적용하면서 오늘날까지 다양한 효능이 밝혀지고 있다. 세이지 오일은 프랑스 아로마테라피에서 특히 여성 생식계 문제에 널리 사용되며 무월경과 희발월경, 폐경기 증상 완화 등에 매우 유용한 오일로 알려져 있다. 세이지에는 튜욘Thujone과 같은 케톤Ketone성분이 30~50%, 그 외에 1,8-시네올1,8-Cineole, 모노테르펜Monoterpene과 세스퀴테르펜Sesquiterpene 등 다양한 생화학 성분이 함유되어 있다. 이 중 케톤과 1,8-시네올 성분은 강력한 항바이러스 효과를 지니고 있어 각종 바이러스 감염 질환이나 가래가 심한 호흡기 질환에도 도움을 준다. 다만 튜욘이라는 성분은 독성이 강한 케톤 계열의 성분이기 때문에 영유아나 임신 중인 여성, 수유 중인 여성에게는 사용을 권장하지 않는다.

Spike Lavender

스파이크 라벤더
독사의 이름을 가진 치유의 라벤더

Plants

스파이크 라벤더는 꿀풀과에 속하는 상록 관목으로 최대 1m까지 자라며, 지중해 지역이 원산지이다. 현재는 스페인, 프랑스 이탈리아에서 야생으로 자라며 이 중 스페인이 주요 생산국이다. 스파이크 라벤더의 학명은 *Lavandula latifolia*이다. 종명인 Latifolia는 '넓은 잎'을 의미한다. 프랑스에서는 스파이크 라벤더를 '라벤더 아스픽Lavender Aspic'이라고도 부르는데, 아스픽은 '독사'를 의미하는 그리스어에서 유래됐다. 이는 역사적으로 스파이크 라벤더가 독사의 독을 치유할 때 사용됐기 때문이라고 전해진다. 우리가 흔히 알고 있는 라벤더는 트루 라벤더로 해발 800~1,000m의 고지대에서 자라지만 스파이크 라벤더는 추위를 싫어해 해발 800m 이하의 비교적 낮은 지대에서 자란다. 또한 트루 라벤더에 비해 잎이 더 넓고 크며 꽃 이삭은 짧고 꽃이 피는 시기도 트루 라벤더보다 한 달 정도 늦다. 스파이크 라벤더의 향은 처음 맡았을 때 트루 라벤더와 큰 차이가 없지만 트루 라벤더가 꽃 향기에 가까운 부드러운 향을 지닌 반면 스파이크 라벤더는 약간 가벼우면서도 약을 연상시키는 깨끗한 캠퍼 향이 조금 섞여 있다.

스파이크 라벤더와 트루 라벤더를 비교하면 화학 성분에서 차이가 나는데 스파이크 라벤더에는 캠퍼Camphor와 1,8-시네올1,8-Cineole 성분이 함유되어 있고 트루 라벤더는 에스테르Esters와 모노테르펜 알코올Monoterpene Alcohol이 훨씬 풍부하게 들어있다. 그래서 아로마테라피 사용법에도 조금 차이가 난다.

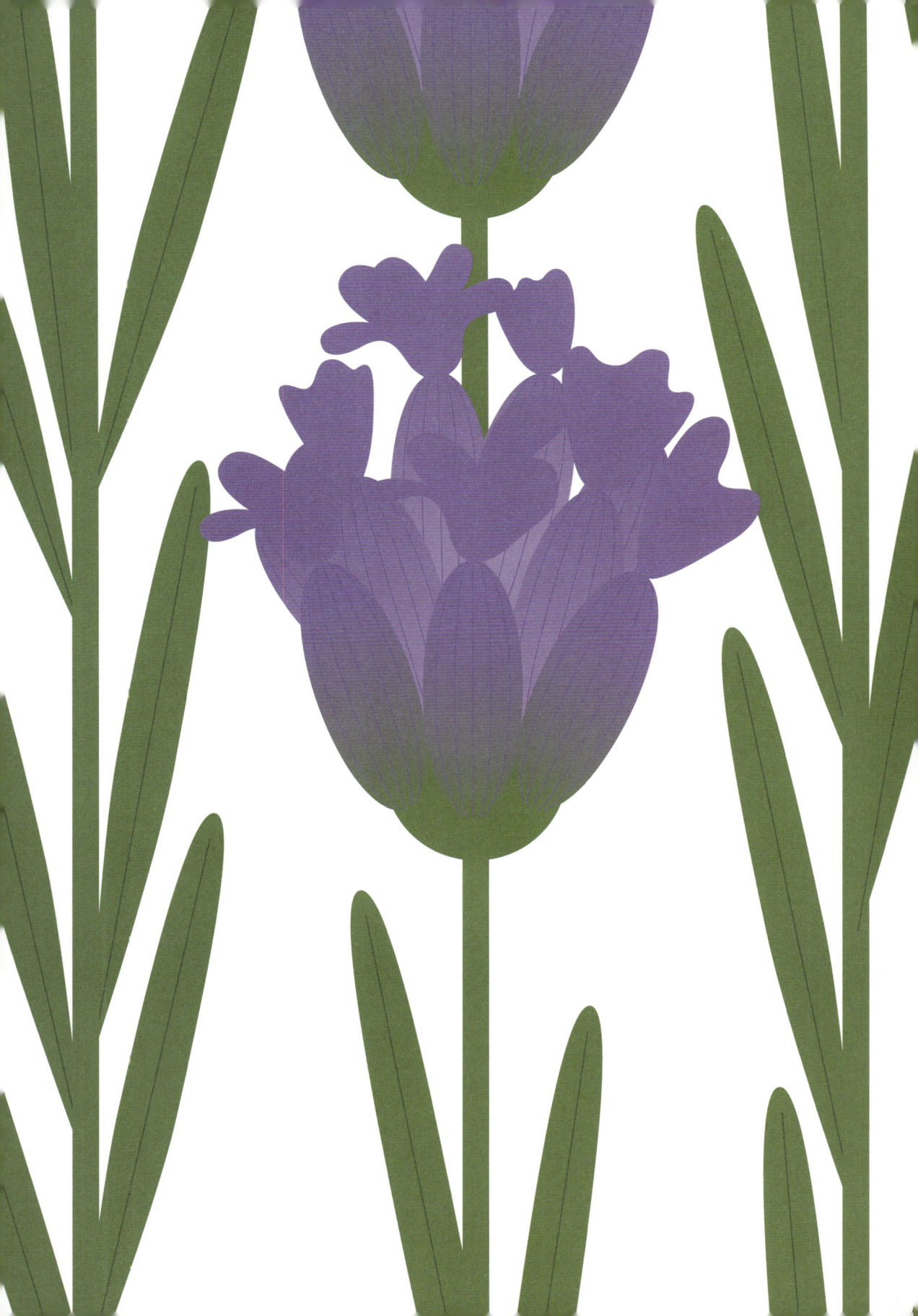

Aromatherapy

스파이크 라벤더 에센셜 오일의 경우 다음과 같은 응급상황에 효과적이다. 항독성 효과가 있어 벌레나 해파리, 뱀, 말벌 등에 물리거나 쏘였을 때, 화상을 입었을 때 즉시 스파이크 라벤더 오일을 발라주면 상처 회복에 도움이 된다. 호흡기에 효과가 있는 1,8-시네올 성분도 30% 정도 함유하고 있어 목이나 가슴 등과 같은 호흡기 주변에 발라 호흡기 질환에 사용해도 좋지만 케톤 성분이 10% 정도 함유되어 있어 임신한 여성이나 수유 중인 여성은 복용을 피해야 한다. 다만, 피부에 바르거나 흡입하는 방식으로 사용하는 것은 비교적 안전하다.

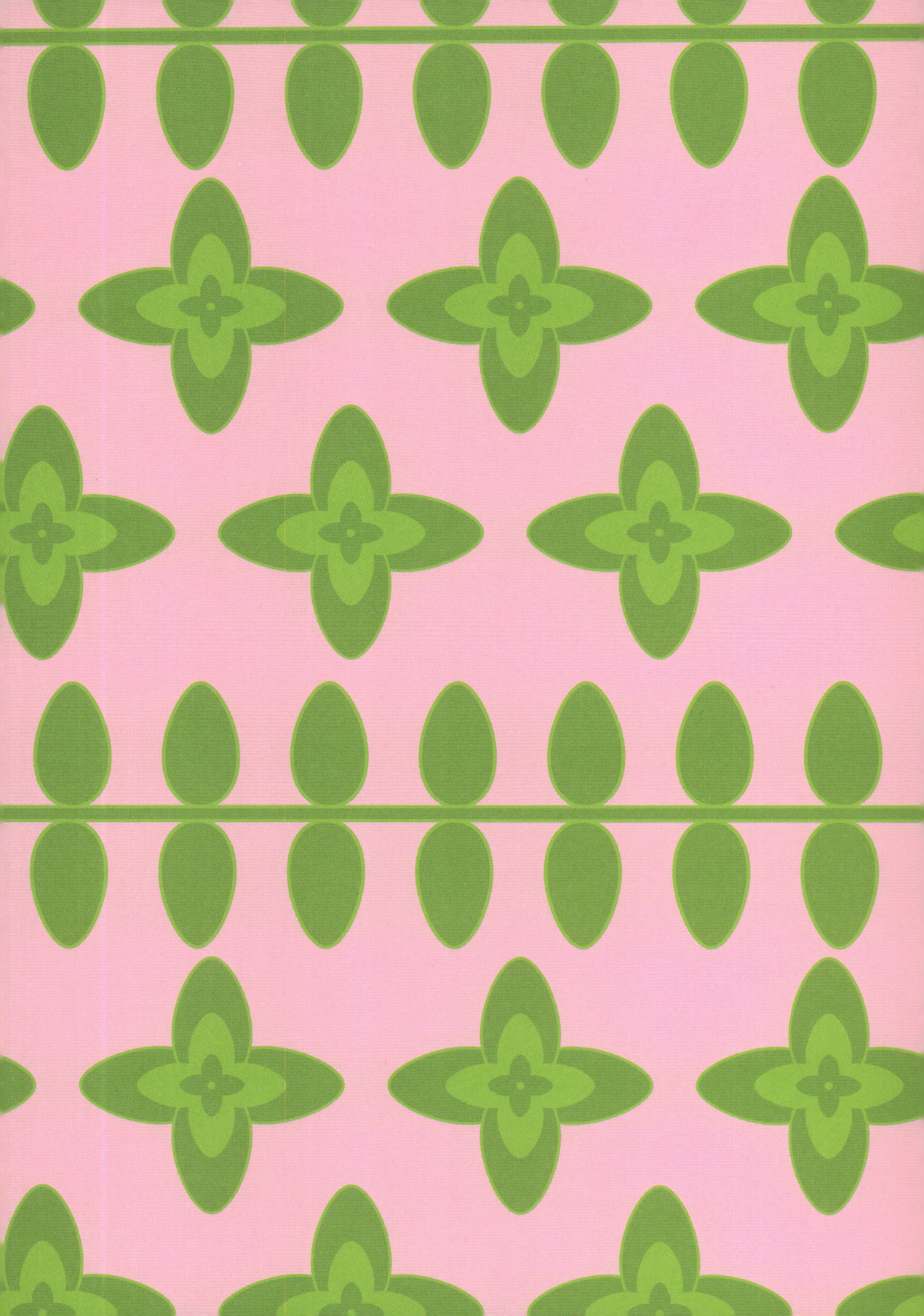

Sweet Marjoram

스위트 마저럼
숙면을 돕는 허브

Plants

요리용 허브로 재배되는 식물 중 하나인 스위트 마저럼은 향기로운 잎을 가진 대표적인 허브이다. 아랍 상인들은 마저럼 특유의 향을 두고 '비할 데 없는 것'이라는 뜻의 '마르자미에Marjamie'라고 불렀는데 이것이 오늘날 이름인 마저럼Marjoram으로 이어졌다고 전해진다. 스위트 마저럼은 30~50cm 정도로 자라며 학명은 *Origanum majorana*이다. 스위트 마저럼은 오레가노와 속명이 같은 아주 가까운 관계로 식물학적으로 구분이 어려워 고대에는 오레가노와 마저럼이 거의 구분되지 않았으나 현재에는 별개의 허브로 구별되고 있다. 마저럼은 아주 미세한 털로 덮인 잎과 쓴맛, 단맛이 어우러진 향이 특징이며 오레가노는 그에 비해 훨씬 강하고 자극적인 향을 지니는 것이 차이점이다. 두 식물의 속명인 Origanum은 고대 그리스어로 '산'을 의미하는 단어 Oros와 '기쁨'을 의미하는 단어 Ganos가 결합된 말로 산의 기쁨이라는 뜻을 담고 있다. 스위트 마저럼의 또 다른 학명으로는 *Majorana hortensis*가 사용되기도 한다. 스위트 마저럼은 지중해 지역인 그리스, 키프로스, 튀르키예가 원산지이며, 현재는 모로코와 이집트, 튀니지, 프랑스 등지에서 재배되고 있다.

Myth

스위트 마저럼은 사랑의 여신 아프로디테가 신의 아름다움을 상기시키기 위해 인간에게 선물한 허브로 행복의 상징으로 자리잡았다. 아프로디테는 자신의 아들 아이네이아스가 트로이 전쟁에서 상처를 입었을 때, 마저럼으로 치료했다는 전설이 전해질 정도로 이 허브를 각별히 아꼈던 것으로 알려져 있다.

History

사랑의 여신과 깊은 연관이 있기 때문인지 스위트 마저럼은 고대 유럽에서 사랑의 묘약이나 주문에 들어가거나 결혼식 꽃다발, 부케 등을 장식하는 데 활용됐다. 중세 여인들 역시 마저럼을 부케로 쓰거나 입욕제로 사용했다. 19세기 영국의 셰익스피어 학자이자 영국 동요와 동화 수집가였던 제임스 할리웰 필립스James Halliwell-Phillipps의 저서 《Popular Rhymes and Nursery Tales(전래 동요와 옛 이야기)》에는 성 루카의 날[11]에 메리골드 꽃과 마저럼 한 줄기, 타임, 그리고 약간의 웜우드(향쑥)를 불 앞에 말려 가루로 만든 뒤 천천히 끓여 꿀과 식초를 첨가해 잠자리에 들기 전 몸에 바르고 자면 미래의 배우자를 꿈에서 보게 된다는 이야기가 적혀 있다. 스위트 마저럼은 사랑과 관련된 일 외에도 오랜 기간 다양한 지역에서 약용으로 활용됐다. 모로코 지역의 전통 의학에서는 마저럼 잎을 감기 예방이나 해열제, 호흡기 치료, 장 경련 억제, 복부의 가스 제거 등에 사용했다. 스페인의 카탈루냐 지역에서는 불면증을 치료하는 데 쓰였다.

Food

위대한 문호 셰익스피어의 작품 《끝이 좋으면 다 좋다All's well that Ends well》에는 이런 구절이 나온다.

> 라퓨   좋은 여인이었지, 참으로 좋은 여인이었어. 천 개의 샐러드를 고르더라도 그런 허브를 다시 찾기는 어려울 겁니다.
> 어릿광대   정말 그렇습니다. 그녀는 샐러드의 스위트 마저럼이

[11] St. Luke's Day, 성인 루카를 기리기 위한 축일.

었지요. 또한 은총의 허브였습니다.

스위트 마저럼은 우리나라에서는 낯선 향신료지만 유럽에서는 예로부터 요리용 허브로 널리 사용되어 왔다. 고대 로마인들은 와인의 향을 더할 때에도 스위트 마저럼을 활용하기도 했다. 오레가노와 비슷한 향을 가지고 있지만, 그보다 훨씬 향긋하면서도 쌉싸름한 풍미가 있고 섬세해 소시지, 육류나 생선 요리는 물론 샐러드까지 다양한 요리에 사용한다. 스위트 마저럼을 활용한 요리 중 가장 유명한 것은 독일을 대표하는 음식이자 맥주와 잘 어울리는 소시지 브랏부어스트Bratwurst이다. 소시지에 스위트 마저럼과 넛맥 등 향신료로 시즈닝을 한다.

Aromatherapy
스위트 마저럼 에센셜 오일은 티 트리와 비슷한 향을 지니고 있지만, 훨씬 깨끗한 허브 향을 느낄 수 있다. '악마도 잠재운다'는 말이 있을 정도로 이 오일은 몸을 편하게 휴식 상태로 만드는 부교감신경을 활성화해 몸과 마음을 이완하는 작용이 있다. 따라서 긴장으로 인한 불안과 불면증을 완화하고, 혈관을 확장시켜 혈압을 낮추며, 소화를 돕는데 효과적이다. 이러한 효과 때문에 스위트 마저럼은 숙면이나 불면 개선을 위한 제품에 꼭 들어가는 숨은 공신이다. 일반적으로 숙면을 떠올리면 라벤더를 연상하기 쉬운데, 스위트 마저럼과 라벤더를 함께 사용하면 더욱 강력한 시너지 효과를 기대할 수 있다.

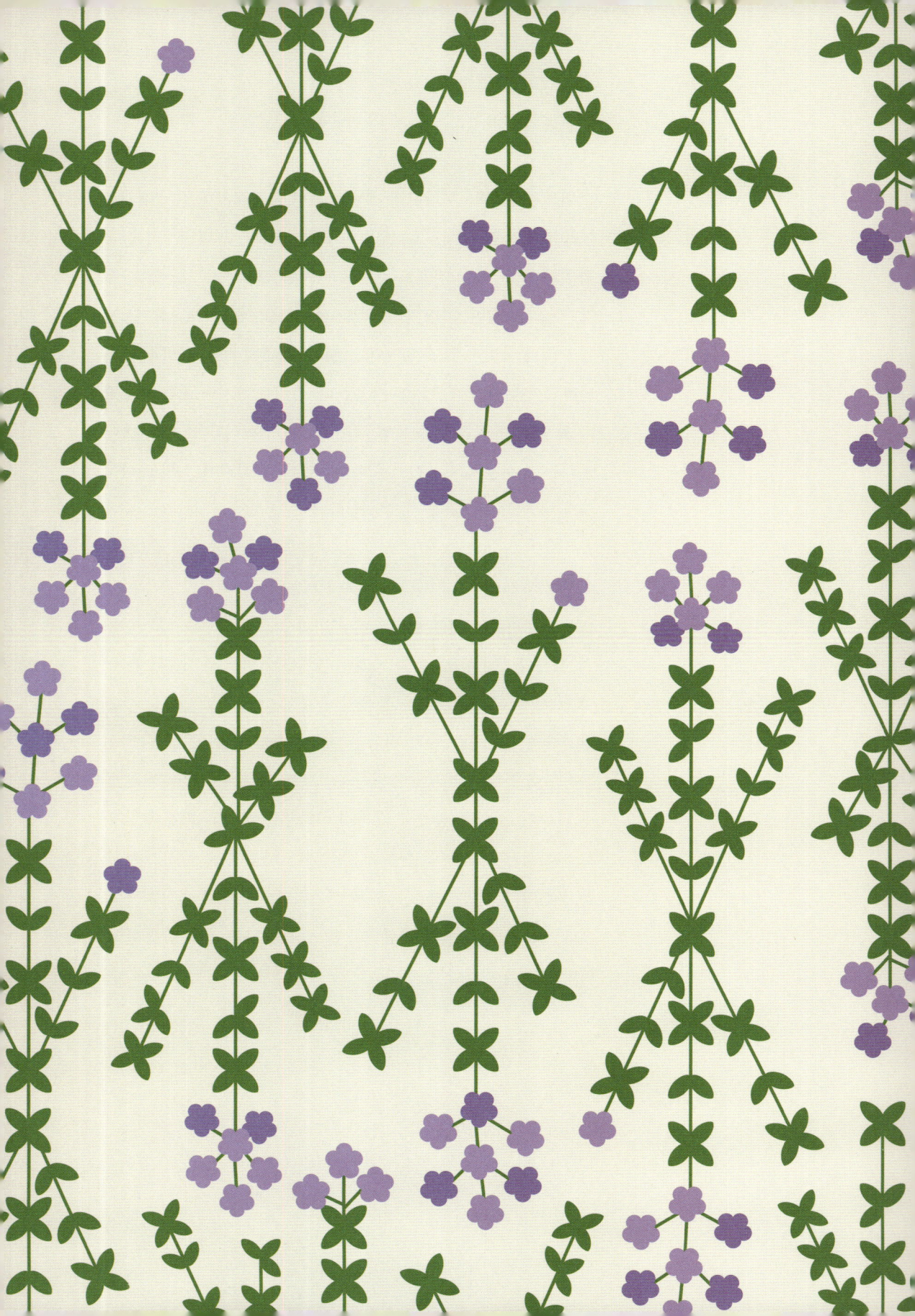

Thyme

타임
용기를 주는 허브

Plants

타임은 지중해 지역에서 번성하는 꿀풀과의 여러해살이풀로, 키는 10~30cm 정도이며 흰색과 분홍색, 보라색 꽃을 피운다. 주로 덥고 건조한 날씨와 돌이 많은 토양에서 잘 자라며 해발 1,000m에서도 잘 자랄 만큼 환경 적응력이 뛰어나다. 타임의 학명은 *Thymus spp.*[12]로 타임 이름의 유래에 대해서는 여러 가지 설이 있다. 첫 번째 설은 타임이 활력을 북돋아 준다고 믿어 고대 그리스어로 '용기'를 뜻하는 Thumus에서 유래했다는 설이다. 두 번째는 당시 동물을 쫓기 위해 타임을 태웠다는 데에서 유래해 고대 그리스어로 '연기'를 뜻하는 Thymos 또는 Thyein에서 유래했다는 설이 있다. 하지만 여전히 타임이라는 이름이 정확히 어디서 왔는지는 확실하지 않다. 타임의 특징 중 하나는 식물 전체에서 향이 난다는 점이다. 이 특징 때문에 우리나라에서는 한 번 밟으면 그 향이 신발에 묻어 백리까지 간다는 뜻의 '백리향'으로 불린다. 타임속에 속하는 식물 중 하나로, 울릉도에서 자생하는 '섬백리향*Thymus quinquecostatus var. magnus*(Nakai) Kitam.'이 있다. 일반 백리향과는 달리 잎과 꽃이 좀 더 큰 것이 특징인데 울릉도에서만 자라는 식물로 나리분지 일대에 자생지가 있지만, 현재는 개체가 점점 감소하고 있어서 천연기념물로 지정되어 보호받고 있다.

Classification

타임속에 속하는 300여 가지의 종 중에서 *Thymus vulgaris*, *Thymus zygis*, *Thymus satureioides*, *Thymus sephyllum* 등에서 에센셜 오일을

[12] 학명에 'spp.'라 쓰여 있는 경우 이는 Species의 복수형으로 여러 종을 뜻한다.

추출한다(보통 *Thymus vulgaris* 종이 흔하다). 타임 에센셜 오일은 원산지나 기후 등 환경에 따라 다양한 화학 성분을 지니며, 이러한 차이에 따라 케모타입Chemotype으로 분류된다. 각 케모타입은 안정성, 독성, 사용 방법과 효능 등이 다르므로 사용 시 주의가 필요하다. 먼저 타임 투야놀Thujanol 케모타입은 매우 순하고 부드러워 어린이나 영유아들의 호흡기 및 피부 감염 질환에 사용할 수 있다. 또한 입안 구내염이나 감염 증상이 있을 때 가글로 사용할 수 있다. 우리나라에서는 타임 리날룰Linalool 케모타입을 구하기 쉬운데, 리날룰 케모타입 역시 순하고 부드러워 어린이의 다양한 감염 질환에 사용된다. 특히 곰팡이 감염 질환에 효과가 있으며, 호흡기 감염, 피부 곰팡이나 세균 감염에 사용할 수 있다. 그외에도 피부를 건강하게 만들어 주름이나 잔주름 완화에도 도움이 된다. 투야놀, 리날룰 케모타입의 에센셜 오일의 경우 국소적으로 사용하면 원액으로 사용해도 안전하지만 될 수 있으면 캐리어 오일에 1:1 정도로 희석해 사용하는 것이 좋다. 타임 티몰Thymol 케모타입은 굉장히 강력한 허브 향을 지니며 신체 모든 부위의 기능을 높여 주는 강장 효과가 뛰어나다. 그러나 원액을 바르면 피부 자극이 심하기 때문에 10% 이하로 블렌딩해 사용해야 한다. 또한 향이 매우 강해 디퓨저로 확산하는 방법으로는 사용하지 않는 게 좋다. 마지막으로 타임 보르네올Borneol 케모타입 역시 뛰어난 항균 효과가 있어 다양한 부위의 감염에 추천하며 특히 육체적, 정신적으로 무기력할 때 도움이 된다. 그러나 피부에 원액을 직접 바르면 자극이 있을 수 있으므로 민감한 피부라면 30% 이하로 희석해 사용해야 한다.

History
타임은 고대부터 다양한 분야에 널리 쓰이며 사랑받아 온 허브이다. 고대 수메르인과 이집트인들은 시신 방부 처리에 사용했고, 고대 로마 시대에는 타임을 불에 태워 동물의 습격을 막았다. 로마의 학자 대★ 플리니우스Plinius에 따르면 타임을 태워서 공기를 정화했다고 한다. 로마 군인들은 타임을 넣은 물로 목욕을 하며 활력을 되찾았고, 중세에는 여성들이 타임 장식을 단 스카프를 기사에게 선물하거나, 십자군 전쟁에 나서는 기사들에게 타임 가지를 걸어주기도 했다. 가장 전통적인 사용법은 차나 연고, 혹은 증기 흡입 형태로 기침, 감기 등 호흡기 질환을 치료하는 데 사용하는 것이었다. 《약물지De Materia Medica》의 저자이자 고대 약물학의 권위자였던 디오스코리데스Dioscorides는 타임을 식초에 담가 두통 치료에 처방했으며, 뱀에 물렸을 때도 추천했다. 또한, 12세기 독일의 수녀이자 약초학자로 유명한 힐데가르트 폰 빙엔Hildegard von Bingen은 타임을 나병이나 마비, 전염병 치료에 활용했다. 타임은 흑사병이 창궐하던 중세 유럽에서도 전염병 예방을 목적으로 쓰였다.

타임은 약용으로 널리 활용됐을 뿐 아니라, 용기와 정화의 상징으로도 여겨졌다. 고대 켈트족의 사제인 드루이드Druid는 타임을 신성한 허브로 여겨 영혼을 고양하고 부정적인 기운을 없애는 데 사용했다. 한편 중세 영국에서는 타임 꽃이 피면 꿀벌이 많이 모이는 것을 보고 '타임 꽃 주변에는 요정이 살고 있다'라는 속설이 생겼고, 타임은 요정을 볼 수 있도록 도와주는 마법의 재료 중 하나라고 생각했다. 또한 스코틀랜드 사람들은 용기를 얻기 위해 타임으로 만든 허브차를 마시기도 했다.

Food

타임을 말린 뒤 손으로 비비면 씁쓸하면서도 톡 쏘는 향이 나는데 이 향은 주로 육류나 생선 요리에 잘 어울려 중세 시대부터 오늘날까지 향신료로 널리 사용되고 있다. 또한 타임은 프랑스 요리에 쓰이는 부케 가르니Bouquet Garni의 주요한 재료로 사용된다. 부케 가르니는 타임 줄기와 신선한 파슬리, 월계수 잎 등을 적절한 비율로 묶어 만든 전통적인 허브 다발로 수프나 육수 등에 향미를 더할 때 사용된다.

Aromatherapy

타임 투야놀 케모타입은 간을 보호하는 작용을 하며 다양한 종류의 세균이나 곰팡이, 바이러스 등의 감염에 강력한 효과를 보인다. 특히 피부나 점막에 자극이 거의 없어 여드름이나 상처, 구내염, 생식기 감염 등 피부와 점막 부위에 사용할 때 유용하다. 타임 리날룰 케모타입 역시 피부의 곰팡이성 또는 세균성 감염에 효과가 있어 구내염이나 무좀, 사마귀 등의 증상이 있을 때 적용할 수 있다. 타임의 은은한 향은 신경을 이완시켜 정신적 피로가 클 때 향을 맡는 것만으로도 도움이 된다. 타임 티몰 케모타입은 매우 강력한 항균 작용과 면역을 자극하는 효과가 있어, 면역이 저하되어 있거나 소화기 계통에 감염이 있을 때 캡슐 형태로 복용하기도 한다. 하지만 피부나 점막에 자극이 심하기 때문에 전문가의 지도 없이 사용하기 어려워 사용 시 주의가 필요하다.

Camphor

Bay Laurel
Eucalyptus
Kunzea
Manuka
Niaouli
Ravintsara
Tea Tree

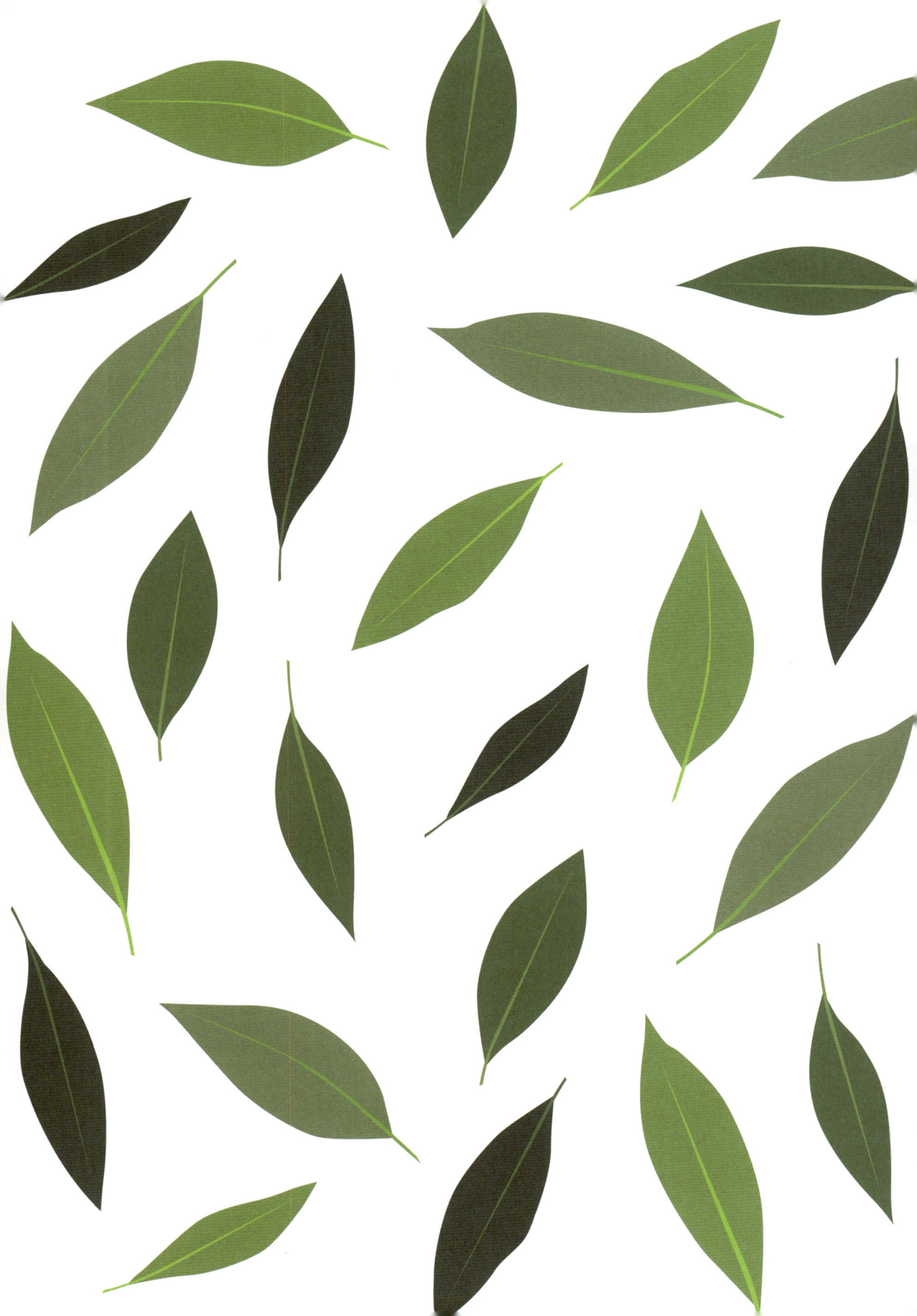

Bay Laurel

베이 로렐
명예와 승리의 상징

Plants

베이 로렐은 우리에게 월계수로 알려진 식물로, 따뜻한 지중해 지역이 원산지인 상록 관목 또는 교목이다. 높이는 최대 20m에 달하며 진한 녹색의 타원형 잎이 가죽처럼 두껍고 광택이 있는 것이 특징이다. 스위트 베이Sweet Bay로도 불리는 베이 로렐의 학명은 *Laurus nobilis*로 Laurus는 고대 라틴어로 '월계수'를 의미하며, Nobilis는 라틴어로 '고귀하다'는 뜻을 갖고 있다. 이름처럼 베이 로렐은 로마 시대부터 고귀함과 승리를 상징했다. 우리나라에서 주로 향신료로 사용되는 베이 로렐은 따뜻한 지중해 지역에서 자생하는데, 유럽에서 정원의 울타리나 요리용으로 재배된다. 튀르키예, 모로코, 그리스, 튀니지 등이 상업적 생산지로 유명하다.

Myth

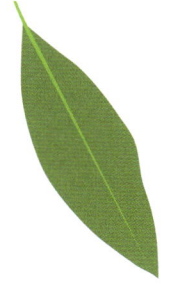

베이 로렐 즉, 월계수나무에는 태양의 신 아폴론과 님프 다프네의 비극적인 이야기가 얽혀 있다. 거대한 구렁이 파이톤을 활로 물리친 아폴론은 의기양양해진 나머지 활을 이용해 사람들의 마음에 감정을 불러일으키는 에로스의 능력을 깎아내린다. 이에 화가 난 에로스는 처음 만나는 사람에게 사랑을 느끼는 황금 화살을 아폴론에게, 처음 만나는 사람을 싫어하게 되는 납 화살을 님프 다프네의 심장에 맞춘다. 그 결과 아폴론은 아름다운 다프네를 보자마자 사랑에 빠지지만, 다프네는 아폴론을 혐오하게 되어 그의 접근을 피해 달아난다. 그러다 아폴론에게 따라 잡힌 다프네는 강의 신이자 자신의 아버지인 페네이오스에게 도움을 청한다. 그러자 다프네는 나무로 변하게 되는데, 그 나무가 바로 월계수이다. 다프네를 잊지 못한 아폴론은 월계수를 자신의 나무로 삼아, 그 잎으로 관을 만들어 항상 머리에 쓰고 다녔다. 이로 인해 월계수는 승리와 명예, 지적 성취 등의 상징으로 자리잡게 됐다.

History

베이 로렐은 고대부터 사랑받아 온 나무로, 고대 그리스와 로마에서는 약용 식물로 활용됐다. 디오스코리데스Dioscorides는 그의 저서 《약물지De Materia Medica》에서 베이 로렐이 막힌 혈관을 열고 탈진을 회복시키는 효능이 있다고 기록했다. 중세 독일의 수녀이자 약초학자였던 힐데가르트 폰 빙엔Hildegard von Bingen은 베이 로렐 열매를 와인에 넣어 고열이나 두통, 폐 질환 치료에 사용을 권했다. 이 밖에도 베이 로렐은 이란의 전통 의학에서 복부 팽만감이나 헛배부름 같은 소화기 질환을 완화하는 데 사용됐으며, 간질이나 신경통 치료에도 쓰였다. 튀르키예에서는 뱀에게 물렸을 때 해독제로 민간요법에서 활용됐다. 또한 베이 로렐은 수천 년 전부터 비누 제조에 사용되어 왔는데 대표적인 예가 바로 시리아의 알레포 비누Aleppo Soap이다. 11세기 십자군 전쟁을 통해 유럽에 알려진 이 비누는 올리브와 베이 로렐 오일이 주원료로, 짙은 녹색을 띠는 것이 특징이다. 알레포 비누는 피부 진정과 보습에 효과가 뛰어나고, 모든 피부 타입에 사용할 수 있을 정도로 자극이 적어 오늘날까지도 많은 이들에게 사랑받고 있다.

Food

베이 로렐의 잎은 다양한 요리에서 향신료로 활용된다. 특히 고기 누린내 제거에 탁월한 효과가 있다. 이탈리아의 라구소스Ragù Sauce에는 토마토, 셀러리, 화이트 와인, 바질, 베이 로렐 잎, 그리고 다진 쇠고기나 돼지고기가 들어간다. 또한 고기 겉을 살짝 익힌 후 약간의 소스와 고명을 넣고 은은한 불에서 천천히 익히는 조리법인 브레이징Braising에서도 베이 로렐 잎이 중요한 재료로 사용된다. 음식과 함께 곁들이는 피클을 만들 때도 베이 로렐 잎을 넣으면 특유의 향미가 살아나 더 풍부한 맛을 즐길 수 있다.

Aromatherapy

유칼립투스 에센셜 오일과 비슷한 느낌이지만 조금 더 코를 시원하게 만드는 향을 지닌 베이 로렐 에센셜 오일은 우리나라에서는 흔히 사용되지는 않지만 호흡기와 신경계에 탁월한 효능이 있다. 특히 균과 바이러스를 억제하는 항균 및 항바이러스 작용이 뛰어난데, SCI급 저널인 「케미스트리&바이오다이버시티 Chemistry&Biodiversity」에 실린 논문에 따르면 베이 로렐 오일은 시험관 내 항바이러스 활성 실험에서 바이러스의 복제를 효과적으로 억제한 것으로 나타났다. 이는 베이 로렐 오일의 성분 중 1,8-시네올1,8-Cineole과 모노테르펜 알코올Monoterpene Alcohol 성분 덕분으로, 이 성분들은 바이러스 외에도 세균 감염이나 피부 곰팡이균 감염에 사용하면 증상 완화에 도움이 된다. 베이 로렐 오일은 피부에 안전한 편이지만 피부가 극도로 예민하거나 알레르기 체질일 경우 발진과 같은 알레르기 반응이 나타날 수 있으므로, 피부에 사용 전 패치 테스트를 통해 자극 여부를 확인한 뒤 사용하는 것을 추천한다.

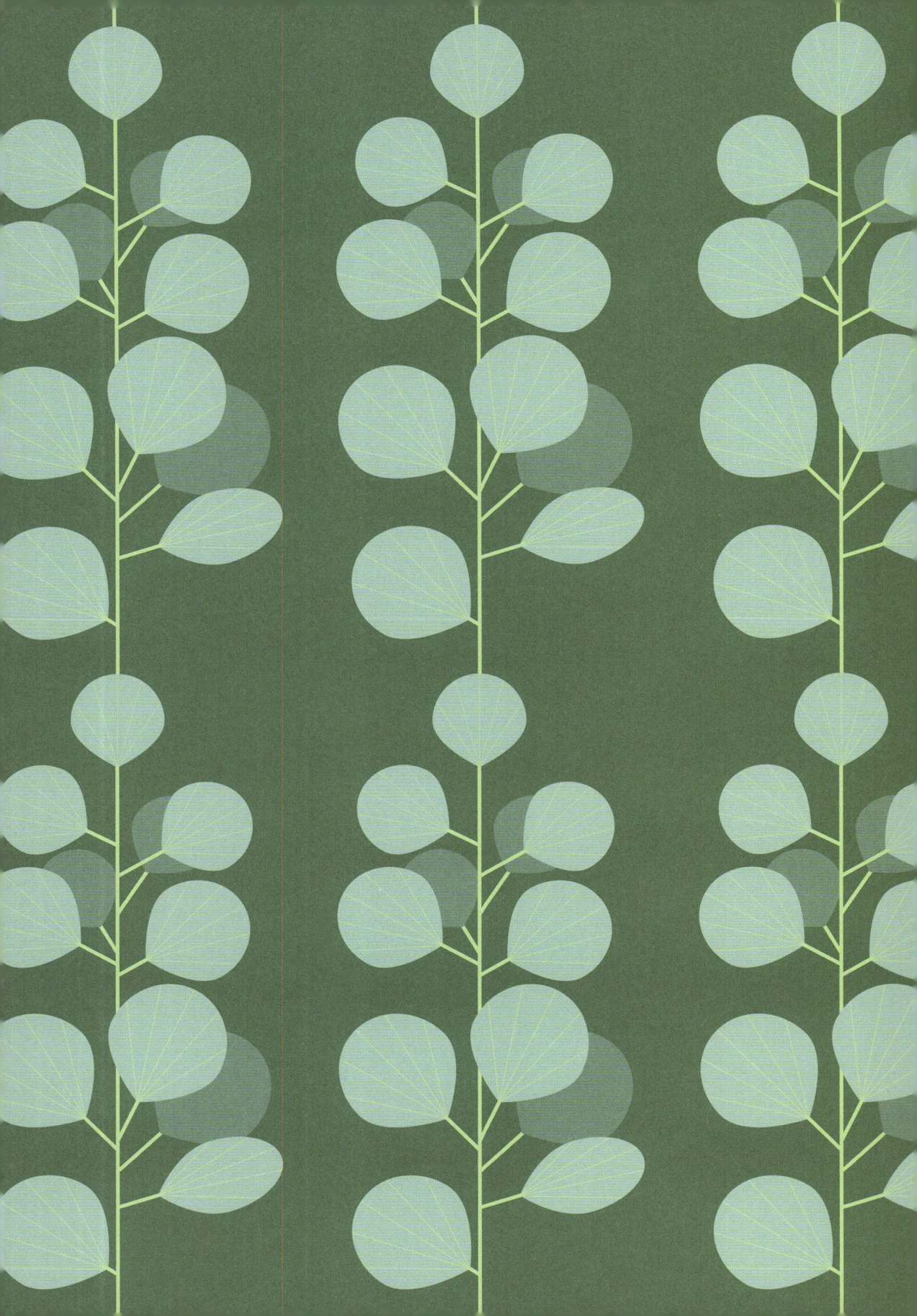

Eucalyptus

유칼립투스
코알라와 호주를 상징하다

Plants

세계에서 가장 큰 나무 중 하나인 유칼립투스는 호주와 태즈메이니아Tasmania 섬이 원산지다. 현재 이 나무는 호주 전역 약 4,500km² 넓이에 분포해 있으며, 이는 호주 전체 재배 목재의 약 65%를 차지한다. 유칼립투스의 학명은 *Eucalyptus* spp.로 Eucalyptus는 그리스어로 '아름답다'는 뜻인 Eu와 덮여있다는 뜻인 Kalyptós의 합성어로 꽃이 피기 전 꽃받침이 꽃을 덮고 있는 모습에서 유래됐다. spp.는 종을 의미하는 Species의 복수 형태의 약자로 유칼립투스 속에 속한 여러 종을 의미한다. 유칼립투스는 현재 호주뿐만 아니라 유럽, 중국, 인도 등 다양한 지역에서 자생 중이다.

Classification

유칼립투스속에는 다양한 종의 식물이 포함되어 있는데, 논문에 따르면 800종이 넘는 것으로 보고되어 있다. 따라서 이 식물에서 추출한 에센셜 오일의 종류도 매우 다양하다. 대표적으로 유칼립투스 레몬*Eucalyptus citriodora*, 유칼립투스 라디아타*Eucalyptus radiata*, 유칼립투스 글로불루스*Eucalyptus globulus*, 유칼립투스 다이브스*Eucalyptus dives*, 유칼립투스 스미시*Eucalyptus smithii* 등이 있으며 품종마다 화학 성분 구성이 조금씩 달라 효능에도 차이가 있다. 1,8-시네올1,8-Cineole 성분이 풍부해 호흡기 치료 목적으로 주로 사용되는 품종은 유칼립투스 라디아타, 유칼립투스 글로불루스, 유칼립투스 스미시 등이다. 또한, 테르펜 알데하이드Terpene Aldehyde 성분이 풍부해 염증 완화에 효과적인 품종은 유칼립투스 레몬이며, 가래를 묽게 만들어 배출을 돕는 케톤Ketone 성분이 함유된 품종은 유칼립투스 다이브스이다.

History

신석기 시대부터 호주 원주민들은 유칼립투스를 약용으로 사용했다. 그들은 잎을 태워 소독을 하거나 전염병 예방 목적으로 활용했고, 잎을 으깨 상처에 바르거나 잎을 물에 넣고 끓여 그 증기를 흡입해 호흡기 문제를 완화하기도 했다. 1792년 프랑스 탐험가들이 태즈메이니아에서 유칼립투스나무를 처음 발견한 이후, 19세기에는 유칼립투스가 칠레, 남아프리카, 포르투갈, 인도 등 전 세계로 퍼져나갔다. 특히 유럽으로 전파된 유칼립투스는 방향제와 의학적 치료제로 자리잡기 시작했다. 20세기에 들어서면서 유칼립투스의 활용도는 더욱 확대됐다. 나무와 잎에서 추출한 오일은 항균성과 항염 효과로 인해 의약품 및 화장품 산업에서 널리 사용됐고, 바이오매스 에너지원으로도 활용됐다. 유칼립투스 글로불루스는 종이 펄프 생산에 활용되며, 많은 양의 물을 필요로 하는 특성 덕분에 늪지대나 말라리아가 발생하는 지역의 환경을 정화하고 개간하는 데 사용되면서 미국, 이탈리아에서는 유칼립투스 글로불루스를 '열병나무'라 부르기도 했다. 이외에도 유칼립투스는 기름 성분이 풍부하고 밀도가 높아 땔감이나 목재로 활용되며, 튼튼한 뿌리와 줄기로 인해 방풍림을 조성할 때 활용되기도 한다.

Koala

코알라는 유칼립투스 나뭇잎을 주식으로 삼으며, 하루 최대 1kg을 섭취한다. '코알라'라는 이름은 호주 원주민의 언어였던 다루크어에서 유래한 것으로 '물을 먹지 않는다'라는 의미인 Koobor

혹은 Gula에서 비롯됐다. 이름의 유래처럼 코알라는 유칼립투스 잎에 함유된 수분을 통해 갈증을 해소한다. 또한, 유칼립투스 잎만 먹기 때문에 영양과 칼로리 섭취량이 제한되어 있어, 하루 평균 20시간 정도를 나무 위에서 자거나 휴식하며 에너지를 절약하는 생활 패턴을 가지고 있다.

Aromatherapy

상쾌한 풀 향과 페퍼민트 등과 같은 시원한 향을 느낄 수 있는 유칼립투스 에센셜 오일에는 1,8-시네올 또는 유칼립톨Eucalyptol이라고 불리는 화학 성분이 풍부하게 함유되어 있다. 니아울리, 로즈메리 등의 에센셜 오일에도 풍부하게 들어있는 이 성분은 염증과 세균을 억제하는 항염 기능과 항균 효과가 뛰어나다. 따라서 편도염, 독감, 기관지염 등 다양한 호흡기 질환의 증상 완화에 주로 사용된다. 그외에도 황색 포도 상구균이나 폐렴 구균 등 여러 세균을 억제하고, 바이러스 뿐만 아니라 칸디다균과 같은 곰팡이균 제거에도 효과적이다. 따라서 전염병이 유행할 때나 소독이 필요한 공간에 사용하면 유용하다. 다만 유칼립투스 오일은 다양한 종류가 있으므로 사용 전 1,8-시네올이 풍부한 타입인지 확인하고 사용해야 한다. 유칼립투스 레몬은 테르펜 알데하이드 성분이 풍부해 건염이나 관절염, 테니스 엘보와 같은 관절 질환에 도움이 되며 벌레 퇴치 목적으로도 뛰어난 효능이 있다.

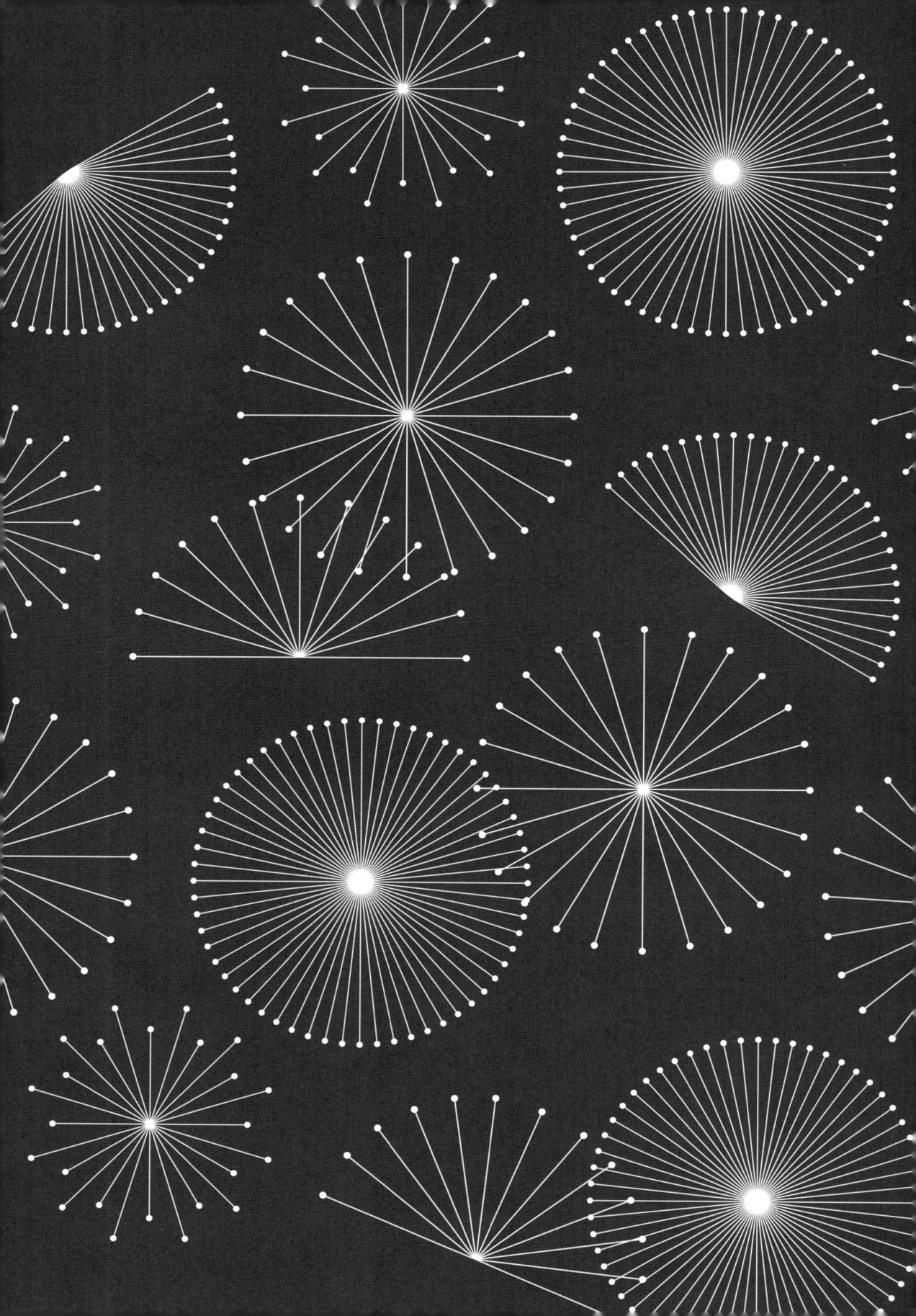

Kunzea

쿤제아
새로운 에센셜 오일의 등장

Plants

쿤제아는 1.5~3m 정도까지 자라는 관목으로 호주와 뉴질랜드의 토착 식물이다. 뉴질랜드에서는 북섬과 남섬의 해안 및 저지대에서 주로 자라며 향은 신선하고 상쾌하면서도 달콤한 느낌을 준다. 잎은 작은 바늘 모양으로 빽빽하게 밀집해 있어 햇볕이 강하고 바람이 많이 부는 곳에서 수분 손실을 줄이는 데 도움이 된다. 꽃은 흰색에서 분홍색까지 다양하며, 꽃받침에 털이 많은 것이 특징이다. 개화 시기인 9~11월경에는 강한 향을 발산하여 벌, 딱정벌레 등 다양한 곤충을 유인한다. 쿤제아의 학명은 *Kunzea ambigua*로 독일의 동물학 교수이자 식물학자인 구스타브 쿤제 Gustav Kunze의 이름을 따서 명명한 것이다. 쿤제아는 Tick Bush, 즉 '진드기 덤불'이라고도 불렸는데, 이는 쿤제아 아래 동물들이 몸을 숨겨 진드기를 피하는 모습을 관찰한 데서 유래됐다.

History

오래 전부터 호주 원주민들은 쿤제아를 약용 식물로 사용했다. 자극받은 피부를 진정시키거나 벌레 물린 곳에 사용했으며, 근육통 완화에도 이용했다. 쿤제아 에션셜 오일은 이러한 전통 치유법에 유래해 비교적 최근에 알려진 오일로 호주에서 다양한 피부 질환, 즉 세균이나 곰팡이로 인한 피부 감염, 습진, 건선 등을 치료하는 용도뿐 아니라 곤충 퇴치제로도 사용되고 있다. 현재 그 치료적 효능을 인정받으며, 전 세계적으로 알려지고 있다.

Aromatherapy

쿤제아 오일은 모노테르펜Monoterpene 계열 성분인 알파-피넨Alpha-Pinene이 약 40%, 1,8-시네올1,8-Cineole이 약 15%, 그리고 세스퀴테르펜 알코올Sesquiterpene Alcohol 계열에 속하는 비리디플로롤Viridiflorol과 글로불롤Globulol로 구성되어 있다. 따라서 쿤제아 오일은 코 막힘과 같은 호흡기 질환을 완화하고 통증을 줄이며, 염증을 억제하는 데 효과가 있어 몸에 바르거나 디퓨저로 확산하는 방식으로 사용하면 된다. 또한 곤충에 물린 상처 등에 사용하며 긴장이나 스트레스를 완화하는 용도로도 활용된다. 호주 보건부 산하 기관인 치료용 제품 관리처TGA, The Therapeutic Goods Administration는 쿤제아 오일의 치료적 사용을 승인했다. 현재 이 오일은 호주에서 독감, 관절 통증, 근육통, 스트레스 및 신경 긴장 등의 증상을 완화하는 데 널리 사용되고 있다.

Manuka

마누카
전 세계인의 사랑을 받는 마오리족의 귀한 약초

Plants

마누카는 2~15m까지 자라는 중간 크기의 나무로 촘촘한 가지와 털이 많은 잎으로 덮여 있다. 꽃은 주로 흰색이지만, 간혹 분홍색 꽃이 피기도 한다. 영어 이름인 마누카는 뉴질랜드 마오리족이 오래 전부터 이 식물을 부르던 고유 이름인 Mānuka에서 유래한 것으로 원시 폴리네시아어인 Nuka 즉, '상처'라는 뜻에서 비롯됐을 것으로 추정된다. 마누카의 또 다른 이름으로는 카히카토아 Kāhikatoa가 있다. 마누카의 학명은 *Leptospermum scoparium*으로 속명 Leptospermum은 그리스어로 '가늘다'는 뜻의 Leptos와 '씨앗'을 뜻하는 Sperma의 합성어로 작고 가는 씨앗의 모양에서 유래됐다. 뉴질랜드가 원산지인 마누카는 뉴질랜드 전역에서 자라지만 특히 북섬과 남섬의 건조한 동부 해안 지역, 그리고 호주 일부 지역에서도 흔히 볼 수 있다.

History

뉴질랜드의 마오리족에게 마누카는 아주 귀중한 약이었다. 그들은 마누카 잎으로 만든 차를 마시며 몸의 열을 낮추거나 위장 및 요로 질환을 치료했고, 잎을 이용해 상처나 염증, 피부 질환 등을 완화하는 데도 사용했다. 또한, 수지는 화상 치료에 사용되는 등 마누카나무의 다양한 치유 효과로 오랜 기간 사람들의 신뢰를 받아왔다. 약용 외에도 마누카나무의 곧고 단단한 성질을 이용해 집을 짓거나 배를 제작하기도 했다. 이처럼 마오리족에게 없어서는 안될 나무였던 마누카가 외부 세계에 알려지게 된 것은 식물

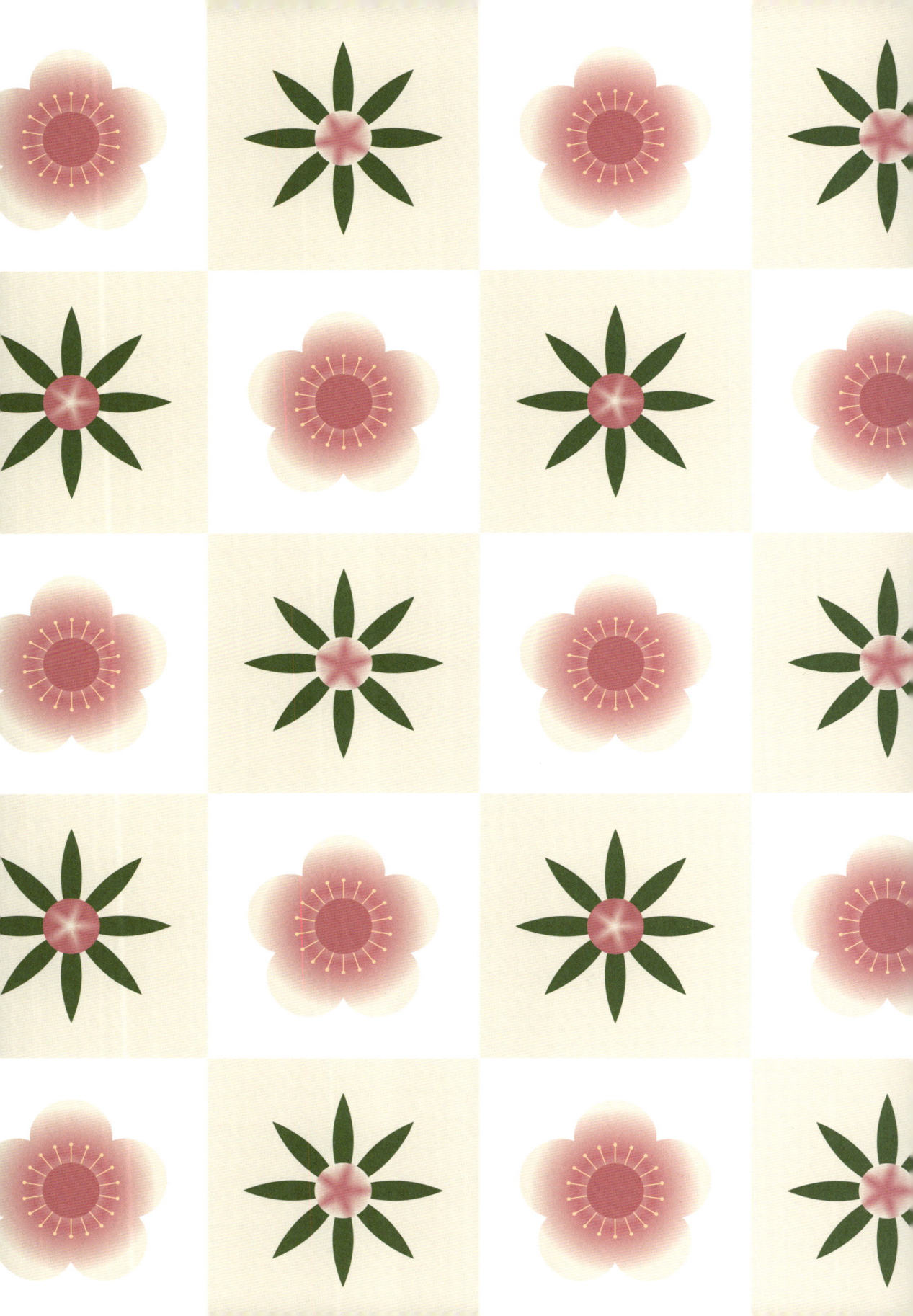

학자 요한 라인홀트 포스터Johann Rinhold Forster와 그의 아들 요한 게오르크 아담 포스터Johann George Adam Forster가 영국의 해군이자 탐험가인 제임스 쿡James Cook 선장의 항해에 동행하다 발견하게 되면서부터다. 당시 선원들은 마누카 잎을 채취해 차로 끓여먹거나 맥주를 만들어 먹었으며 이후 포스터 부자는 1776년 마누카의 이야기를 담은 저서 《Characteres Generum Plantarum(식물 속의 특징들)》을 발표했다.

Honey

마누카 꿀은 뉴질랜드와 호주에서 생산되는 꿀 종류 중 하나로 마누카나무의 꽃에서 채취된다. 1980년대부터 인기를 얻기 시작해 현재는 그 시장 규모가 4억 850만 달러(한화로 약 5,896억 원)에 이를 정도로 높은 인기와 가치를 인정받고 있다. 뉴질랜드에서 마누카 꿀이 생산됐던 것은 뉴질랜드의 오랜 전통이라기보다 19세기, 한 영국인 양봉가에 의해 시작됐다. 1839년 영국의 양봉가이자 선교사의 가족이었던 메리 범비Mary Bumby가 꿀벌이 든 벌통 두 개를 영국에서 뉴질랜드로 가져와 북섬 동쪽 해안에 설치했는데, 이 지역에 마누카 덤불이 많은 탓에 마누카 꿀이 생산됐다. 이후 본격적으로 마오리족이 양봉을 시작하면서 1870년경부터는 꿀이 상업적으로 생산되고 판매되기 시작했다. 마누카 꿀은 강력한 항균 작용을 하는 메틸글리옥살MGO, Methylglyoxal성분이 풍부해 천연 항생제로 널리 알려져 있다.

Aromatherapy

마누카 에센셜 오일에는 트라이케톤Triketone 성분이 20~30% 정도 함유되어 있으며 세스퀴테르펜Sesquiterpene은 약 25%, 모노테르펜Monoterpene은 5~10%로 구성되어 있다. 세스퀴테르펜 성분은 염증을 억제하는 효능이 탁월하며, 특히 마누카 오일은 바이러스와 곰팡이, 세균을 효과적으로 억제한다. 따라서 호흡기 감염 질환이나 곰팡이 감염 부위에 사용하면 도움이 된다. 다만, 트라이케톤 성분이 다량 함유되어 있어 한번에 많은 양을 복용하면 신경 독성과 유산을 유발할 수 있어 임신 중인 여성과 수유부, 유아에게는 사용을 권장하지 않는다.

Niaouli

니아울리
뉴칼레도니아의 식물이 유럽에 전해지다

Plants

멜라루카속 도금양과에 속하는 니아울리는 높이 8~25m까지 성장하는 상록수로, 호주의 동쪽 뉴사우스웨일즈, 퀸즐랜드 해안, 파푸아뉴기니와 뉴칼레도니아 등에서 자란다. 멜라루카속의 다른 종인 티 트리, 카유푸트와 유사한 친척 관계를 이루고 있다. 니아울리의 학명은 *Melaleuca quinquenervia*로 종명 Quinquenervia는 라틴어로 '다섯'을 의미하는 Quinque와 '잎맥'을 뜻하는 Nervus에서 유래됐다. 이는 니아울리의 잎에 있는 다섯 개의 잎맥을 뜻하는데, 이름처럼 잎맥이 항상 다섯 개는 아니고 보통 3~5개 잎맥을 가지고 있다.

강한 향이 나고 질긴 니아울리의 잎에서 에센셜 오일이 추출되며 꽃은 꿀 생산에 활용된다. 또한 생장이 빠르고 뿌리가 강해 토양의 침식 방지나 강한 바람을 막는 방풍림으로 이용되기도 한다. 수피가 희고 종잇장처럼 여러 겹으로 벗겨지는 특징을 가지고 있어 '페이퍼-바크 트리Paper-bark Tree'라고도 불린다.

History

인도의 전통 의학인 아유르베다Ayurveda에서 니아울리는 소독제, 면역 자극제, 거담제 등 다양하게 사용됐다. 호주의 원주민들은 종이처럼 얇게 벗겨지는 니아울리의 나무 껍질을 이용해 집을 짓거나 음식을 싸서 요리하는 데 활용했다. 뉴칼레도니아에서는 아기가 태어나면 외부 세균으로부터 보호하기 위해 살균 및 소독의 효과가 있는 니아울리의 나무 껍질로 아이를 감싸 보호했고 그

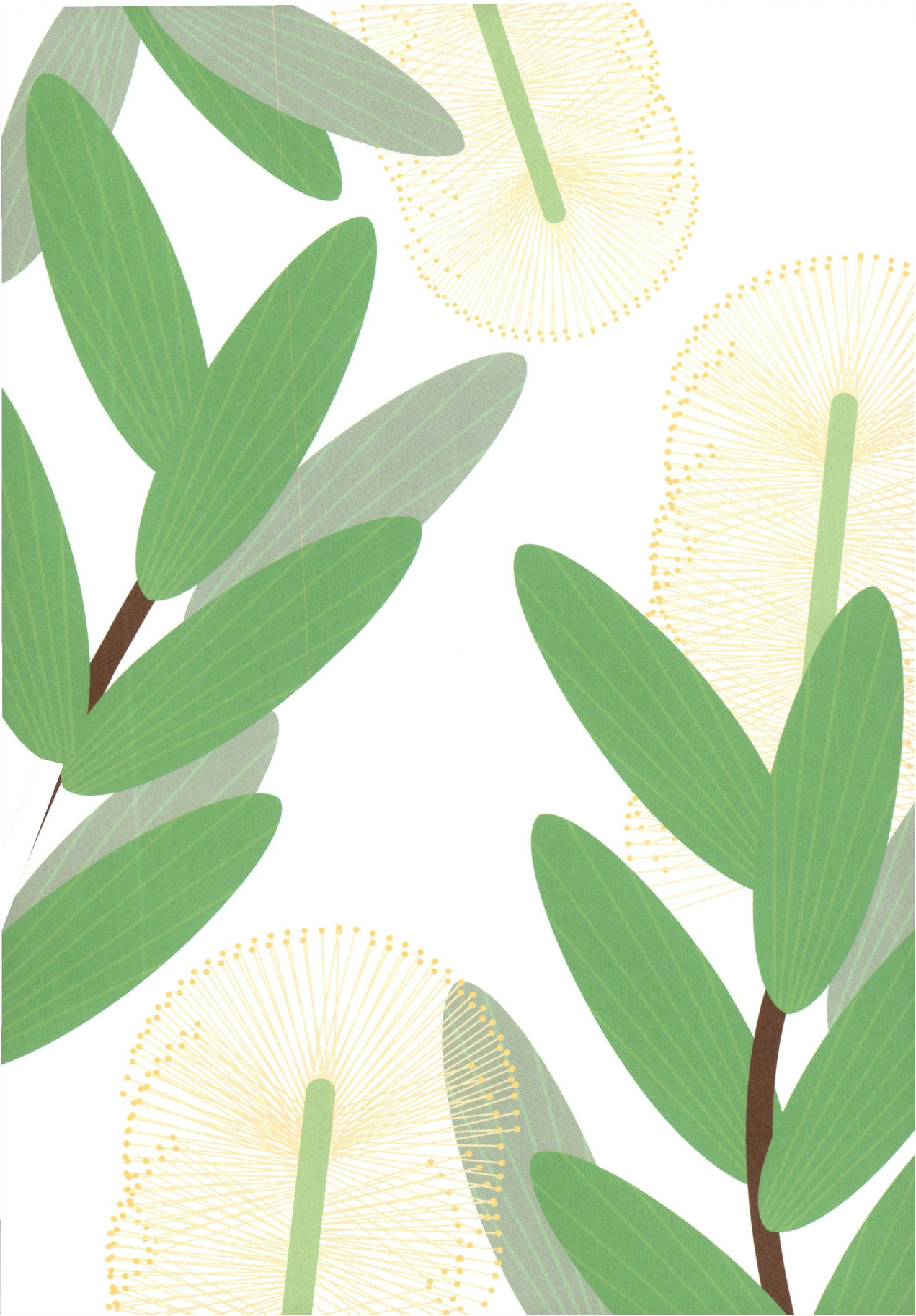

외에도 해열제나 설사약, 상처 치료 등 약용으로 널리 사용됐다. 유럽에는 식물학자인 안토니오 호세 카바니예스Antonio José Cavanilles에 의해 18세기에 처음 알려졌다.

Goménol

니아울리 에센셜 오일은 19세기 말 프랑스 사업가 쥘 프레베Jules Prevet에 의해 '고메놀 오일Goménol Oil'이란 이름으로 세상에 알려졌다. 뉴칼레도니아에서 공장을 운영하고 있던 쥘 프레베는 우연히 현지인들이 상처 치료에 니아울리 잎을 사용하는 것을 발견하게 된다. 그는 이 점에 주목해 프랑스로 돌아와 니아울리를 연구하게 되고 이를 바탕으로 1893년 '고메놀'이란 상표를 등록하게 된다. 이후 그는 니아울리 오일을 이용한 연고, 호흡기 감염 치료용 시럽, 치약 등 다양한 제품을 개발했는데 이 때문에 니아울리 오일이 고메놀 오일로 대중들에게 알려지게 됐다.

Aromatherapy

니아울리 에센셜 오일의 향은 티 트리와 유칼립투스 에센셜 오일을 섞은 듯한 느낌으로 달콤하면서도 상쾌하지만 경우에 따라서는 약간 불쾌한 향을 느끼는 이들도 많아 우리나라에서는 흔하게 사용되는 향은 아니다. 티 트리 에센셜 오일과 같은 속에 속하는 니아울리 오일은 티 트리 오일과 친척이라고 불릴 정도로 성분이 비슷하지만 화학적 구성에서는 약간의 차이가 있다. 티 트리 오일의 경우 모노테르펜 알코올Monoterpene Alcohol 성분이 45~50%를 차지하고, 니아울리 오일에 많이 함유되어 있는 1,8-시네올1,8-Cineole 성분은 5% 정도이다. 반면 니아울리 오일에는 1,8-시네올 성분이 40~60% 정도 함유되어 있다. 이 성분은 항균, 항바이러스 효과가 뛰어나 기침을 완화하거나 호흡을 편안하게 해주는 등 호흡기 건강에 도움이 되는 성분이다. 그외에도 정맥과 림프 순환을 돕는 비리디플로롤Viridiflorol 성분이 약 9~15%, 항균 및 항감염에 효과적인 모노테르펜 알코올 성분이 10~15% 정도 구성되어 있다. 이 모든 성분들이 시너지를 일으켜 니아울리 오일은 항바이러스, 항균, 항진균 작용이 뛰어나며, 호흡기 감염 질환이나 입술 포진, 사마귀 같은 바이러스 감염 질환과, 피부 곰팡이 감염 질환 등 폭넓게 사용된다. 또한 프랑스 아로마테라피에서는 방사선 치료 후 나타날 수 있는 방사선 피부염을 예방하거나 관리하는 데에도 활용된다.

Ravintsara

라빈트사라
몸과 마음을 돌보는 치유의 나무

Plants

중국에서 '장뇌목'이라 불리던 이 나무는 18~19세기에 마다가스카르로 전해지면서 '라빈트사라'라는 새로운 이름을 갖게 되었다. 우리나라에서는 녹나무 또는 장뇌목으로 알려져 있으며, 지역에 따라 다양한 이름으로 불린다. 마다가스카르에서는 '라빈트사라', 영어권에서는 '캠퍼'라는 명칭이 사용된다. 이 나무는 키가 30m까지 자라는 키가 큰 상록수로 풍성한 나뭇가지에 작고 하얀 꽃들이 무리를 지어 피며, 꽃이 지고 나면 검은색 열매를 맺는다. 라빈트사라는 마다가스카르에서 '잎'을 뜻하는 Ravina, '좋은'이라는 단어인 Tsara의 합성어로 '좋은 잎을 가진 나무' 또는 '좋은 식물'이라는 의미를 가지고 있다. 라빈트사라의 학명은 *Cinnamomum camphora*로 계피나무와 같은 계열의 식물이고 캠퍼 성분을 함유하고 있다는 점에서 이러한 이름이 붙어졌다. 현재 일본과 대만, 중국을 비롯해 인도, 스리랑카, 이집트, 마다가스카르, 남유럽, 미국 등지에서 재배되고 있다.

라빈트사라 에센셜 오일은 식물이 새로운 환경에 적응하는 과정에서 자생한 지역에 따라 화학 성분이 변하는 케모타입Chemotype을 가진 오일 중 하나이다. 같은 품종이라 하더라도 자라는 지역에 따라 이름과 맛, 향이 달라지는 와인과 비슷한 점이 많은 오일이기도 하다.

History

라빈트사라에 대한 역사적인 기록은 많지 않지만, 역사적으로 언

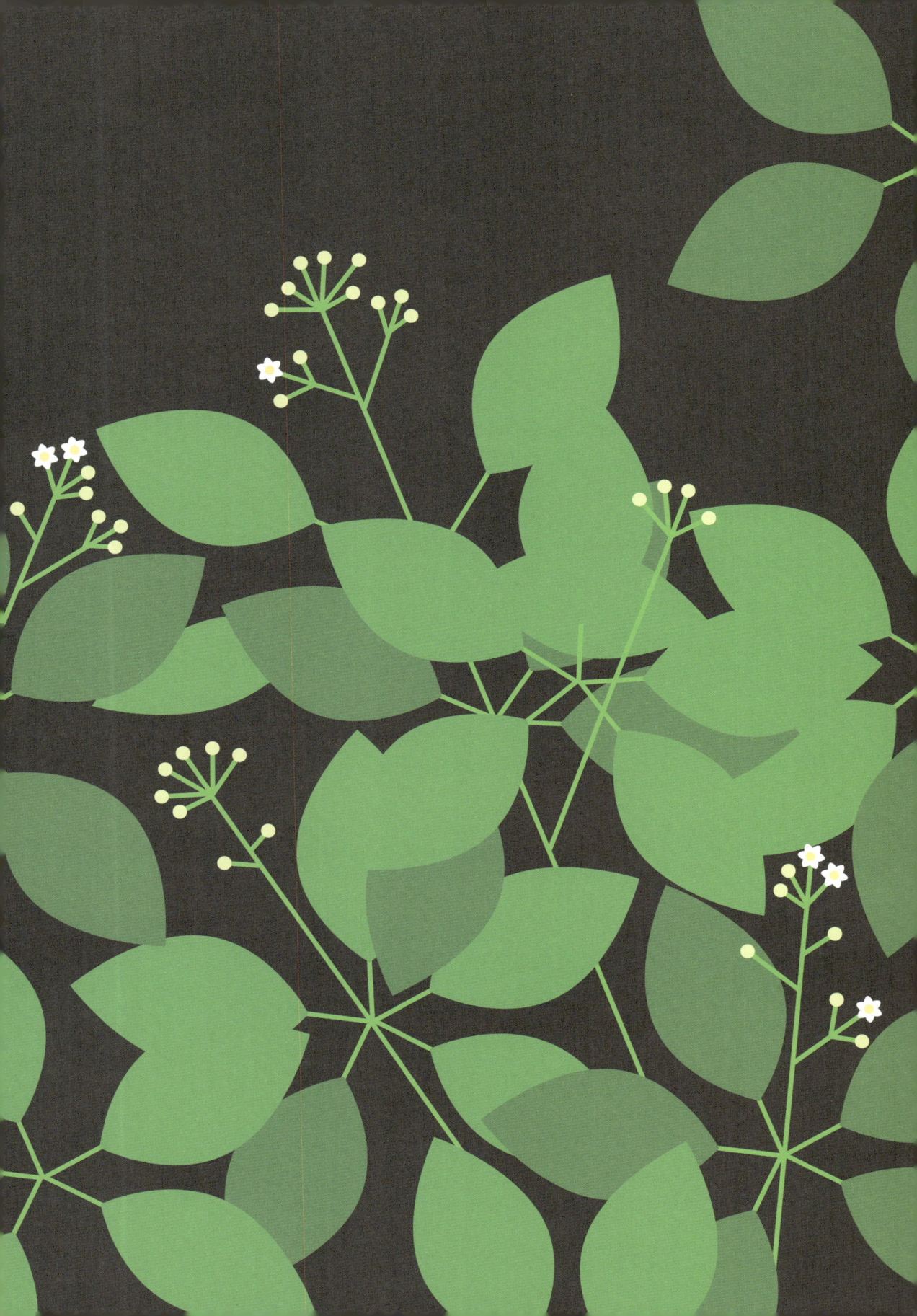

급할 만한 흥미로운 이야기가 있다. 첫 번째는 1868년, 청나라와 영국 사이에 벌어진 '캠퍼 전쟁Camphor War'이다. 이 전쟁은 라빈트사라 즉, 녹나무를 두고 두 나라가 벌인 충돌이었다. 당시 녹나무의 수지인 캠퍼는 약재로 사용됐을 뿐만 아니라, 방부제나 폭약 제조 등 다양한 용도로 쓰이는 귀한 자원이었다. 이 전쟁은 단순히 상업적 가치를 지키기 위한 분쟁이라기보다는 1차 아편 전쟁이 지난 시점에서 여전히 지속되던 양국 간 갈등의 연장선상에서 발생한 것으로 볼 수 있다. 다만 이 전쟁은 그 이름이 무색하게 1868년 11월 21일에 시작해 불과 4일 만인 25일에 끝나며 결국 영국이 승리하게 된다. 두 번째는 경남 창원에 있는 가야 시대 고분에서 녹나무로 만든 관이 발굴되며 화제가 된 이야기이다. 녹나무는 나무 전체에서 향기가 나고 벌레가 없는 나무로 가구, 공예품, 배, 관 등 다양한 용도로 활용되어 왔다. 이 이야기가 특히 주목받는 이유는, 고대 가야 시대 당시 녹나무는 우리나라에서 자라던 나무가 아니었기 때문이다. 이로 미루어 볼 때, 가야가 타국과의 교류 중에 녹나무를 알게 됐고, 이를 활용해 배로 만들었다가 이후 왕후 및 귀족의 관으로 재활용했을 거라 추정해 볼 수 있다.

Aromatherapy

라빈트사라 에센셜 오일은 다른 오일들에 비해 비교적 낯선 편이지만, 프랑스의 아로마테라피 문화가 한국에 정착되면서 점차 알려지기 시작했다. 라빈트사라 오일의 향은 유칼립투스와 비슷하지만 조금 더 시원하면서 상쾌한 느낌을 준다.

라빈트사라 오일은 영미권에서 라벤사라Ravensara 에센셜 오일과 이름이 비슷해 혼동하는 경우가 종종 있다. 프랑스 아로마테라피스트이자 교육자인 미셸 포콩Michel Faucon에 따르면 이러한 혼동은 16세기부터 시작됐다고 한다. 하지만 이 둘은 완전히 다른 식물에서 추출된 오일로, 효능도 확연히 다르다. 라벤사라의 학명은 *Ravensara aromatica*이며 주요 성분은 에테르Ether에 속하는 메틸 차비콜Methyl Chavicol이다. 주로 여성의 월경, 진통, 소화계 문제에 사용한다. 이와는 달리 라빈트사라 오일은 전체 성분 중 40~50% 정도가 1,8-시네올1,8-Cineole 성분으로 구성되어 있으며 모노테르펜 알코올Monoterpene Alcohol도 10% 함유되어 있어 항바이러스 기능과 면역 증진에 강력한 시너지 효과를 발휘한다. 따라서 독감이나 바이러스 감염이 유행하는 시기에 유용해 호흡기 질환, 피부 감염 등 다양한 상황에 사용할 수 있다. '좋은 잎'이라는 별명처럼 라빈트사라는 에너지를 충전해주고 불면증과 같은 수면 문제 개선에도 도움을 준다. 단, 오일 사용 시 원액을 직접 바르기 보다는 가급적 캐리어 오일에 희석해 사용하는 것을 권장한다.

Tea Tree

티 트리
자연이 만들어낸 천연 소독제

Plants
우리에게 친숙한 이름인 티 트리의 학명은 *Melaleuca alternifolia*로 Melaleuca는 고대 그리스어에서 '어두운', '검은색'을 뜻하는 Melas와 '흰색'을 뜻하는 Leukos에서 파생됐는데 이 속명은 일부 종에서 나타나는 검은 줄기와 흰 가지라는 특징에서 연유한 것이다. 종명인 Alternifolia는 라틴어로 '잎의 배열'을 뜻하며 번갈아 나는 잎의 형태에서 비롯됐다. 티 트리의 원산지는 호주로 주로 뉴사우스웨일스와 퀸즐랜드 남동부 해안 지역에 자생한다. 호주의 티 트리 산업 협회ATTIA, Australian Tea Tree Industry Association에 따르면 그 역사는 3만 6천 년 이상 됐다고 한다. 하지만 최근 기후 변화와 호주의 도시화 등의 영향으로 티 트리 생산량이 감소하고 있으며, 현재는 케냐, 아프리카 지역에서도 티 트리 에센셜 오일이 생산되고 있다.

History
호주 원주민들은 티 트리를 그들의 언어로 치유 또는 치료와 관련된 의미를 가진 '칼라라Kallala'라고 부르며 티 트리가 자라는 습지를 '치유의 호수'라 칭했다. 그들은 티 트리나무의 잎을 으깨거나 태운 증기를 흡입하는 방식으로 감염, 화상, 상처 등을 치료하는 데 활용했다. 칼라라나무에 '티 트리'라는 이름을 붙인 사람은 18세기 영국 탐험가 제임스 쿡James Cook 선장이다. 그는 뉴질랜드와 호주 남동부 해안을 항해하던 중 티 트리를 발견하게 됐고 차 대용품으로 사용했는데, 이후 티 트리란 이름으로 불리게 됐다.

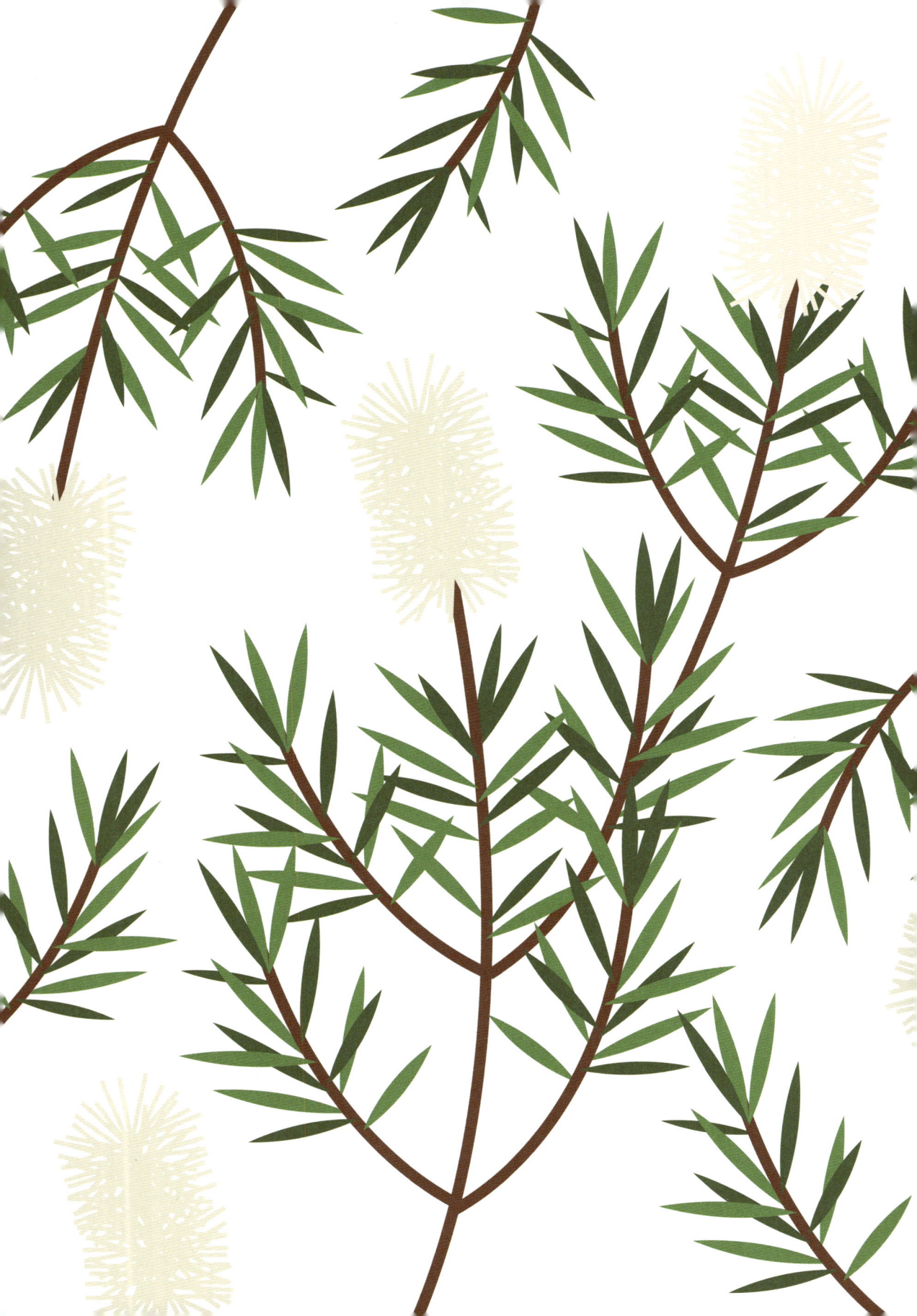

항해에 동행했던 식물학자인 조지프 뱅크스Joseph Banks는 자신의 식물 표본에 티 트리를 포함시켰다. 티 트리는 괴혈병 예방의 목적으로 활용되며 널리 알려지기 시작했다. 제2차 세계 대전에서는 티 트리 오일이 군용 응급키트에 포함돼 부상자의 치료와 감염 예방을 위한 방부제로 쓰이면서 더욱 큰 주목을 받게 됐다.

People

티 트리 에센셜 오일은 1920년대에 호주 주정부 화학자인 아서 펜폴드Arhur Penfold에 의해 호주에서 처음 생산됐다. 그는 대학 시절부터 에센셜 오일에 대한 관심이 많아 티 트리를 비롯해 유칼립투스 등 다양한 허브와 멘톨Menthol, 티몰Thymol 등의 화학에 대해 연구하고 약 100편의 논문과 다량의 저서를 출판한다. 1920년, 호주의 자생 식물의 에센셜 오일을 연구하던 그는 티 트리 에센셜 오일의 방부 및 항균 특성이 당시 소독제로 널리 사용되던 카볼릭산Carbolic Acid 보다 11배 더 강력한 사실을 확인하게 된다. 이는 티 트리 오일의 성분 중 특히 모노테르펜 알코올Monoterpene Alcohol 계열에 속하는 리날룰Linalool, 4-터피네올4-Terpineol, 터피네올Terpineol 등이 다량 함유되어 있기 때문이다. 이후 1929년 그는 《Australian Tea trees of Economic Value(호주 티 트리 오일의 경제적 가치)》라는 책을 발표했고 이를 통해 제2차 세계 대전 동안 호주 군대의 응급 키트에 티 트리가 포함되고 대량 생산되는 계기가 됐다.

Aromatherapy

상쾌하고 강한 향, 때로는 신선한 허브 향도 느껴지는 티 트리 에센셜 오일은 여드름 치료에 매우 효과적인 자연 추출물로 알려지며 우리에게 익숙한 에센셜 오일 중 하나가 됐다. 이를 증명하는 한 연구 결과에 따르면, 티 트리 오일의 항균성과 항염 효과를 확인하기 위해 124명의 청소년을 대상으로 5%의 티 트리 오일이 함유된 젤과 국소 여드름 치료제인 5%의 벤조일퍼옥사이드Benzoyl Peroxide 로션을 비교 평가했고 이를 바탕으로 논문이 작성됐다. 그 결과, 두 성분 모두 여드름 개선에 효과적이었으며, 티 트리 오일을 사용한 경우 피부 건조나 가려움 등의 부작용이 더 적은 것으로 확인됐다.

티 트리 오일은 앞서 펜폴드의 연구 결과에서도 확인됐듯 에센셜 오일 중에서도 독보적인 항균, 항곰팡이, 항바이러스 효과를 지니고 있는 오일이다. 우리 몸의 면역을 조절해주는 효능이 있는 4-터피네올 성분이 45~50% 정도 함유되어 있어 피부, 호흡기, 구강 내 감염은 물론 사마귀나 입술 포진 등 바이러스성 질환에 널리 사용된다. 프랑스 아로마테라피에서는 티 트리 오일을 항암 방사선 치료 후 피부염을 예방하고 완화하는 데에도 활용한다.

Earthy

Angelica
Carrot
Lovage
Vetiver

Angelica

안젤리카
천사가 전한 약용 식물

Plants

안젤리카는 높이 1~2m 정도로 자라는 2년 또는 3년초로 학명은 *Angelica archangelica*이다. 속명 Angelica는 라틴어로 '천사 같은'이라는 뜻을 가지고 있는 Angelus에서 유래했다. 이는 역병이 유행할 때 천사가 한 수도사의 꿈에 나타나 안젤리카의 약효를 전했다는 이야기에서 기원한 것이다. 종명인 Archangelica는 '대천사'라는 뜻의 Archangelus에서 파생된 것으로 이러한 학명을 가진 덕분에 안젤리카는 Holy Root, 즉 '성령의 뿌리'라는 별명을 갖게 됐다. 우리나라에서는 노르웨이 당귀로 알려져 있는 안젤리카의 원산지는 유럽과 아시아의 북부 지역으로 페노스칸디아 Fennoscandia[1]에서 동부 시베리아 정도로 현재는 스칸디나비아, 벨기에, 프랑스 등 유럽에서 주로 생산된다.

History

14세기 유럽 중부의 수도원에서 재배되기 시작한 안젤리카는 오랫동안 약초와 요리 재료로 사용됐다. 1597년 영국의 약초학자 존 제라드 John Gerard는 그의 저서 《본초서 The Herball》에서 안젤리카를 독과 흑사병, 부패한 공기로 인한 감염에 특별한 치료제로 기록했다. 이후 1653년, 영국의 식물학자이자 의사, 약초학자였던 니콜라스 컬페퍼 Nicholas Culpeper 역시 안젤리카가 흑사병과 모든 전염병 치료에 유효하며 뿌리 일부를 가루 내어 먹으면 기침이나 이질, 호흡 곤란 등의 증상 완화에 도움이 된다고 언급했다. 이외에도 안젤리카는 소화제나 강장제, 헛배부름 등 소화계 문제, 이뇨

---

[1] 노르웨이, 스웨덴, 핀란드, 러시아의 콜라 반도, 카렐리아 지역을 포함한다.

와 구토 완화, 치통, 피부 발진, 열 등 다양한 질병의 치료제로 쓰였다. 또한 안젤리카는 술의 향료로 사용되기도 하는데 16세기 수도원에서 만들어진 리큐어 베네딕틴 돔Benedictine D.O.M과 18세기 수도원에서 만들어진 리큐어 샤르트뢰즈Chartreuse가 대표적이다.

Food

1510년 프랑스 노르망디 베네딕트 수도원에서 만들어진 리큐어 베네딕틴 돔은 허브 리큐어로 처음에는 수도원 근처의 농부나 어부들에게 약으로 처방되었다. 이후 뛰어난 효능 덕분에 '마시면 건강해지는 술'로 명성을 얻게 된다. 프랑스 대혁명 당시 레시피가 소실됐다가 19세기 초 와인 상인이었던 알렉상드르 르 그랑Alexandre Le Grand이 발견하고 복원해 'Benedictine D.O.M'이란 이름으로 상업화됐다. D.O.M은 'Deo Optimo Maximo'라는 라틴어 약자로 '가장 선하고 위대한 신께'라는 의미를 지닌다. 베네딕틴의 레시피에는 넛맥과 시나몬, 히솝, 사프란, 안젤리카 등 27가지의 허브가 들어가는데 이 중 12가지의 재료는 철저한 비밀에 싸여 있다.

Perfume

마치 한약방에 있는 것 같은 독특한 안젤리카의 향은 조향사들에게 매우 매력적인 향이다. 안젤리카는 씨앗과 뿌리에서 에센셜 오일이 생산되며, 조향에서는 모두 활용된다. 뿌리 오일은 좀 더 강렬한 향을 지니고 있으며 씨앗 오일은 달콤한 향과 허브 향을 모두 가지고 있다. 장 끌로드 엘레나Jean-Claude Ellena가 조향한 프레데릭 말FREDERIC MALLE의 '앙젤리끄 수 라 쁠뤼Angeliques Sous La Pluie'[2] 등에서 안젤리카의 향을 느낄 수 있다. 특히 겔랑GUERLAIN의 '안젤리크 누아르Angélique Noire', 조 말론JO MALONE의 '튜버로즈

2 한국어로 번역하자면 '비 내리는 날의 안젤리카'이다.

안젤리카 코롱 인텐스Tuberose Angelica Cologne Intense' 이 두 향수에는 씨앗과 뿌리의 오일을 모두 사용해 두 오일의 향을 함께 느껴볼 수 있다.

Aromatherapy

아로마테라피에서는 보통 안젤리카의 뿌리에서 추출한 오일인 안젤리카 루트 에센셜 오일을 사용한다. 이 오일의 향은 한국의 한약방과 서양의 약국이 동시에 떠오르는 듯한, 은은하면서 심리적으로 안정감을 주는 향이다. 실제로 이 오일은 신경 진정 효과가 있어 불면증이나 신경 긴장, 초조함, 스트레스 완화 등에 효과적이다. 그리고 소화가 잘 안되거나 복부 팽만감, 소화계 경련, 식욕 저하 등의 증상에 도움이 된다. 다만 안젤리카 루트 오일에는 푸로쿠마린Furocoumarin 성분이 함유되어 있어 광독성을 유발할 수 있으므로 피부에 바른 후에는 햇빛에 노출되지 않도록 주의해야 한다.

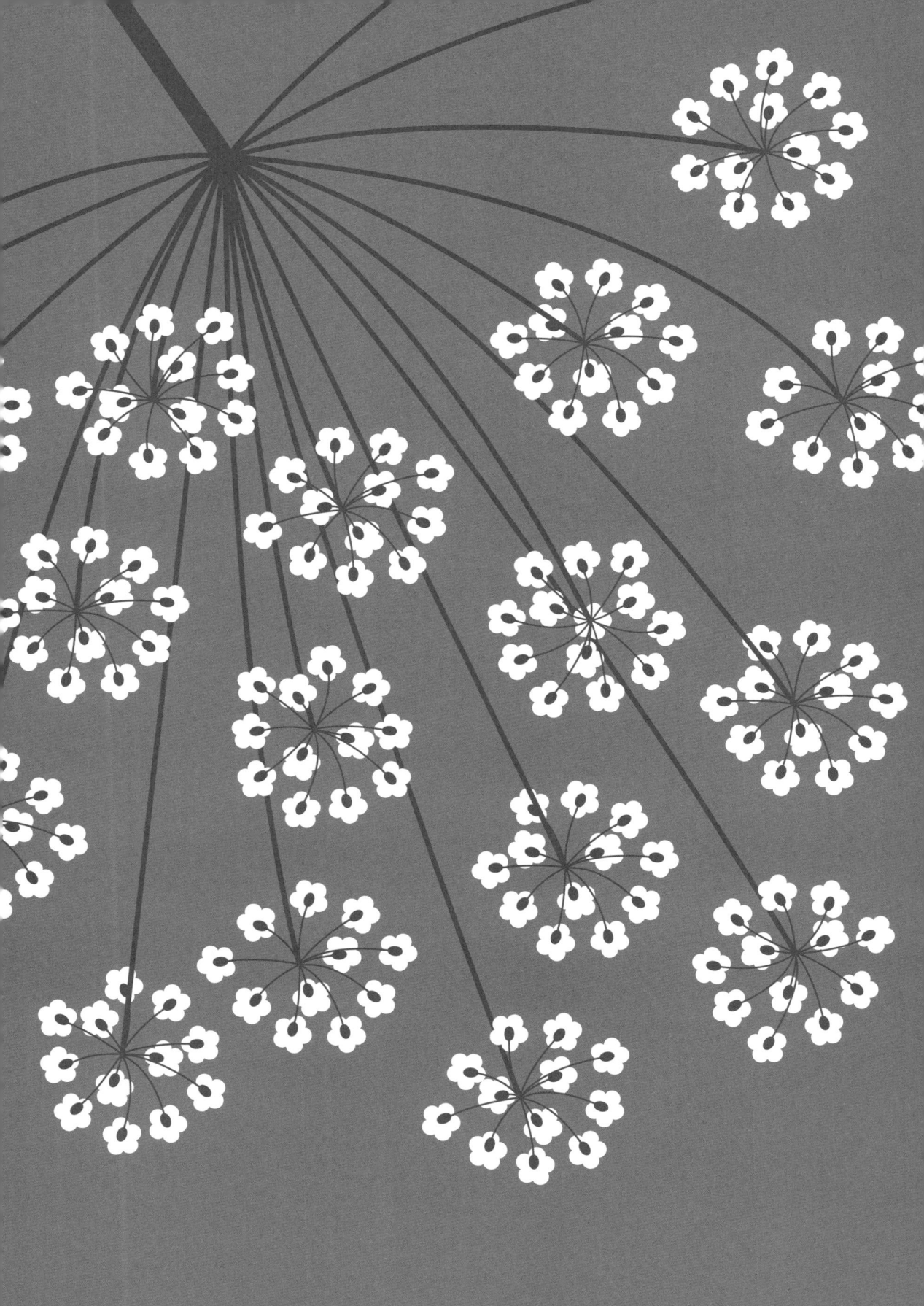

Carrot

캐롯
단맛이 나는 뿌리

Plants

캐롯은 최대 1.5m 높이로 자라는 식물로 1년생 또는 2년생의 허브다. 일반적으로 재배되고 있는 캐롯은 오렌지빛을 띠는 원뿌리를 가지고 있으며, 작고 하얀 꽃이 소담하게 핀다. 마치 구름 같기도, 레이스 같기도 한 캐롯의 꽃은 '앤 여왕의 레이스Queen Anne's Lace'라는 별명을 갖고 있다. 이 별명에는 두 가지 설이 있다. 앤 여왕이 시녀들을 위해 꽃처럼 섬세하고 아름다운 레이스를 만드는 경연 대회를 열었는데, 누구도 당근 꽃만큼 아름다운 레이스를 만들지 못했다는 이야기에서 별명이 탄생했다는 설과 캐롯의 꽃이 앤 여왕의 시대에 유행했던 레이스를 닮아 이런 이름으로 불렸다는 설이다. 많은 학자들은 캐롯 꽃의 별명이 앤 여왕과 관련이 있다는 점에는 동의하지만, 정확한 유래는 밝혀지지 않았다. 캐롯의 학명은 *Daucus carota*로 고대 그리스어로 '당근'을 뜻하던 Daûkos에서 유래됐다. 원산지가 중앙아시아인 캐롯은 현재 유럽, 북아프리카, 그리고 아시아 등지에서 널리 재배된다. 우리나라에서는 '단맛이 나는 뿌리糖根'라는 뜻의 '당근'으로 불리며 주로 제주도에서 재배되는데, 이는 전국 생산량의 70~80% 정도이다.

캐롯은 캐리어 오일과 에센셜 오일을 모두 생산할 수 있는 아로마 식물로, 우리가 흔히 먹는 뿌리 부분을 오일에 한 달간 담가 캐롯 캐리어 오일을 만들 수 있으며, 꽃이 지고 난 뒤 씨앗을 건조해 수증기 증류를 거치면 캐롯 시드 에센셜 오일이 된다.

History

고대 로마에서 캐롯은 약용과 식용으로 모두 활용됐다. 당시 캐롯은 최음제나 중독 예방제, 피임제로 사용됐으며, 200년경 기록된 로마 시대의 요리책에는 캐롯이 포함된 레시피가 기록되어 있다. 이후 800년경, 카롤루스 대제 Carolus Magnus는 캐롯을 재배 권장 식물로 지정했으며, 10세기 동로마 제국에서 출간된 책에도 캐롯이 채소 목록에 포함됐다. 캐롯은 10~11세기경 소아시아 및 이베리아 반도로 12세기에는 중국 남부 지방, 14세기에는 북서 유럽, 15세기에는 영국까지 알려진다. 우리나라에 캐롯이 들어온 시기는 정확하게 알 수 없지만, 13세기 원나라를 통해 또는 16세기경부터 재배됐다는 등 여러 설이 존재한다. 한의학에서는 캐롯을 서쪽에서 왔다 하여 오랑캐 '호胡'와 뿌리를 뜻하는 '나복蘿蔔'을 합쳐 '호나복' 혹은 '야호나복'으로 불렸다. 한국한의학연구원에 따르면 캐롯은 구충, 즉 기생충을 없애는 효능이 있으며 눈을 밝게 하고, 기생충으로 인한 복통을 가라앉히는 약재로 쓰였다고 전해진다.

미국에는 1600년경 영국 이주민들이 정착하면서 캐롯이 등장한다. 16세기 이후 캐롯은 간에 도움이 되고 이뇨 작용을 돕는 채소로 알려졌고, 종양이나 궤양 부위를 찜질하는 용도로 사용되기도 했다. 최초의 야생 캐롯은 주황색을 띠는 요즘의 캐롯과는 달리 흰색부터 보라색까지 다양한 색을 띠었지만, 17세기 네덜란드에서 독립국인 네덜란드를 상징하는 주황색을 강조하기 위해 개량하는 작업을 진행했고 이를 통해 오늘날까지 전해지는 형태의 캐롯이 탄생하게 됐다.

Aromatherapy

캐롯에서 에센셜 오일을 추출하는 부위는 씨앗이기에 이 오일은 캐롯 시드 에센셜 오일이라 부른다. 캐롯 시드 오일의 향은 굉장히 독특한데 마치 갓 캐낸 뿌리에서 풍기는 듯한 흙냄새와 스파이시한 향, 그리고 약간의 달콤한 향이 어우러진 복합적인 향이다. 매우 무거운 베이스 노트에 속하며 취향에 따라 호불호가 나뉜다. 캐롯 시드 오일은 카로톨 Carotol이라는 성분이 50% 이상 함유되어 있는데 이는 간세포의 재생을 돕는 효능으로 잘 알려져 있어 음주 전후에 사용하면 간 건강에 도움이 된다. 또한 피부 세포 재생에도 탁월한 효과가 있어 노화 피부나 검버섯 등을 위한 스킨케어에도 활용된다.

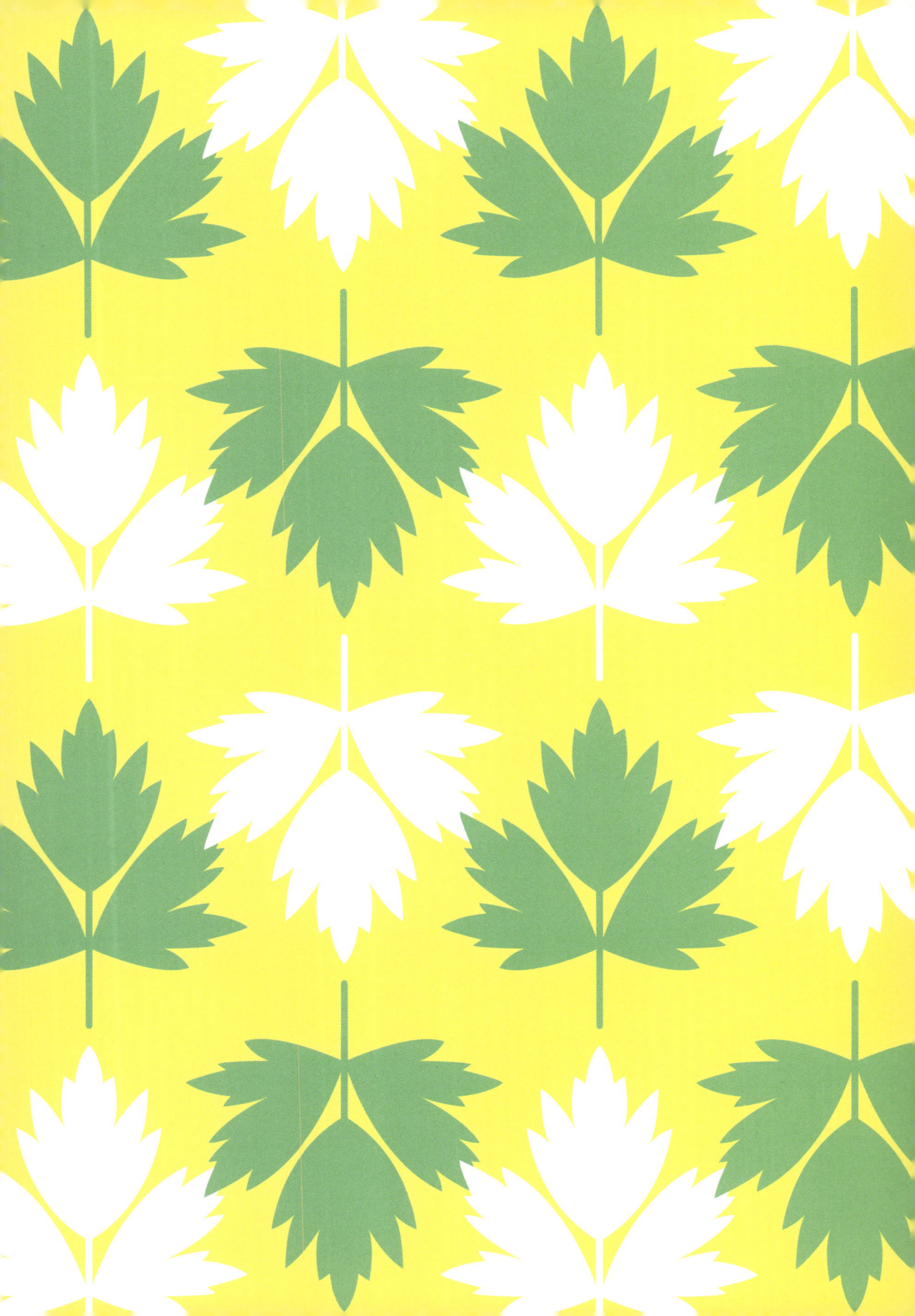

Lovage

러비지
고대부터 현대까지 이어지는 독특한 향

Plants

우리나라에서는 '구당귀'로 불리는 러비지는 여러해살이 식물로 향이 셀러리와 비슷해 '야생 셀러리'로 불리기도 한다. 러비지의 학명은 *Levisticum officinale*로, 속명인 Levisticum은 라틴어 Ligusticum에서 파생된 것으로 이탈리아의 '리구리아Liguria 지역과 관련된'이라는 뜻을 지닌다. 또한 학명인 Officinale은 라틴어로 '약용의', '약국에서 사용되는'을 의미하는데 이는 역사적으로 약초로 사용된 식물에 붙는 종명이다. 따라서 러비지의 학명은 '리구리아 지역에서 나는 약초'라고 해석할 수 있다. 유럽 일부 지역에서 러비지는 Maggi plant으로 불리는데 이는 마끼 소스Maggi Sauce의 맛과 향이 비슷해 붙여진 이름이다. 하지만 실제로 마끼 소스에는 러비지가 들어가지 않는다는 점이 아이러니하다. 러비지의 원산지는 서남아시아 및 남부 유럽으로 현재는 유럽과 러시아, 아시아 등 세계 각지에서 재배된다.

History

러비지는 고대 그리스 시대부터 약용으로 사용되어 왔다. 당시 사람들은 주로 위장 문제를 완화하고 경련을 진정시키는 데 활용했으며, 발의 피로를 덜어주기 위해 신발 안에 러비지 잎을 넣어 사용하기도 했다. 17세기 영국의 허브학자 니콜라스 컬페퍼Nicholas Culpeper는 러비지를 달여 마시면 열병에 효과가 있고 몸과 장의 통증을 완화하는 데 도움이 된다고 했으며 얼굴의 반점이나 주근깨를 없애 주는 데에도 효과적이라고 언급했다. 또한 러비지는 약용 목적 외에도 요리 재료로 활용되어 잎, 뿌리, 줄기, 씨앗 등 식물의 모든 부위를 사용할 수 있는 유용한 식물이기도 하다.

Food

셀러리나 파슬리의 향이 나는 러비지 잎은 주로 샐러드용 채소로 사용된다. 이는 식욕을 돋우고 장운동을 촉진하는 데 도움을 준다고 알려져 있지만 러비지 잎은 향이 강해 지나치게 많은 양을 사용할 경우 맛의 균형을 해칠 수 있어 사용 시 주의해야 한다. 러비지 씨앗은 특별한 향을 더하기 위해 수프나 빵에 넣어 사용되며 루마니아, 몰도바 등 일부 지역에서는 줄기와 뿌리를 말려 스튜와 같은 국물 요리에 향신료로 활용한다. 그외에도 감자나 달걀 요리에 향을 더하거나 돼지고기나 닭고기의 누린내를 덮는 데에도 쓰인다. 보드카에 토마토 주스를 넣어 만든 블러디 메리 칵테일에는 보통 셀러리 스틱을 장식으로 사용하는데, 이때 러비지 줄기로 대체할 수 있다.

Perfume

독특한 향을 지닌 러비지는 향수 원료로 종종 사용된다. 대표적으로 조 말론JO MALONE에는 '라일락 라벤더 앤 러비지Lilac Lavendar & Lovage' 디퓨저가 있다. 전설적인 조향사 장 클로드 엘레나Jean-Claude Ellena의 딸 셀린 엘레나Céline Ellena가 조향한 더 디퍼런트 컴퍼니The Different Company의 '셀 드 베티버Sel De Vétiver'에도 러비지가 미들 노트로 들어간다.

Aromatherapy

러비지를 에센셜 오일로 사용할 경우, 러비지의 뿌리에서 추출되기에 러비지 루트 에션셜 오일이라고 불린다. 국내에서는 구하기 쉽지 않은 이 오일에는 아주 독특한 생화학 성분인 프탈라이드 Phthalide가 50~60% 정도 함유되어 있다. 러비지 루트 오일은 디톡스 기능이 뛰어나 간이나 신장, 피부 등을 통해 우리 몸의 노폐물 배출을 촉진하는 데 도움을 주며, 소변 배출량을 증가시키는 효과가 뛰어나다. 또한 러비지 루트 오일은 건선 등의 피부 질환에도 사용되는데 활용 시에는 몇 가지 주의사항이 있다. 러비지 루트 오일에 함유되어 있는 버갑텐Bergaptene, 소랄렌Psoralen과 같은 쿠마린Coumarin 계열 성분은 광독성을 유발할 수 있기 때문에 피부에 바른 후에는 장시간 햇빛에 노출되지 않도록 주의해야 한다.

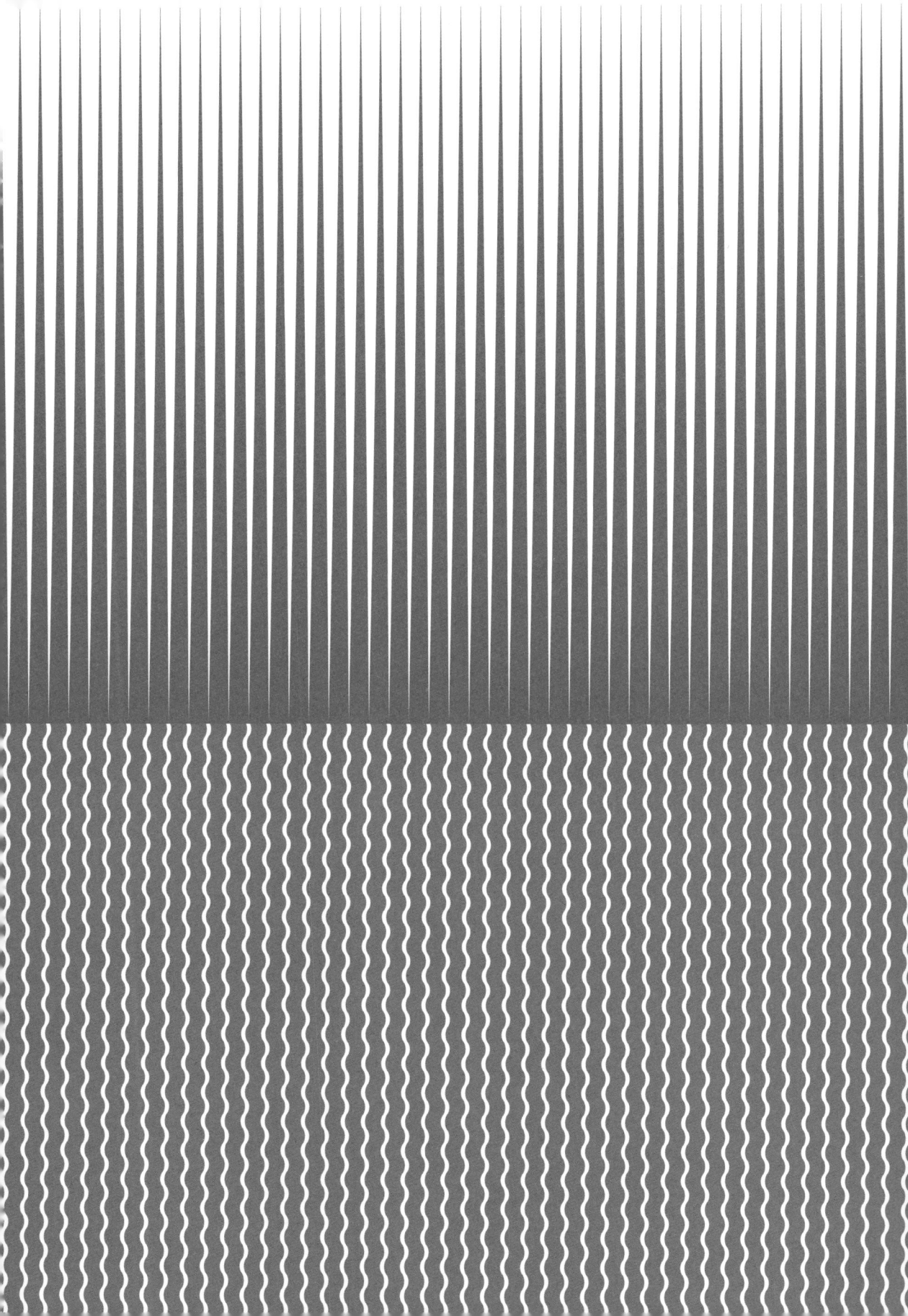

Vetiver

베티베르
대지에 박힌 강인한 뿌리

Plants

베티베르는 촘촘하게 군생하는 볏과 식물로, 높이가 최대 2m까지 자라며 뿌리는 지하 2~4m까지 깊게 뻗는 특징이 있다. 이 식물은 주로 뿌리를 활용하는데 그 특징이 이름에도 반영되어 있다. '베티베르'라는 이름은 타밀어로 '파낸 뿌리'를 뜻하는 Vetiverr에서 유래됐다. 베티베르의 학명은 *Vetiveria zizanioides*로 알려졌으나 현재는 *Chrysopogon zizanioides*로 재분류됐다. Chrysopogon은 그리스어에서 유래된 속명으로 Chrysos는 '황금', Pogon은 '수염'을 뜻하며, 이는 식물의 꽃차례 주변의 털에서 유래했다. 베티베르는 지역마다 다르게 불리는데, 인도네시아에서는 '향기나는 뿌리'라는 뜻의 아카르 왕이Akar Wangi로 불리며, 인도에서는 페르시아어와 힌디어 Khas에서 유래한 쿠스-쿠스Khus-Khus로 부른다. 또한 중국에서는 '향이 나는 뿌리'라는 뜻의 향근초香根草로 불린다. 이처럼 지역에 따라 뿌리와 관련된 이름으로 불릴 만큼 베티베르의 뿌리는 다른 식물과 구별될 정도로 독특하다. 베티베르의 뿌리는 연강Mild Steel과 비교해 1/6 수준의 강도를 지니며, 생존 능력 또한 뛰어나 극심한 가뭄에도 견딜 수 있고 3개월 동안 물에 잠겨도 생존이 가능하다. 심지어 섭씨 4~50℃의 온도와 pH 4~11의 범위를 견디며 자란다. 게다가 땅의 독성 화학 물질과 금속을 흡수할 수 있어 오염된 토지를 복원하는 데도 쓰인다. 인도가 원산지인 베티베르는 인도에서 재배되다가 19세기 프랑스 식민지 시기에 프랑스 상인에 의해 아이티와 프랑스령 레위니옹섬에 전해졌으며, 현재에도 이 지역들에서 주로 생산되고 있다. 특히 레위니옹섬에서 생산된 베티베르는 섬의 옛 이름을 따 '베티베르 버번'으로 불린다. 이 지역의 화산 토양과 열대 기후는 베티베르 성장에 이상적인 이상적인 조건을 제공한다. 그 결과 이 지역의 베티베르는 깊고 부드러우며 우디한 향과 동시에 은은한 흙내음을 지녀 최고급 품질로 인정받고 있다. 1980년대에 베티베르 농업이 정점을 찍고 지금은 많이 사라지고 있지만 조향사들은 여전히 베티베르 버번을 지정해 사용할 만큼 많은 사랑을 받고 있다.

History

베티베르는 인도, 스리랑카, 자바 지역에서 오랫동안 사랑받은 식물이자 향료이다. 인도의 전통 의학 아유르베다Ayurveda에서 신체를 최상의 상태로 만들어 젊음을 유지하고 장수를 증진하는 방법을 '라사야나Rasayana'라고 하는데, 이 라사야나에서 많이 쓰이는 것 중 하나가 베티베르이다. 또한 뱀에 물리거나 전갈에게 쏘였을 때, 두통, 화상, 열, 종기 등 다양한 질환에 치료 용도로 활용되기도 했다. 일상생활에서도 베티베르는 다양하게 쓰였는데 뿌리가 길고 질겨 울타리를 만드는 데 사용됐으며 토양의 침식이나 홍수로부터 땅을 보호하는 데에도 이용됐다. 특히 인도에서는 더운 여름철에 베티베르 뿌리를 물에 적셔 창문에 걸어두어 방의 온도를 낮추는 것은 물론 벌레를 막는 방충 용도로 사용했다. 또한 목욕할 때 베티베르 오일을 추가하거나, 피부에 직접 발라 열을 식히는 냉각제 역할로도 사용했다고 한다.

Perfume

베티베르는 매력적인 깊은 흙 향이 향수의 깊이를 더하며 지속력을 높여주는 베이스 노트로 많이 사용된다. 특히 남성 향수에 많이 쓰이는데 겔랑GUERLAIN의 '베티버 오 드 뚜왈렛Vetiver Eau

De Toilette', 크리드CREED의 '오리지널 베티버Original Vetiver', 르 라보 LE LABO의 '베티버 46Vetiver 46', 프레데릭 말FREDERIC MALLE의 '베티버 엑스트라오디네르Vetiver Extraordinaire' 등이 있다. 유독 베티베르 자체를 향수 이름으로 사용하는 경우가 많은데, 이는 베티베르 향이 시그니처 향으로 활용될 만큼의 가치를 지닌 향으로 평가받기 때문이다. 또한 그라스를 대표하는 향수 브랜드 몰리나르 MOLINARD의 '하바니타Habanita'에도 베티베르가 30% 이상 함유되어 있다.

Aromatherapy

깊고 풍부한 흙 향을 맡으면 불안이나 우울감을 완화하는 데에도 효과적인 베티베르 에센셜 오일에는 세스퀴테르펜 알코올Sesquiterpene Alcohol 성분이 20~30%, 세스퀴테르펜Sesquiterpene 성분이 25~30% 함유되어 있다. 세스퀴테르펜 알코올 성분은 정맥과 림프 순환을 돕는 데 탁월한 효능이 있다. 세스퀴테르펜 성분은 가려움을 완화해 소양증이나 두드러기에 쓰인다. 또한, 베티베르 오일은 월경을 촉진해주는 효과가 있어 무월경이나 희발월경[3]인 경우에도 도움이 된다. 이런 경우에는 캐리어 오일에 베티베르 오일을 희석해 복부에 마사지하는 것을 추천한다.

---

[3] 1년에 8회 미만의 월경이나 35일보다 긴 주기로 나타나는 월경.

Floral

Geranium
Jasmine
Neroli
Rose
Rosewood
Ylang Ylang

Geranium

제라늄
장미 향을 닮은 자연의 향

Plants

은은한 향이 매력적인 제라늄은 쥐손이풀과에 속하는 식물이다. 이 과는 크게 제라늄속과 펠라고늄속으로 나뉘는데, 흥미롭게도 아로마테라피에서 사용되는 제라늄 에센셜 오일은 제라늄속이 아닌 펠라고늄속 식물에서 추출된다. 따라서 원래 명칭은 '펠라고늄 오일'이 더 정확하지만, 원예 및 상업적으로 '제라늄'이라는 이름이 널리 정착되어 지금까지 그대로 사용되고 있다. 펠라고늄속에는 약 250종 이상의 식물이 있으며, 이 중 순수종 제라늄의 학명은 *Pelargonium graveolens*이다. 속명인 Pelargonium은 '황새'를 뜻하는 그리스어 Pelargos에서 유래했으며, 이는 제라늄 씨앗이 담긴 꼬투리 모양이 황새의 부리를 닮았기 때문이다. 종명인 Graveolens는 라틴어로 '강한'을 뜻하는 Gravis와 '향기'를 뜻하는 Olens가 결합된 단어로, 제라늄의 강한 향을 의미한다. 제라늄의 원산지는 남아프리카로, 16~17세기 초 유럽으로 전파된 것으로 추정된다. 현재 중국과 이집트가 주요 생산국이며 레위니옹섬, 마다가스카르, 북아프리카 지역에서도 재배되고 있다. 특히 레위니옹섬에서만 생산되는 제라늄 버번 에센셜 오일은 오늘날까지 향이 우수하고 품질이 뛰어나다는 평가를 받는다.

Classification

제라늄 에센셜 오일은 주로 장미 향이 나는 제라늄 세 종 *Pelargonium graveolens, Pelargonium capitatum, Pelargonium radula*과, 애플 제라늄*Pelargonium odoratissimum* 등 5~6개 종에서 추출된다. 특히

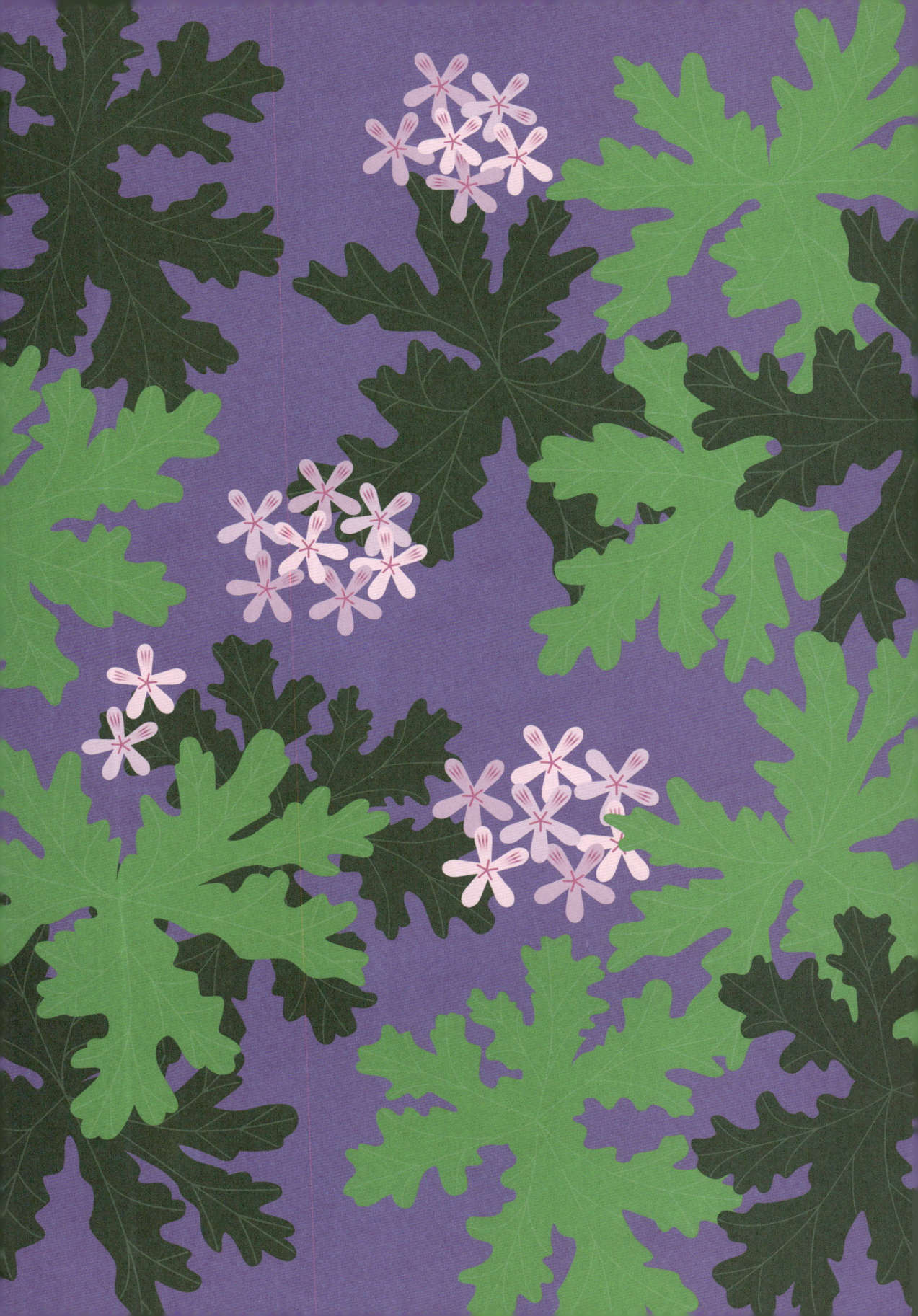

상업적으로 가장 널리 사용되는 종은 순수종 제라늄이다. 프랑스 아로마테라피에서는 제라늄 오일을 추출하는 식물의 학명을 *Pelargonium × asperum*으로 표기하는 경우가 많다. 이는 순수종을 포함한 여러 품종의 교배종을 의미하는 것으로, 제라늄 오일의 학명과 분류는 여전히 연구자들 사이에서 논의 중이다. 일부 학자들은 *Pelargonium × asperum*을 잡종으로 간주하며, 순수종과는 구별해야 한다고 주장한다. 현재 시중에서 판매되는 에센셜 오일은 두 가지 학명이 모두 사용된다.

History

남아프리카가 원산지인 제라늄은 전통적으로 소화 장애나 상처 치료 등에 사용됐다. 제라늄은 17세기에 들어서야 유럽에 알려졌으며 1631년 네덜란드의 라이덴 식물원에서 유럽 최초로 재배됐다. 이듬해 영국의 식물학자이자 정원사였던 존 트라데스칸트John Tradescant가 영국에서 꽃을 피우는 데 성공했다. 19세기 빅토리아 시대에 접어들면서 제라늄이 큰 인기를 끌었고 사람들은 제라늄의 향을 즐기기 위해 핑거볼에 담거나 화분에 심어 실내 관상용으로 활용했다. 당시의 높은 인기를 반영하듯 제라늄은 옷감 문양으로도 활용됐다. 1750년에서 1850년까지 약 100년 동안 유럽에서는 다양한 제라늄 잡종이 개발됐으며 그 결과 오늘날 우리가 알고 있는 다양한 색상, 모양, 향을 지닌 제라늄 품종들이 등장하게 됐다. 이후 프랑스와 영국에서는 향수 원료로서 제라늄이 큰 인기를 얻었다. 제라늄의 상업적 재배는 19세기 초 프랑스의 그라스 지역에서 시작됐는데, 이는 가격이 비싼 로즈의 대체 향료로 활용하기 위해서였다. 제2차 세계 대전 전까지는 그라스 지역이 제라늄의 주요 생산지였지만, 이후 아프리카의 레위니옹섬으로 옮겨졌다. 한동안 레위니옹섬은 세계적인 제라늄 생산 중심지 역할을 했지만, 1970년대 이후 중국과 이집트에서 제라늄이 대량 생산되면서 경쟁력을 잃게 됐다. 2000년대에 들어서면서 레위니옹섬의 제라늄 생산량은 이집트 생산량의 1/10 수준으로 감소했으며, 현재 연간 약 2~6t이 생산되고 있다.

Myth

제라늄의 기원을 설명하는 흥미로운 전설도 존재한다. 무슬림 전설에 따르면, 예언자 모하메드가 강에서 목욕을 하는 동안 아욱 가지에 자신의 윗옷을 걸어 두었는데 아욱이 너무 행복한 나머지 향기가 풍부한 잎을 가진 꽃, 제라늄으로 변했다고 전해진다.

Perfume

1889년 파리 만국 박람회에서 제라늄 에센셜 오일이 처음 대중에게 소개된다. 그 향이 장미와 비슷하면서도 독특한 매력을 지녔다는 점에서 관련 전문가들이 큰 감탄을 했다. 이후 조향사들은 로즈 에센셜 오일의 대체제로 제라늄 오일에 주목하기 시작했고, 오늘날까지 향수 및 화장품의 원료로 사랑받고 있다. 특히 레위니옹섬에서 재배된 제라늄 버번 오일은 품질이 뛰어난 오일로 평가받는데, 이를 활용한 대표적인 향수로는 딥디크DIPTYQUE의 '제라늄 오도라타 오 드 뚜왈렛Geranium Odorata Eau De Toilette', 에스티 로더ESTEE LAUDER의 '와일드 제라늄Wild Geranium', 프레데릭 말FREDERIC MALLE의 '제라늄 뿌르 무슈Geranium Pour Monsieur' 등이 있다.

Aromatherapy

제라늄의 향은 장미와 유사하면서도 은은하고 고급스러운 느낌을 주며, 심신을 진정시키는 효과가 있어 스트레스 및 불안 완화에 도움이 된다. 제라늄 에센셜 오일에는 시트로넬롤Citronellol, 제라니올Geraniol과 같은 모노테르펜 알코올Monoterpene Alcohol 성분이 50% 이상 함유되어 있다. 이 성분은 항균 및 항진균 작용이 뛰어나 피부 감염 예방에 도움을 준다. 또한 제라늄 오일에는 에스테르Ester 성분이 25% 정도 함유되어 있어 신경을 진정시키고 염증을 완화하는 데 효과적이다. 특히 모공을 수축시켜주는 피부 수렴 효과가 뛰어나며, 지혈 작용이 우수해 베인 상처나 출혈이 있는 경우에도 사용할 수 있다. 또한 제라늄 오일은 모기 퇴치에 뛰어난 효과를 지녀 관련 블렌딩에도 자주 사용된다.

Jasmine

재스민
신이 선물한 가장 향기로운 꽃

Plants

아주 작지만 은은한 향을 가진 재스민은 품종에 따라 덩굴처럼 자라나거나 관목 형태로 자라는 식물이다. '재스민'이란 영어 이름은 '신의 선물'이라는 뜻의 페르시아어 Yasmin에서 유래했다. 일부 품종은 해가 지면 그 향이 더 강해지는 특징이 있어, 인도에서는 '밤의 여왕'이라고 불린다.

재스민속에는 200여 종이 넘는 다양한 품종이 있으며, 그중 아로마테라피와 향수의 원료로 널리 쓰이는 것이 스페인 재스민이며 학명은 *Jasminum grandiflorum*이다. 속명 Jasminum은 페르시아어 Yasmin에서 유래했다. 종명 Grandiflorum은 라틴어로 '크다'는 뜻의 Grandis와 '꽃'이라는 뜻의 Flos가 결합된 단어로 '큰 꽃을 가진'이라는 의미를 지닌다. 스페인 재스민의 원산지는 페르시아, 인도 북부 지역으로, 이후 중국과 유럽으로 전파됐다. 현재는 이집트, 인도, 알제리, 모로코 등지에서 주로 재배되며 이집트가 주요 생산국이다. 특히 이집트의 슈브라 벨룰라 지역에서는 연간 최대 2,500t의 재스민이 생산되며, 이는 전 세계 재스민 생산량의 60%에 해당한다.

Classification

다양한 재스민 품종 중에서 스페인 재스민, 아라비안 재스민 *Jasminum sambac*, 흰 재스민 *Jasminum officinale*이 대표적인 종으로 알려져 있다. 스페인 재스민은 특유의 깊고 풍부한 꽃 향으로 고급 향수의 주원료로 사용된다. 아라비안 재스민은 필리핀의 국화國花로 잘 알려져 있으며 중국과 동남아시아에서는 차의 원료로 활용된다. 흰 재스민은 커먼 재스민이라고도 불리며, 강한 향이 특징이다. 스페인 재스민처럼 향을 목적으로 한 제품에 사용되지만, 오일 추출 함량은 적은 편이다.

Myth

재스민은 특유의 아름다운 향 때문인지 '사랑'과 관련된 신화와 전설이 많다. 대표적으로 인도 힌두교에는 카마 데바라는 사랑과 욕망, 기쁨의 신이 있는데, 그는 그리스 신화의 큐피드처럼 사랑과 욕망을 일깨우기 위해 연꽃, 망고 꽃, 재스민 등 다섯 가지 꽃으로 장식된 활을 들고 있다. 또한, 고대 인도의 신화 중에도 재스민과 연관된 이야기가 있다. 한 공주가 태양신 수리야를 사랑했지만, 그의 거절에 절망해 스스로 목숨을 끊었다. 이후 공주의 유해가 뿌려진 땅 위에 재스민 꽃이 피어났고, 이 때문에 재스민은 한낮의 태양 아래가 아닌 어두운 밤이 되어서야 꽃잎을 열고 향기를 뿜어낸다고 한다.

History

재스민은 고대부터 약용과 향을 이용한 차 등으로 사용됐다. 인도의 전통 의학인 아유르베다Ayurveda에서는 재스민의 잎과 꽃을 치통, 피부병, 귀의 통증, 피부 궤양 등에 처방했다. 중국에서는 간염, 생리통, 구내염 완화를 위한 민간요법으로 사용되다가 송나라 때부터 재스민을 차로 마시기 시작했고 명나라 말기와 청나라 시대에 본격적으로 상업화됐다. 우리나라 한의학에서는 재스민을 '말리화'라고 부르며 설사, 복통, 결막염 치료에 도움이 되는 약재로 활용했다. 이외에도 재스민은 진통, 항우울, 항염 효과가 있으며, 자궁의 기능을 건강하게 유지하는 데도 도움이 된다고 여겨졌다.

Symbol

1934년, 필리핀을 통치하던 미국의 총독 프랭크 머피Frank Murphy는 아라비안 재스민을 필리핀의 국화로 선포했다. 필리핀어로 삼파기타Sampaguita라고 불리는데, 이는 필리핀어 '약속합니다'라는 뜻을 가진 '숨파 기타Sumpa Kita'에서 유래한 것이다. 삼파기타에는 애틋한 전설이 담겨 있다. 옛날 필리핀 공주의 약혼자인 왕자가 전쟁터에서 전사하자, 슬픔에 빠진 공주도 병을 얻어 세상을 떠난다. 이후 공주의 무덤에 향기가 그윽한 삼파기타 꽃이 피어났다고 한다. 이런 의미 때문인지, 오래 전 필리핀의 연인들은 삼파기타 꽃으로 만든 목걸이를 교환하며 사랑을 약속했다고 전해진다.

Chemical

재스민은 풍부하고 화려하면서도 이국적인 꽃 향을 지닌다. 이 향을 구성하는 핵심적인 성분 중 하나는 흔히 '똥 냄새'로 알려진 '인돌Indole'이다. 인돌은 단독으로 맡으면 지린내나 나프탈렌 냄새를 떠올리게 하지만, 농도에 따라 강렬하면서도 매혹적인 꽃 향으로 느껴질 수도 있는 성분이다. 이러한 인돌의 특성을 반영해 재스민의 향을 인공적으로 구현하기 위해 개발된 합성 성분이 바로 '헤디온Hedione'이다. 헤디온은 1962년에 특허 등록된 성분으로, 1958년 스위스의 향료 회사 퍼메니시Firmenich가 개발에 성공했다. 이 성분의 이름은 그리스어로 '쾌락'을 뜻하는 'Hedon'에서 유래했으며, 신선하고 가벼운 꽃 향을 부드럽게 확산시키는 특성이 있다. 1966년 출시된 디올DIOR의 남성 향수인 '오 소바쥬Eau Sauvage'에 처음 사용됐으며, 이후 케빈 클라인Calvin Klein, 디올, 바이레도BYREDO, 겐조KENZO, 이세이미야케ISSEY MIYAKE 등 많은 향수 브랜드에서 원료로 널리 활용되고 있다.

Aromatherapy

재스민 오일은 에센셜 오일이 아닌 앱솔루트로 분류된다. 앱솔루트는 '용매를 사용해 추출한 향기 성분'을 뜻하며, 재스민 오일은 헥세인Hexane이라는 용매를 사용해 추출된다. 재스민은 꽃잎이 작고 연약해 수증기 증류법을 사용할 경우 향기 성분이 손상될 수 있어 용매 추출법으로 오일을 생산한다. 또한 재스민 꽃에는 함유된 오일의 함량이 매우 적기 때문에 용매 추출법을 사용하면 향을 보다 잘 보존할 수 있고, 추출량도 증가시킬 수 있다. 그러나 용매 추출법으로 얻은 재스민 오일에는 용매 성분이 남아 있을 가능성이 있어 스킨케어 용도로는 적합하지 않다. 재스민 오일은 자궁을 수축시키는 효과가 있어 출산을 촉진하는 데 사용된다. 출산 시 캐리어 오일에 희석해 복부나 허리 부위에 마사지하면 효과적이다. 또한 우울감, 슬픔, 불안과 같은 감정 조절과 기분 개선에 도움을 줄 수 있으며, 남성의 발기 부전이나 여성의 불감증에도 활용된다.

Neroli

네롤리
루이 14세가 사랑에 빠진 향

Plants

네롤리는 비터 오렌지 Citrus aurantium var. amara의 꽃에서 추출한 에센셜 오일을 의미한다. '네롤리'라는 이름은 17세기경 이탈리아의 네롤라 Nerola 지역을 비롯한 여러 지역을 다스렸던 플라비오 오르시니 Flavio Orsini 공작의 부인인 마리앙 드 라 트레무아유 Marie-Anne de La Trémoille를 기념하여 붙여졌다. 공작 부인은 평소 비터 오렌지 꽃에서 추출한 에센스를 자신의 장갑과 목욕물, 스카프 등에 뿌려 사용했는데 이를 계기로 이탈리아에 네롤리 향이 널리 알려졌다. 비터 오렌지나무는 따뜻한 기후에서 자라며, 최대 높이 10m까지 성장한다. 얇은 가지에는 짧은 가시가 돋아 있으며, 5~6월 사이에 향기로운 흰 꽃을 피운다. 열매는 스위트 오렌지와 유사하지만 크기가 더 작고 맛이 쓰고 떫은 것이 특징이다. 이 나무는 추출 부위에 따라 서로 다른 이름의 오일이 생산되는데, 잎에서 추출한 것은 페티그레인 에센셜 오일, 꽃에서 추출한 것은 네롤리 에센셜 오일, 과피에서 추출한 것은 비터 오렌지 에센스로 불린다. 비터 오렌지나무의 원산지는 아시아이며, 아랍인들에 의해 유럽에 전파됐다. 현재는 튀니지, 모로코, 이집트, 스페인, 프랑스 등에서 주로 생산된다.

History

플라비오 오르시니 공작 부인의 영향으로 17세기 유럽 전역에서 네롤리는 천연 향수의 주요 성분으로 자리 잡았다. 특히 18세기에는 베르가모트와 함께 '오 드 코롱 Eau de Cologne'의 핵심 원료로

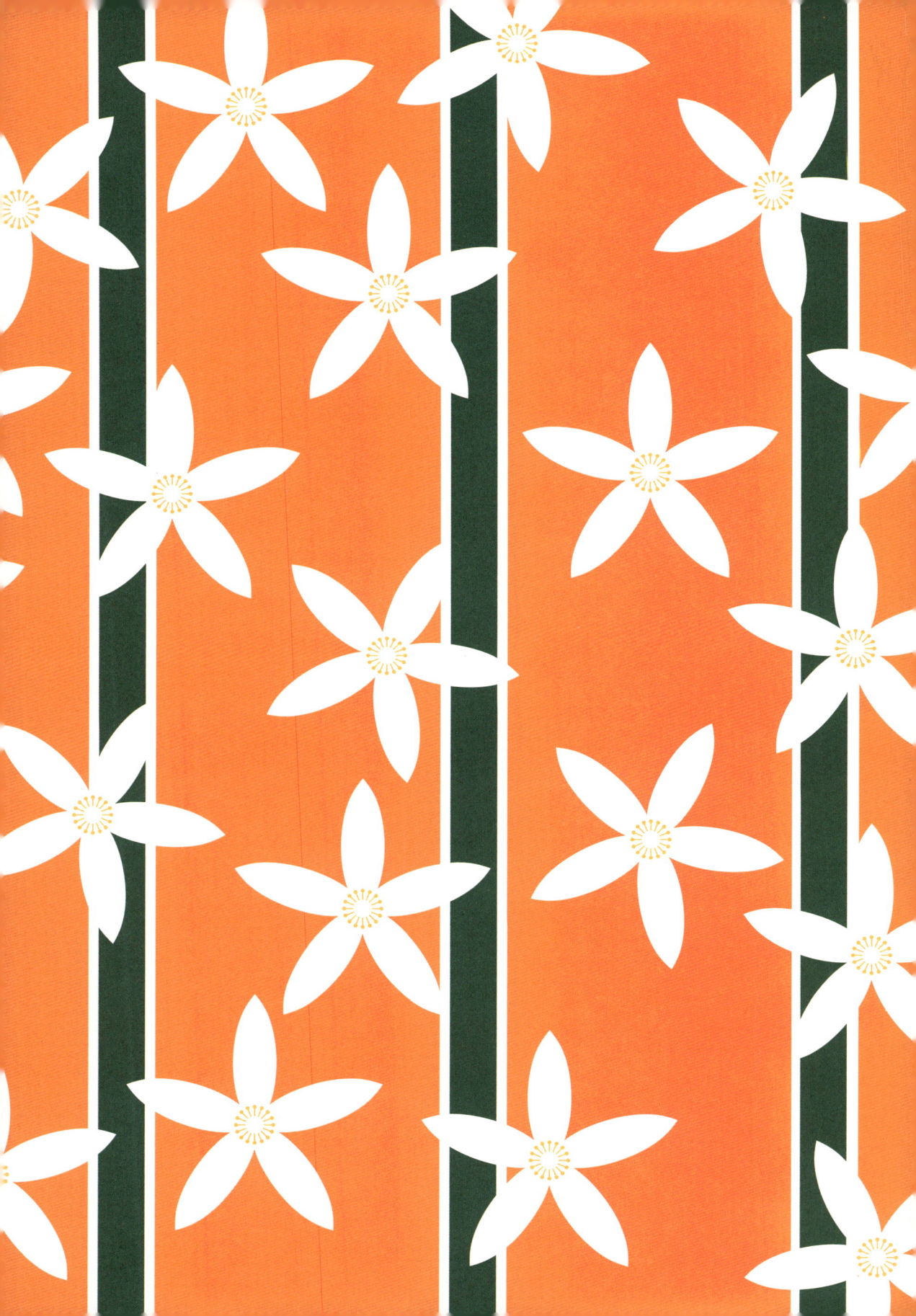

쓰이며 유럽인들의 사랑을 한몸에 받았다. 프랑스에서 가장 화려한 궁전으로 꼽히는 베르사유 궁전에는 '오렌지 정원'이라는 뜻의 오랑주리Orangerie 정원이 있다. 네롤리 향을 좋아했던 루이 14세는 자신의 부와 권력을 과시하기 위해 이탈리아, 스페인, 포르투갈 등 유럽 각지에서 오렌지나무를 들여와 이 정원에 심었다. 그는 통치 말기에 네롤리 향을 너무 사랑한 나머지, 베르사유 분수의 물을 네롤리 워터로 바꿔 사용했다고 전해진다. 네롤리 오일은 왕뿐만 아니라 유럽 전역에서 많은 사람들에게 사랑받으며, 프랑스 향수의 도시인 그라스 지역에서 본격적으로 생산됐다. 그러나 1956년, 유럽에 기록적인 한파가 찾아오면서 프랑스 남부의 기온이 영하 10℃로 떨어지게 됐고, 이로 인해 추위를 견디지 못한 비터 오렌지나무들이 대부분 동사한다. 이후 네롤리 생산지는 북아프리카의 따뜻하고 건조한 기후를 지닌 튀니지와 모로코 등으로 옮겨져, 오늘날까지도 이 지역들은 네롤리의 주요 생산지로 알려져 있다.

Perfume

네롤리 에센셜 오일은 신선한 꽃 향과 달콤한 향이 조화를 이루어 호불호 없이 많은 사람들이 선호하는 향으로 꼽힌다. 이러한 특성 덕분에 네롤리는 조향사들이 즐겨 사용하는 향료 중 하나로 자리잡았다. 황실 조향사로 임명된 겔랑GUERLAIN이 나폴레옹 3세 황실을 위해 제작한 향수로 유명한 '오 드 코롱 임페리얼Eau de Cologne Imperial'은 네롤리를 주요 성분으로 활용한 대표적인 향수이다. 이후 네롤리는 다양한 명품 향수 브랜드에서 주요 원료로 활용됐으며, 대표적인 향수로는 겔랑GUERLAIN의 '네롤리 플레인 수드Néroli Plein Sud', 장 폴 고티에Jean Paul Gaultier의 '플뢰르 뒤 말Fleur du Mâle', 디올DIOR의 '미스 디올 오 드 뚜왈렛Miss Dior Eau de Toilette',

르 라보LE LABO의 '비가라드 18Bigarade 18' 등이 있다.

Aromatherapy

네롤리 에센셜 오일은 꽃 1t에서 단 1kg만 추출될 정도로 희귀해 고가의 에센셜 오일 중 하나로 꼽힌다. 이 오일에는 모노테르펜 알코올Monoterpene Alcohol 성분과 약 40%의 모노테르펜Monoterpene 성분이 함유되어 있어 항균 작용이 뛰어나고, 신경계를 안정시키는 효과가 있다. 또한 네롤리의 신선하면서도 깨끗한 꽃 향은 심신을 진정시키는 데 도움을 주어 우울증, 불면증, 신경 쇠약, 행동 문제 완화에 활용될 수 있다. 이외에도 네롤리 오일은 단순한 화학 성분만으로 설명할 수 없는 다양한 효능을 지니며, 피부 자극이 거의 없어 모든 피부 타입에 안전하게 사용할 수 있는 오일이다.

Rose

로즈
내면의 상처를 어루만지는 향

Plants

'꽃의 여왕'으로 불리는 로즈는 수천에서 수만 종의 품종이 있으며, 이 중 야생종은 약 100여 종에 이른다. '로즈'라는 이름은 라틴어 Rosa에서 유래했으며, 이는 고대 그리스어 'Rhódon'을 거쳐 형성된 것으로 추정된다. 일부 학설에 따르면 이는 고대 이란어의 'Urda-'에서 유래했다고도 한다. 가장 널리 사용되는 로즈는 다마스크 로즈로 학명은 *Rosa damascena*이다. 속명 Rosa는 그리스어로 '로즈'라는 의미를 담고 있는 'Rhódon'에서 유래됐다. 종명 Damascena는 시리아의 도시 다마스쿠스에서 비롯됐다. 이는 로즈가 십자군 전쟁 시기 다마스쿠스를 통해 유럽으로 전파된 역사적 배경과 관련이 있다.

현재 로즈는 이란, 불가리아, 유럽, 튀르키예, 인도 등 세계 여러 지역에서 재배되고 있으며, 그중에서도 가장 유명한 지역은 불가리아의 카잔루크로 16세기경부터 로즈 농장이 조성되어 400년 이상 로즈 오일을 꾸준히 생산됐다. 이곳은 '로즈 계곡'의 중심지로 매년 6월 초에는 로즈 축제가 열린다. 덕분에 불가리아는 세계 최대의 로즈 오일 생산국 중 하나로 연간 약 1.6~2.5t의 로즈 오일을 생산하고 있다. 이외에도 튀르키예, 인도, 사우디아라비아 등지에서도 로즈 오일을 생산한다.

Classification

로즈의 다양한 품종 중 에센셜 오일 생산에 사용되는 대표적인 품종은 다마스크 로즈와 프로방스 로즈*Rosa centifolia*, 프렌치 로즈

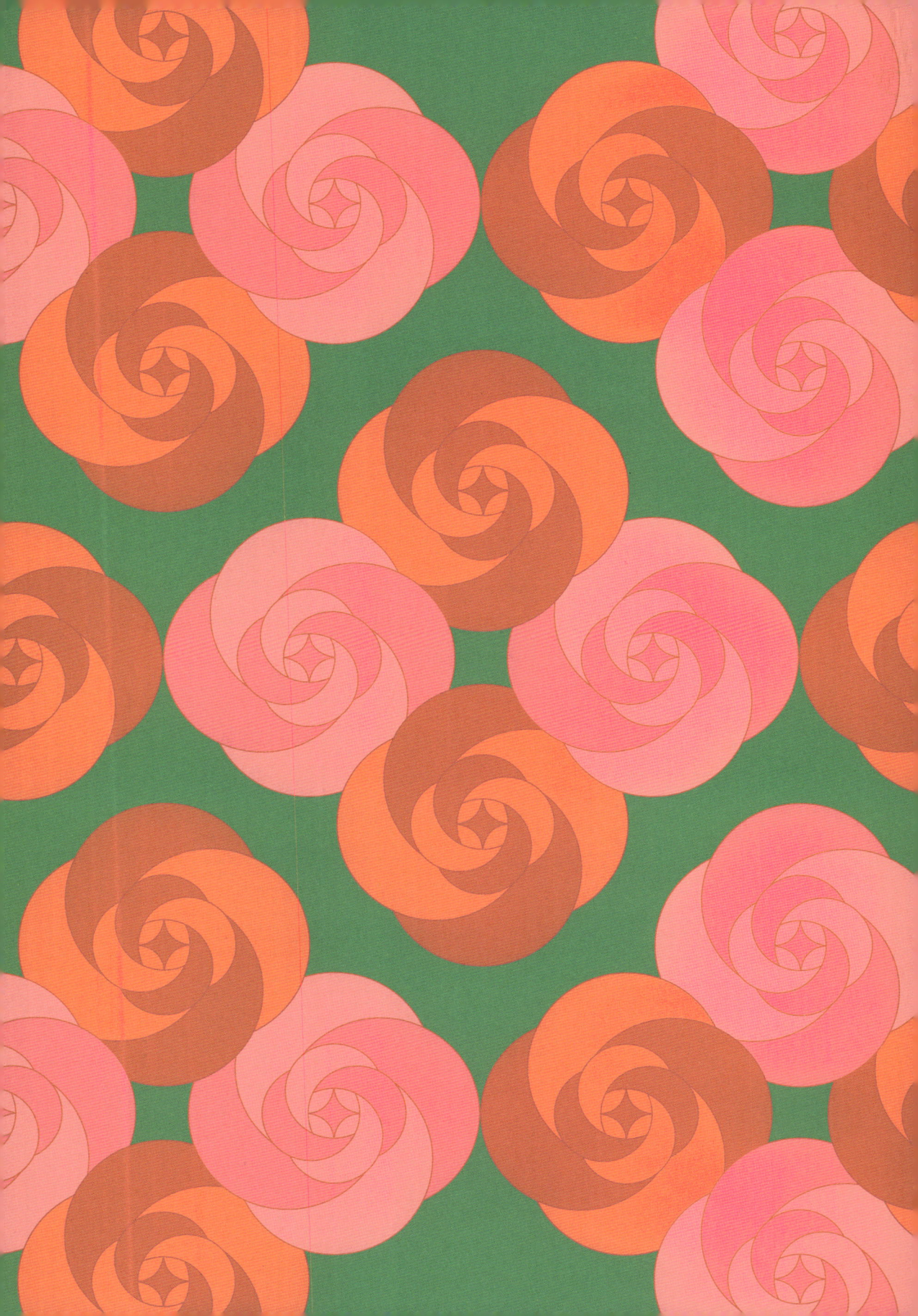

*Rosa gallica*가 있다. 이 중 가장 널리 활용되는 다마스크 로즈는 꽃봉오리가 크고 우아하면서도 깊은 향이 특징이다. 세계 여러 지역에서 재배되지만 특히 불가리아, 튀르키예, 이란 등에서 주로 자란다. 프로방스 로즈라고도 불리는 센티폴리아 로즈는 달콤하고 부드러운 향이 특징으로 프랑스 그라스 지역에서 재배되며, 향수 원료로 많이 사용된다. 마지막으로 프렌치 로즈는 현대 로즈 품종의 기원이 되는 주요 원종原種 중 하나로, 유럽에서 가장 오래된 로즈 품종이기도 하다. 이 품종은 깊고 강렬한 향을 지니고 있는 것이 특징이다. 한편 우리나라에도 여러 종의 야생 로즈 품종이 존재하는데, 대표적으로 해당화*Rosa rugosa*, 찔레꽃*Rosa multiflora*, 한국 특산종인 흰인가목*Rosa koreana* 등이 있다. 주변에서 흔히 볼 수 있는 붉은색 로즈는 레드 산드라Red Sandra 품종으로, 1980년대에 국내에 도입됐다. 꽃이 크고 생명력이 뛰어나 꽃다발이나 꽃꽂이 등과 같은 절화切花용 로즈로 널리 재배되고 있다.

History

미국 오리건주와 콜로라도주에서 3천만 년 전 로즈 화석이 발견될 정도로 로즈는 인류와 오랜 시간 함께해 온 식물이다. 고대 이집트에서는 로즈를 향수로 사용했으며 클레오파트라 여왕은 아름다움과 건강을 유지하기 위해 향수나 목욕 시 로즈 꽃잎과 오일을 활용했다. 또한 로마의 장군 안토니우스를 유혹할 때 온 방에 로즈 향을 뿌렸다는 이야기도 전해진다. 고대 로마 제국에서는 매년 5~6월경 로즈 축제를 일컫는 '로살리아'가 열렸는데, 이는 죽은 자들을 숭배하는 의식의 일환이었다. 11세기 중동의 과학자이자 의사였던 이븐 시나Ibn Sina는 증류법을 개량하면서 로즈 오일을 추출해 다양한 질병 치료에 사용했다. 그는 로즈 오일이 가슴 통증과 치통, 그리고 기관지염에 효과적이라는 기록을 남기기도 했다.

18세기 후반 유럽에는 로즈가 예술과 원예의 중심으로 자리잡게 된다. 프랑스 혁명 이후 제국을 세운 나폴레옹의 첫 번째 부인, 조세핀 황후는 로즈를 각별히 사랑한 것으로 유명했다. 그녀는 파리 서쪽의 말메종 성에 세계 최초 로즈 정원을 조성하며, 희귀한 외국 식물과 함께 250종 이상의 로즈 품종을 수집해 심었다. 이 시기 '꽃의 라파엘로'라 불린 화가이자 식물학자였던 피에르-조셉 르두테Pierre-Joseph Redouté는 조세핀 황후의 의뢰를 받아 말메종 성의 다양한 식물과 로즈를 수채화로 기록했다. 오늘날 그의 작품은 정밀한 세밀화로서 예술적 가치는 물론, 식물학적으로 중요한 자료로 남아 있다.

Religion

로즈는 종교와 연관이 깊은 식물 중 하나다. 묵주 기도를 의미하는 '로사리움Rosarium'은 '로즈 다발'을 뜻한다. 초기 교회 시절, 신자들은 기도의 상징으로 로즈 다발을 바치거나 헌신의 의미로 머리에 로즈로 엮은 관을 쓰는 관습이 있었다. 특히 로마 제국이 기독교를 박해할 때, 순교자들이 처형 전에 머리에 로즈로 엮은 관을 쓰고 죽음을 맞이했다고 한다. 이후 남은 신자들은 순교자들의 시신을 거두며 그들이 쓰고 있던 왕관을 모아 로즈 한 송이마다 하나의 기도를 올렸다는 이야기가 시간이 지나며 묵주 기도의 기원과 연결됐다는 설이다.

또한 로즈는 성모 마리아를 상징하는 꽃으로도 여겨진다. 1531년 멕시코 과달루페에서 성모가 발현했을 때 로즈가 피어났다는 전설이 있으며, 가브리엘 대천사가 수태고지[1]를 할 때 붉은색, 흰색, 노란색 로즈 150송이로 화관 3개를 엮어 주었다고 전해진다. 한편 이슬람교에서는 흰색 로즈를 선지자 무함마드를 상징하는 신

1 성경의 〈누가복음〉 1장 26~38절에 기록된 내용으로 대천사 가브리엘이 성모 마리아에게 찾아가 예수 그리스도를 잉태하게 될 것임을 알린 사건이다.

성한 꽃으로 여긴다.

Perfume

로즈는 은은하면서도 독특한 꽃 향을 지니고 있으며, 다른 향과 조화롭게 섞여 독창적인 향기를 만들어낸다. 이러한 특징 때문에 많은 조향사들이 사랑하는 향료로, 여러 명품 향수에 사용된다. 대표적인 예로는 샤넬CHANEL의 '파리-파리Paris-Paris', 딥티크DIPTYQUE의 '오 로즈 오 드 뚜왈렛Eau Rose Eau De Toilette', 르 라보LE LABO의 '로즈 31Rose 31' 등이 있다. 1998년에는 로즈 향을 연구하기 위한 독특한 실험이 진행됐는데 미국의 우주 왕복선인 디스커버리호에 로즈 한 그루를 실어 우주로 보내고 무중력 상태에서 핀 로즈 향을 밀봉해 지구로 가져온 것이다. 이 결과를 바탕으로 '우주 로즈' 테마를 활용한 향수, 시세이도SHSEIDO의 '젠Zen'이 탄생했다.

Chemical

로즈 에센셜 오일에는 수백 가지의 화학 성분이 있는데 호주의 아로마테라피스트 살바토레 바탈리아Salvatore Battaglia에 따르면 GC-MS(가스크로마토그래피-질량분석기) 분석 장비로 확인할 수 있는 화학 성분은 전체 성분의 약 86%에 불과하다고 한다. 주요 성분으로는 페닐에틸 알코올Phenylethyl Alcohol과 로즈 케톤Rose Ketone이라 불리는 다마세논Damascenone 그리고 제라니올Geraniol과 같은 모노테르펜 알코올Monoterpene Alcohol 등이 있다. 여기에 과학적으로 증명되지 않은 각종 미량 성분들이 복합적으로 어우러져 로즈 향을 이루는데, 과학이 발달한 현대에도 이 미량의 성분들의 정확한 이름과 비율을 완벽히 규명하지 못해 아직까지도 완벽한 로즈 향을 인공적으로 구현하지 못하고 있다.

Distillation

로즈에서 추출되는 오일은 두 가지로 로즈 오또Rose Otto와 로즈 앱솔루트Rose Absolute가 있다. 에센셜 오일로 분류되는 로즈 오또는 수증기 증류법으로 추출한 오일로 진한 꽃 향에 은은한 달콤함이 느껴진다. 피부 자극이 없어 직접 피부에 사용해도 안전하다. 반면 로즈 앱솔루트는 용매 추출법으로 추출한 오일로 진한 로즈 향이 느껴지는 것이 특징이다. 다만 추출 과정에서 일부 용매 성분이 남아 있을 수 있어 피부에 직접 사용하지 않고 향수, 화장품 등의 원료로 활용한다.

Aromatherapy

로즈 에센셜 오일인 로즈 오또는 에센셜 오일 중에서도 가장 고가의 오일로 2ml당 20~30만 원이 넘는다. 이는 생산 과정이 극도로 정교하고 까다롭기 때문이다. 로즈 수확부터 섬세한 과정이 요구되는데, 꽃이 활짝 핀 새벽 4시부터 오전 10시 사이에 사람의 손으로 직접 채취해야만 한다. 이러한 과정으로 인해 생산량은 극히 제한적이다. 여기에 오일을 얻기 위해서는 3,500~4,000kg의 로즈 꽃잎을 증류해야 겨우 1kg의 로즈 오또를 얻을 수 있다. 세계적인 아로마테라피스트인 도미닉 보두Dominique Baudoux는 로즈 오일이 마음의 고통을 해소하는 데 가장 훌륭한 오일이라고 평가했다. 실제로 로즈 오일은 신경을 안정시키고, 스트레스를 완화하는 진정 효과가 뛰어나다. 이러한 로즈 오일의 특별한 효과 덕분에 이는 단순한 향료를 넘어 심리적 치유와 건강을 위한 중요한 오일로 여겨진다. 따라서 사랑하는 이와의 결별이나 사별과 같은 감정적으로 힘든 순간에 로즈 오일 사용을 추천한다. 또한 이 오일은 피부 건강에도 탁월한 효과가 있어 염증을 억제하고 피부 세포 재생을 촉진해 상처 치유를 돕는 데 효과적이다. 로즈 오일은 피부 자극이 거의 없는 안전한 오일로 저녁 스킨케어 시 에센스나 페이셜 오일 등에 한 방울 섞어 사용하면 노화 예방에 도움이 된다.

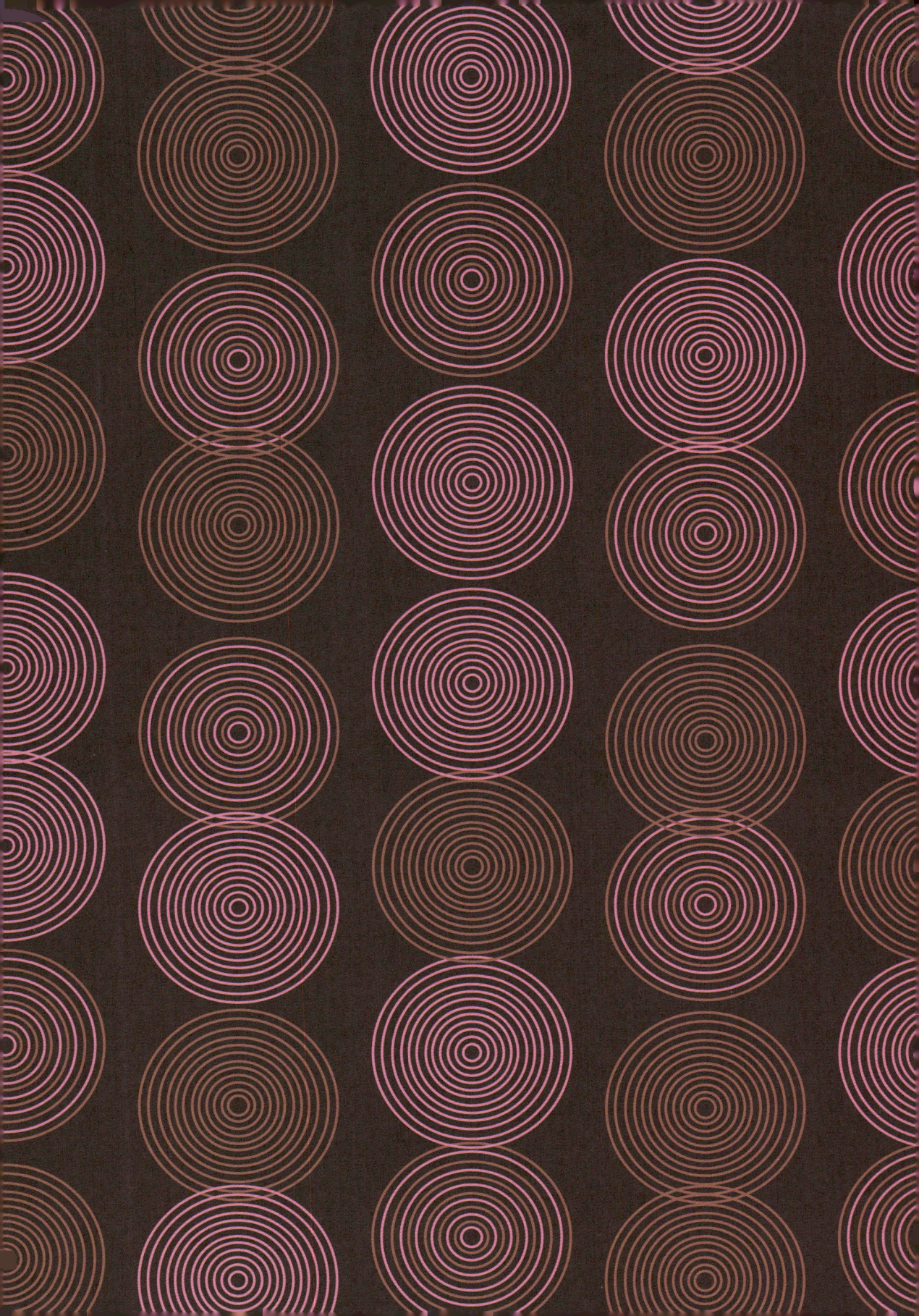

Rosewood

로즈우드
인간의 욕심으로 사라지고 있는 나무

Plants

로즈우드는 달콤하고 따뜻한 나무 향에 약간의 꽃 향이 더해진 독특한 향을 지닌 나무다. 심재 부분이 붉거나 자주색을 띠며, 나무 전체에서 나는 향이 로즈를 연상시킨다고 해 '로즈우드'로 불린다. 약 30종 이상의 로즈우드 중 에센셜 오일에 사용하는 로즈우드의 학명은 *Aniba rosaeodora*이다. 이 종은 페루, 브라질, 베네수엘라 등 아마존 열대 지역에 분포하며, 현재는 개체수가 급감해 멸종 위기종으로 지정됐다. 또 다른 로즈우드로는 콩과에 속하는 브라질리언 로즈우드*Dalbergia nigra*, 즉 브라질 자단나무가 있다. 로즈 향이 나는 이 나무는 어쿠스틱 기타나 피아노, 고급 가구 등을 제작하는 데 사용된다. 에센셜 오일로 추출되기도 하지만, 아로마테라피에서 로즈우드라는 명칭은 일반적으로 *Aniba rosaeodora* 종을 의미한다. 과거에는 나무를 베어 에센셜 오일을 추출했지만 현재 멸종 위기종으로 분류되어 보호되고 있다. 오늘날 에센셜 오일 생산 브랜드에서는 나무를 자르지 않고 나뭇가지나 잎에서 오일을 추출하거나 화학 성분이 유사한 호 우드Ho Wood 에센셜 오일로 대체하는 등 다양한 대안을 사용하고 있다. 브라질 아마파주와 가이아나 국경 지역에는 여전히 로즈우드의 큰 군집이 남아있지만 보호구역으로 지정됐거나 접근이 어려운 지역이다.

Red List by IUCN [2]

로즈우드나무는 1883년에 처음으로 에센셜 오일로 증류됐다. 초

[2] 국제자연보전연맹이 작성하는 멸종 위기종 목록.

기에는 프랑스령 기아나에서 채취하여 에센셜 오일을 추출했지만 이후 고급 가구나 악기, 공예품 제작에도 로즈우드 목재가 사용되면서 수요가 급증해 과도한 벌목이 이루어졌다. 특히 로즈우드는 성장 속도가 느려 지속적인 벌목과 맞물려 점차 멸종 위기에 처하게 됐다. 이후 브라질에서도 아마존의 산업화와 함께 대규모 벌목이 진행됐으며, 더 높아진 수요로 인해 1900년대 후반에는 거의 고갈됐다. 국제자연보전연맹IUCN, International Union for Conservation of Nature에 따르면 세 세대 동안 개체 수가 50% 이상 감소한 것으로 보고됐다. 현재, 멸종위기에 처한 야생동식물종의 국제거래에 관한 협약CITES, The Convention on International Trade in Endangered Species of Wild Fauna and Flora에서 로즈우드의 수확과 운송을 엄격하게 관리하고 있다. 이에 따라 현재 허가를 받은 일부 수종에 한해서 벌목이 가능하며, 로즈우드 에센셜 오일 생산자는 180kg을 수출할 때마다 80개의 묘목을 심어야 한다.

Aromatherapy

로즈우드 에센셜 오일에는 리날룰Linalool 성분이 90% 이상 함유되어 있으며, 소량의 네롤Nerol과 제라니올Geraniol 성분도 포함되어 있다. 리날룰은 꽃과 향신료 등 자연에서 흔히 발견되는 성분으로 로즈우드, 호 우드, 라벤더, 코리앤더 시드 에센셜 오일과 다즐링 홍차, 샤인머스캣 같은 식품에도 다량 함유되어 있다. 이 성분은 꽃 향기와 시트러스 계열의 향이 어우러진 신선하고 달콤한 향을 지니며, 강력한 항감염 효과가 있다. 특히 세균, 곰팡이, 바이러스에 대한 저항력이 높아, 어린이의 호흡기 감염이나 비뇨기 감염 치료에 도움이 될 수 있다. 또한, 신경 강장 효과가 있어 번아웃, 스트레스, 우울감 완화에도 효과적이다. 피부에 사용하면 수렴 작용을 통해 모공을 수축시켜 피부의 탄력을 개선하며, 주름 완화에도 도움을 준다. 그러나 로즈우드가 멸종 위기종으로 지정되면서, 호 우드 오일로 대체해 사용하는 것이 권장된다. 호 우드 에센셜 오일에는 로즈우드와 비슷하게 리날룰 성분이 90% 이상 함유되어 있어 아로마테라피적으로 로즈우드 오일과 유사한 효능을 제공한다. 다만 향에는 조금 차이가 있는데, 로즈우드 오일이 조금 더 복합적이면서도 우아한 느낌이 난다.

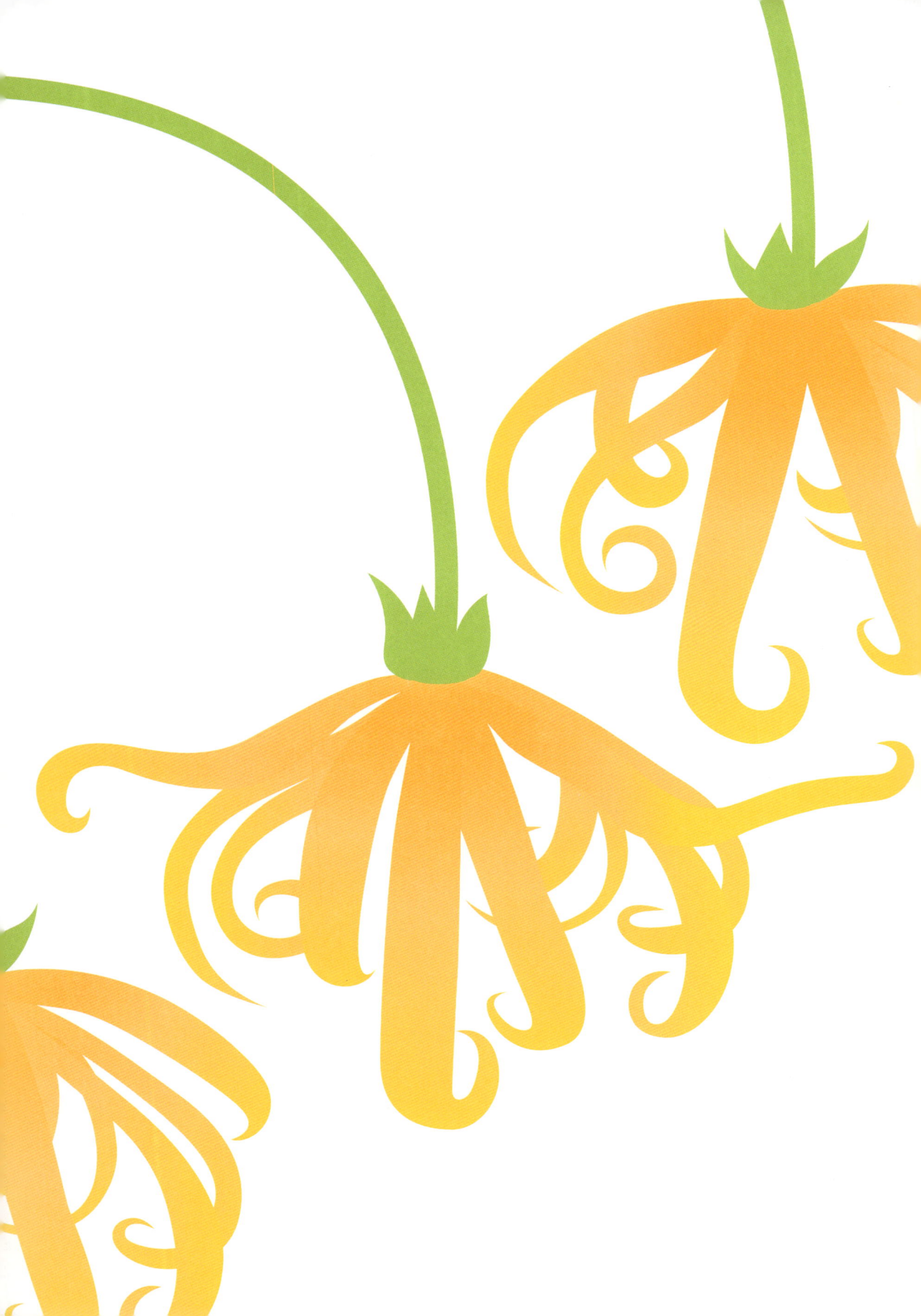

Ylang Ylang

일랑일랑
조향사를 사로잡은 꽃 중의 꽃

Plants

일랑일랑은 일 년 내내 노란색의 향기로운 꽃을 피우는 열대성 상록수로, 최대 25m까지 자란다. 브리태니커 사전에 따르면 일랑일랑은 필리핀 타갈로그어에서 유래했으며 이는 '꽃 중의 꽃'을 의미한다. 일랑일랑의 꽃은 상큼한 재스민 향과 달콤한 향이 어우러진 독보적인 향기를 지니는데, 이러한 특징은 학명에도 반영되어 있다. 일랑일랑의 학명은 *Cananga odorata* Hook. f.&Thomson로 속명인 Cananga는 말레이어로 '향기로운 꽃'을 의미하는 Kenanga에서 유래했으며 종명 Odorata는 라틴어로 '향기롭다' 또는 '달콤한 향이 난다'는 의미를 담고 있다. 학명 뒤에 붙은 Hook.f&Thomson은 이 식물을 명명한 식물학자의 이름을 뜻한다.

18세기 말, 동남아시아와 남태평양에서 자라던 일랑일랑이 프랑스인들에 의해 아프리카의 작은 섬인 레위니옹과 모리셔스로 옮겨져 재배되기 시작했다. 1900년대 초에는 레위니옹섬에 약 20만 그루의 일랑일랑나무가 재배됐고, 이후 마다가스카르, 코모로 제도, 마요트섬으로 재배지가 확대됐다. 현재 일랑일랑 에센셜 오일의 주요 생산지는 마다가스카르와 코모로 제도이며, 레위니옹섬과 필리핀에서도 소량 생산되고 있다.

History

일랑일랑은 독특한 향과 의약적 효능으로 인해 동남아시아와 남태평양 지역에서 오랜 기간 다양하게 활용된 허브이다. 자바섬과 베트남에서는 꽃을 건조해 말라리아 치료에 사용했으며, 신선한 꽃잎을 찧어 천식 치료에 활용하기도 했다. 인도네시아에서는 최음제로 여겨 성관계 시 활용했고, 인도와 인도양 지역 주민들은 잎을 피부에 발라 가려움증을 완화에 사용했다. 또한, 파푸아뉴기니의 전통 치유사들은 일랑일랑의 나무 껍질을 달인 물이 통풍 증상을 완화할 수 있다고 믿었다. 한편, 1860년 선원이었던 알베르트 슈벵거Albert Schwenger는 마닐라에서 이동식 증류기를 활용해 최초로 일랑일랑 오일을 증류했다. 그는 일랑일랑의 꽃향기에 매료되어 수레에 증류기를 설치한 뒤 필리핀 곳곳을 돌며 증류 작업을 진행했다. 이후 1920년에 일랑일랑은 마다가스카르에 도입됐고, 특히 북서쪽의 작은 섬인 노지베에서 대규모로 재배되기 시작했다. 특히 샤넬CHANEL 넘버 5No.5에 일랑일랑이 원료로 사용되면서 마다가스카르의 일랑일랑 생산량이 수십 년간 크게 증가했다.

Distillation

일랑일랑 에센셜 오일은 꽃의 향이 가장 진한 새벽부터 오전 9시 사이에 손으로 수확한 꽃을 수증기 증류하여 추출한다. 이 과정에서 꽃이 상하거나 꽃잎이 접혀 있으면 오일의 품질에 영향을 미칠 수 있으므로 반드시 신선한 꽃을 사용해야 한다. 일랑일랑 오일은 독특하게도 증류 시간에 따라 다섯 가지 등급으로 나뉘며, 이는 엑스트라Extra, 1등급, 2등급, 3등급, 컴플리트Complete 순으로 구분된다. 등급이 내려갈수록 일랑일랑 에센셜 오일의 비중이 낮아지고 향이 둔해지고 거칠어진다. 이 중 엑스트라 등급은 증류를 시작한 후 1시간 이내에 추출된 최고급 오일로, 강렬한 꽃향이 특징이며 고급 향수의 원료로 사용된다. 컴플리트 등급은 10~20시간 동안 완전 증류하여 일랑일랑 꽃의 모든 방향성 분자를 포함하고 있어 균형 잡힌 향과 아로마테라피적인 치유적 효능을 모두 가지고 있는 것으로 평가받는다. 이 때문에 프랑스 아로마테라피에서는 주로 컴플리트 등급을 치유 목적으로 사용한다.

Perfume

달콤하면서 부드러운 꽃 향기를 품은 일랑일랑은 조향사들이 사랑하는 향 중 하나로 손꼽힌다. '꽃 중의 꽃', '사랑의 꽃'으로도 불리며 다양한 종류의 향수에 사용되고 있다. 대표적으로 샤넬CHANEL '넘버 5No.5', 르 라보LE LABO의 '일랑49Ylang49', 겔랑GUERLAIN의 '삼사라Samsara', 지방시GIVENCHY의 '오간자Organza', 디올DIOR의 '쁘아종Poison' 등이 있으며 1987년 까샤렐Cacharel 사의 향수 '루루Loulou'에도 마다가스카르산 일랑일랑이 사용됐다.

Aromatherapy

일랑일랑 에센셜 오일은 우리나라 사람들에게 다소 생소한 향으로, 호불호가 나뉠 수 있다. 그러나 소량만 블렌딩하여 사용한다면 향의 깊이가 더욱 풍부해진다. 일랑일랑 에센셜 오일은 세스퀴테르펜Sesquiterpene 성분이 50%, 모노테르펜 알코올Monoterpene Alcohol 계열인 리날룰Linalool 성분이 10%, 에스테르Ester 성분이 10~20% 함유되어 있다. 세스퀴테르펜 성분은 염증을 억제하는 특성이 있으며, 리날룰과 에스테르 성분은 불안을 줄이고 신경 안정 효과가 뛰어나 신경과민, 짜증과 같은 감정을 완화하는 데 도움이 된다. 또한 오일에 함유된 다양한 성분은 통증을 완화하고, 심계항진(두근거림)과 혈압 조절에 효과적이며, 최음 효과가 있어 불감증 완화에도 도움이 된다. 뿐만 아니라 샴푸에 블렌딩하여 사용하거나 헤어 오일로 활용하면 칙칙하고 윤기 없는 모발을 튼튼하게 가꾸는 데에도 효과적이다.

Fresh

Bergamot
Grapefruit
Lemon
Lemon Verbena
Lime
Mandarin
May Chang
Petitgrain
Sweet Orange
Yuja

Bergamot

베르가모트
오 드 코롱과 얼 그레이의 바로 그 향

Plants

베르가못 또는 버가못이라고 불리는 베르가모트는 작은 오렌지 크기의 과일로 라임과 비슷한 녹색, 노란색 또는 오렌지색의 열매를 맺는다. 식물학자들은 베르가모트가 레몬의 돌연변이거나 비터 오렌지와 레몬의 교배종, 혹은 비터 오렌지와 라임의 교배종으로 여기기도 한다. 베르가모트의 학명은 *Citrus bergamia*로 Citrus는 감귤류와 관련된 과일을 지칭한 속명이며, 종명 Bergamia의 유래에 대해서는 학자들 사이에서 의견이 분분하다. 첫 번째 설은 특별히 맛있는 배를 부르던 '왕자의 배'라는 뜻의 튀르키예어 Beg-Armudi에서 유래했다는 설이다. 또 다른 설은 이 식물의 주요 재배지였던 이탈리아의 북부 도시인 베르가모 지역 이름에서 유래했다는 것이다. 베르가모트의 지리적 원산지 역시 불분명하다. 일부 학자들은 이탈리아의 칼라브리아 지역이 원산지라고 주장하는 반면, 다른 학자들은 그리스나 카나리아 제도에서 유래했으며, 이를 크리스토퍼 콜럼버스Christopher Columbus가 이탈리아의 칼라브리아 지역으로 전파했다고도 전해진다. 현재는 남부 이탈리아의 칼라브리아 지역에서 전 세계 베르가모트의 90% 이상이 생산되고 있으며 모로코, 그리스, 아프리카의 코트디부아르, 아르헨티나 등에서도 소량 생산되고 있다.

History

베르가모트는 16세기 초까지만 해도 이탈리아 귀족 가문의 정원을 장식하는 관상용 식물이었다. 그러나 17세기부터 의약 및 치료

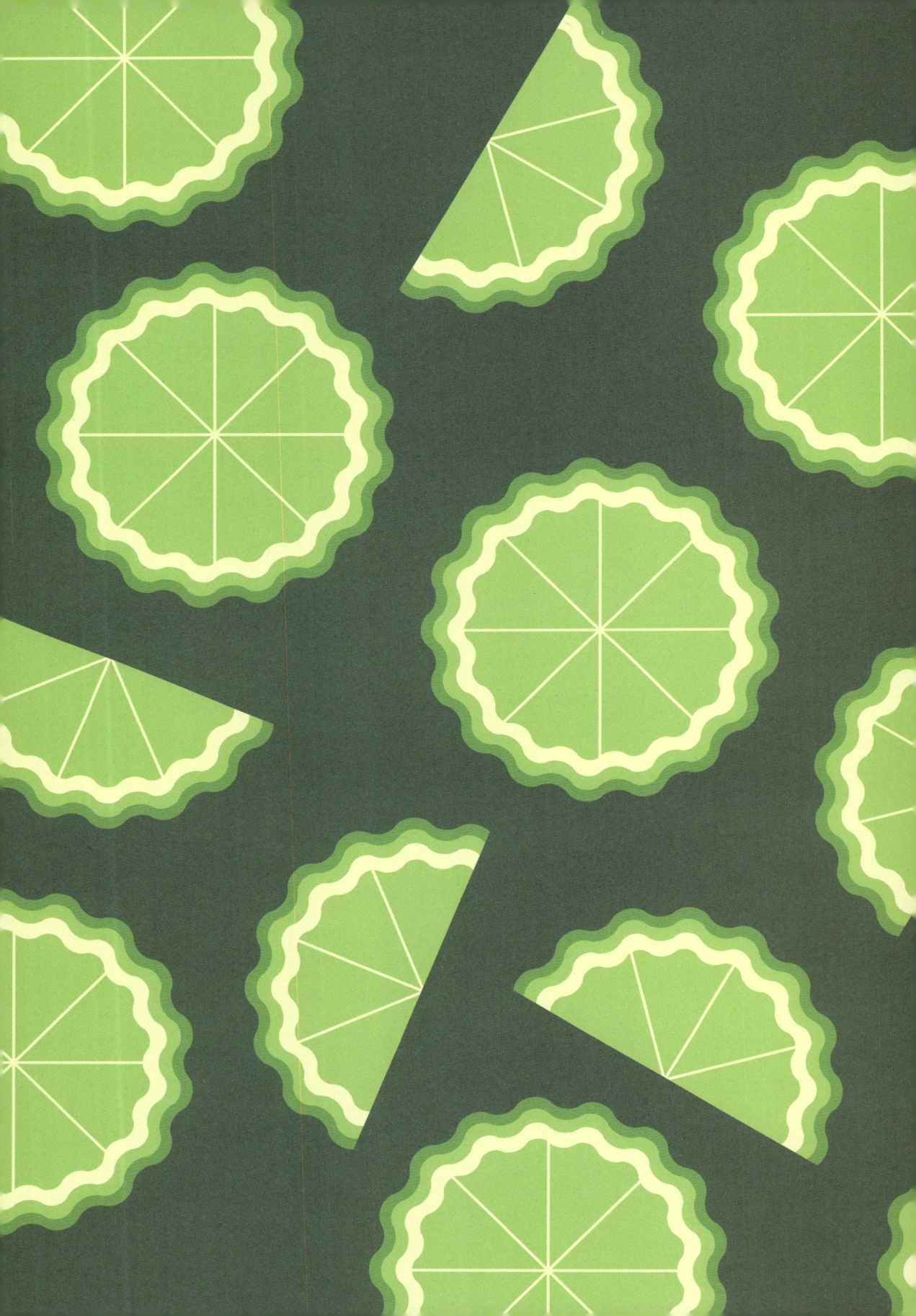

특성이 주목받기 시작했고, 18세기부터는 향수, 화장품, 식음료 등 다양한 분야에서 널리 사용됐다. 베르가모트는 상쾌하고 은은한 시트러스 향 덕분에 수많은 향수에서 탑 노트로 자주 사용됐는데 특히 18세기 초, 오 드 코롱Eau de Cologne의 주요 원료로 사용되며 유럽 전역에서 향수 및 미용 원료로 빠르게 알려지게 됐다. 18세기 중반에는 이탈리아의 칼라브리아 지역에서 최초의 베르가모트 농장이 설립되어 본격적인 상업용 대량 생산이 이루어졌다. 19세기 초에는 영국에서 얼 그레이Earl grey 티에 베르가모트 오일이 첨가되어 독특한 향미로 많은 사랑을 받았다. 이외에도 베르가모트는 이탈리아 전통 요리와 디저트에 사용됐으며, 그 독특한 맛과 향으로 오늘날까지도 많은 사람들에게 사랑받고 있다.

Food

얼 그레이는 차나무*Camellia sinensis*에서 얻은 홍차에 베르가모트 오일을 첨가해 독특한 향과 풍미를 더한 블렌딩 티로, 영국을 대표하는 차 중 하나이다. 이 차의 이름은 1830년대 초 영국의 총리를 지낸 제2대 그레이 백작, 찰스 그레이Charles Grey에서 유래됐다. 이와 관련하여 두 가지 설이 존재한다. 그레이 백작이 중국 관료에게 받은 차 레시피를 영국의 차 회사 트와이닝Twinings에 재현해달라고 요청했다는 설과, 그의 부인이 손님들에게 베르가모트 향이 나는 차를 대접했는데, 이 차가 인기를 끌자 트와이닝이 백작을 의미하는 단어 얼Earl과 그의 이름을 결합해 '얼 그레이'라는 이름으로 상품을 출시했다는 설이다. 옥스퍼드 영어사전에 따르면, 실제로 그레이 백작이 이 차를 마셨는지는 확실하지는 않다. 그러나 1867년의 신문 광고에서 'Grey Mixture'라는 이름의 차가 소개됐으며, 이후 1884년과 1914년에 발행된 신문에도 '얼 그레이 티'라는 표현이 등장한 것으로 보아, 관련이 있을 가능성이 높다고 추측해 볼 수 있다.

Product

1695년 이탈리아인 조반니 파올로 페미니스Giovanni Paolo Feminis는 '아쿠아 미라빌리스Aqua Mirabilis'라는 역사적인 제품을 발명한다. 이는 오늘날 '오 드 코롱Eau de Cologne'이라 불리는 향수의 시초로, 처음에는 향수가 아닌 약용으로 사용됐다. 1727년, 아쿠아 미라빌리스는 건강에 이로운 제품으로 쾰른 의학 아카데미의 인정을 받았다. 이후 페미니스는 자신의 기술을 사위에게 전수했고, 다시 그의 손자인 장 마리 파리나Jean Marie Farina가 그 레시피를 물려받게 된다. 18세기 초, 장 마리 파리나는 독일 쾰른에 정착하여 자신의 제품에 '쾰른의 물'을 뜻하는 'Eau de Cologne'으로 이름을 붙였다. 오 드 코롱에는 로즈메리와 베르가모트, 네롤리, 레몬, 멜리사 등이 사용됐다. 파리나의 오 드 코롱은 나폴레옹 보나파르트Napoleon Bonaparte, 다이애나 스펜서Diana Spencer 왕세자비 등 왕족과 귀족들까지 애용했다. 특히 나폴레옹은 오 드 코롱의 애호가로 알려져 있는데 매일 아침 면도와 세수 후, 오 드 코롱으로 몸을 문지르거나 전투가 있을 때는 몇 방울씩 마시기도 했으며 1810년에는 매달 평균 36~40병을 소비할 정도로 많이 사용했다. 300년이 지난 지금도 파리나의 8대 후손이 'FARINA 1709'라는 향수 브랜드를 운영 중이다.

Perfume

베르가모트 에센셜 오일의 향은 다른 감귤류, 시트러스 계열의 향과는 차이가 있다. 레몬의 상큼함이나 스위트 오렌지의 달콤한 향과는 달리, 베르가모트 오일은 시원한 풀 향과 시트러스의 달콤함을 동시에 지니고 있다. 이처럼 복합적인 향을 지니고 있어 조향사들이 향수에 자주 활용하는데, 베르가모트가 포함된 대표적인 향수로는 다음과 같은 제품이 있다. 겔랑GUERLAIN의 '샬리마Shalimar'와 '미츠코Mitsuko', 에르메스HERMÈS 브랜드의 조향사로 알려진 장 클로드 엘레나Jean-Claude Ellena의 딸, 셀린 엘레나Céline Ellena가 운영하는 더 디퍼런트 컴퍼니The Different Company의 '베르가모트Bergamote'이다. 베르가모트 향은 남성과 여성 모두에게 잘 어울리는 향으로 진저, 시나몬과 같은 스파이시한 느낌의 향과도 잘 어우러진다.

Aromatherapy

베르가모트 에센셜 오일은 신경계를 안정시키는 데 탁월한 효능을 지닌다. 이로 인해 불면증, 스트레스, 불안, 우울증 완화를 위한 블렌딩에 자주 활용된다. 또한, 식욕 조절 효과가 뛰어나 거식증이나 신경성 식욕 부진과 같은 섭식 장애 케어에도 도움이 된다. 이외에도 스트레스로 인한 신경성 소화 불량, 방광염과 비뇨기 감염에도 효과적이다. 다만 베르가모트 오일은 베르갑텐Bergaptene[1] 성분이 함유되어 있어 광독성을 유발할 수 있으므로 사용 후 햇빛에 직접적으로 노출되는 것은 피해야 한다. 광독성을 방지하기 위해서는 FCFFuro Coumarin Free 또는 베르갑텐 프리Bergaptene Free 제품을 사용하는 것이 안전하다.

---

[1] 광독성 물질로 일부 에센셜 오일에 함유되어 있으며, 먹거나 바른 이후 햇빛(자외선)에 노출되면 홍반 형성이나 일광 화상, 수포 등의 증상이 나타날 수 있다.

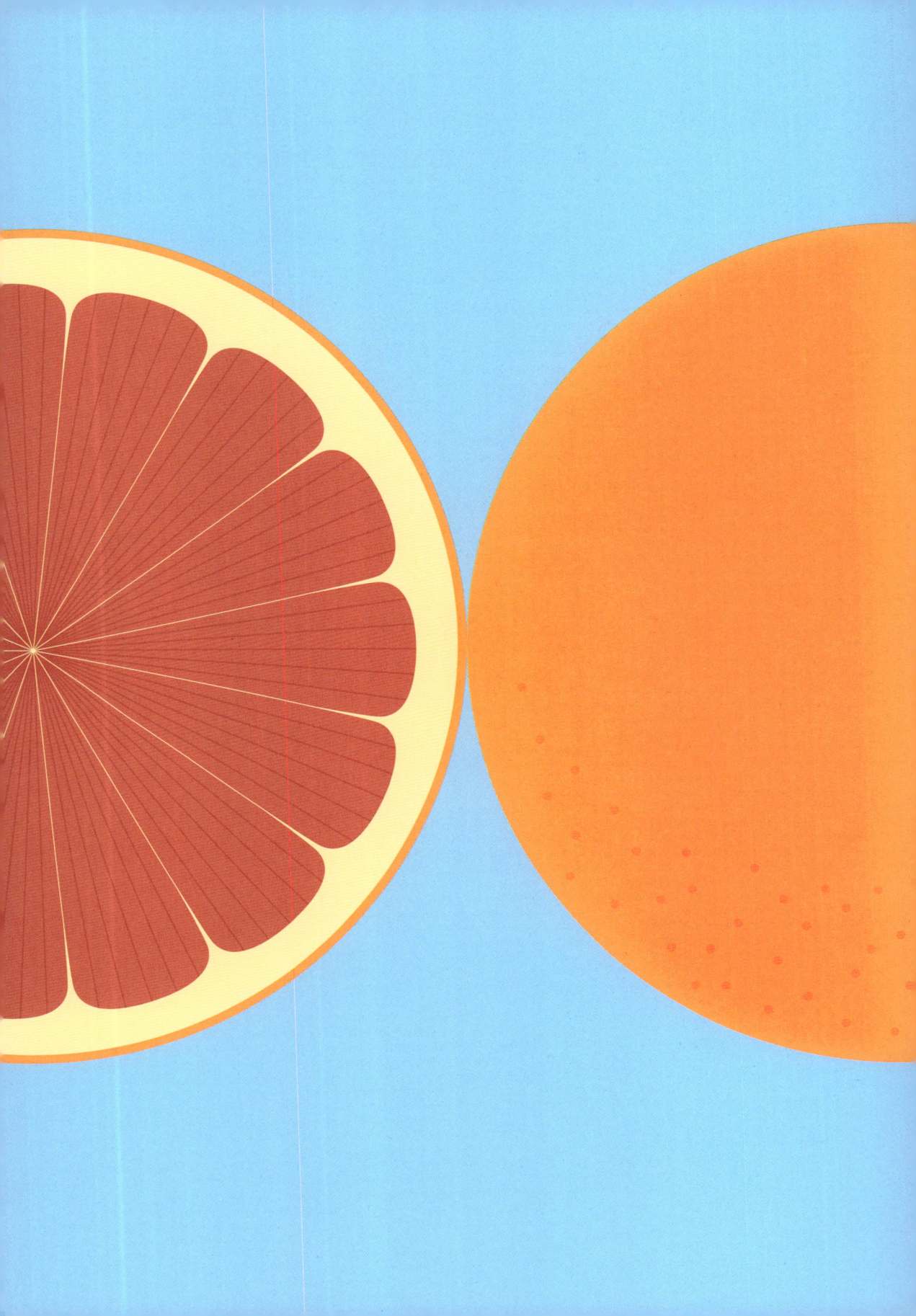

Grapefruit

그레이프프루트
달콤함 속의 쓴맛, 마음과 몸을 치유하다

Plants

우리나라에서 '자몽'으로 불리는 그레이프프루트는 따뜻한 기후에서 자라는 상록수로, 스위트 오렌지Sweet Orange와 포멜로Pomelo의 자연 교잡종이다. 한 가지에서 수십 개의 열매가 무리지어 맺히는 모습이 마치 포도송이 같아 '포도 과일'이라는 뜻의 이름이 붙었다. 그레이프프루트의 학명은 *Citrus paradisi*며 종명 Paradisi는 '천국', '낙원'이라는 의미를 지니고 있다. '자몽'이라는 명칭은 어떻게 생겨났을까? 국립국어원에 따르면 그레이프프루트를 포르투갈어로 '잠보아Zamboa'라 불렀고, 일본에서는 이를 자본Zabon이라 불렀는데, 이 단어가 한국으로 전해져 '자몽'이 됐다고 한다. 따라서 국립국어원에서는 '자몽'보다 '그레이프프루트'를 사용하기를 권장하고 있다. 전 세계적으로 그레이프프루트를 가장 많이 생산하는 지역은 중국이며 미국이 최대 생산국이었으나 생산량이 점차적으로 감소하는 중이다. 그외에 멕시코, 남아프리카 공화국, 튀르키예, 이스라엘 등이 주요 생산국이다.

History

그레이프프루트는 18세기 말 카리브해 동쪽 작은 섬인 바베이도스섬이 원산지로 시트러스 계열 중에서 가장 늦게 발견된 품종이다. 카리브해에서만 자라던 과일을 미국에 들여온 사람은 오데트 필리프Odet Philippe 백작이다. 그는 1823년 플로리다에 그레이프프루트 씨앗을 가져와 심었고 이후 플로리다는 그레이프프루트의 주요 생산지가 됐다.

Perfume

그레이프프루트는 상큼하면서도 달콤한 향이 특징으로 향수에도 다양하게 활용된다. 대표적으로 독일의 유서 깊은 오 드 코롱 브랜드 4711의 '아쿠아 콜로니아 핑크 페퍼 & 그레이프프루트Acqua Colonia Pink Peper & Grapefruit', 미들 노트에 로즈메리와 페퍼민트와 같은 톡 쏘는 향이 블렌딩 된 조 말론JO MALONE의 '그레이프프루트 코롱Grapefruit Cologne', 묵직한 베티베르에 상큼한 그레이프프루트를 조화롭게 담아낸 톰포드TOMFORD의 '그레이 베티버Tomford Grey Vetiver' 등이 있다.

Chemical

그레이프프루트에는 특유의 쓴맛을 내는 나린진Naringin 성분이 함유되어 있다. 이 성분은 체내에서 지방을 태우는 단백질인 UCPUncoupling Protein를 활성화시켜 체지방 연소를 촉진하고 물질대사 개선에 도움이 돼 다이어트 용도로도 활용된다. 이러한 효능이 알려지면서 2000년경에는 나린진을 활용한 다양한 다이어트 제품이 출시되기도 했다. 또한 나린진은 혈중 콜레스테롤을 낮추고 고혈압과 동맥 경화를 예방하는 효과가 있다. 그밖에도 상처 치유, 피부 손상 회복, 당뇨로 인한 상처 개선, 심혈관계 보호, 파킨슨병 등 다양한 질환에 적용하는 연구도 활발하게 진행 중이다. 한편, 그레이프프루트에는 푸라노 쿠마린Furano Coumarin이라는 성분이 포함되어 있으며, 이는 간에서 약물을 분해하는 효소인 CYP3A4의 활성을 저해한다. 이로 인해 약물이 체내에서 제대로 분해되지 못하고 혈중 농도가 높아질 수 있다. 그레이프프루트의 영향을 받을 수 있는 대표적인 약물로는 고혈압약, 고지혈증약, 면역 억제제 등이 있다. 이러한 약물을 복용하는 경우 가급적 그레이프프루트 섭취를 피하는 것이 좋으며, 필요한 경우 반드시 의사와 상담해야 한다. 그러나 그레이프프루트 에센셜 오일은 약물 대사에 영향을 줄 정도의 푸라노 쿠마린 성분이 거의 포함되지 않으므로, 일반적으로 약물 대사와는 큰 관련이 없다.

Aromatherapy

그레이프프루트 에센셜 오일은 모노테르펜Monoterpene 성분인 리모넨Limonene을 80~90% 함유하고 있어, 소화기의 미세 순환을 촉진하는 데 도움을 준다. 이로 인해 소화 불량, 멀미, 메스꺼움이 나타날 때나 폭식증과 같은 섭식 장애가 있을 때, 향을 맡거나 캐리어 오일에 희석해 사용하면 증상 완화에 효과적이다. 또한, 소독 및 항균·항곰팡이 효과가 뛰어나 손발톱 무좀이나 공기 정화 용도로 활용된다. 다만 광독성을 유발할 수 있는 푸라노 쿠마린 성분이 소량 함유되어 있어, 피부에 적용한 뒤 바로 햇빛에 노출할 경우 피부가 붉어지거나 물집이 생기며 색소 침착이 발생할 수 있다. 따라서 안전한 사용을 위해 전체 용량의 4% 미만으로 캐리어 오일에 희석해 사용하고 사용 후 최소 12시간 동안은 햇빛 노출을 피하는 것이 좋다.

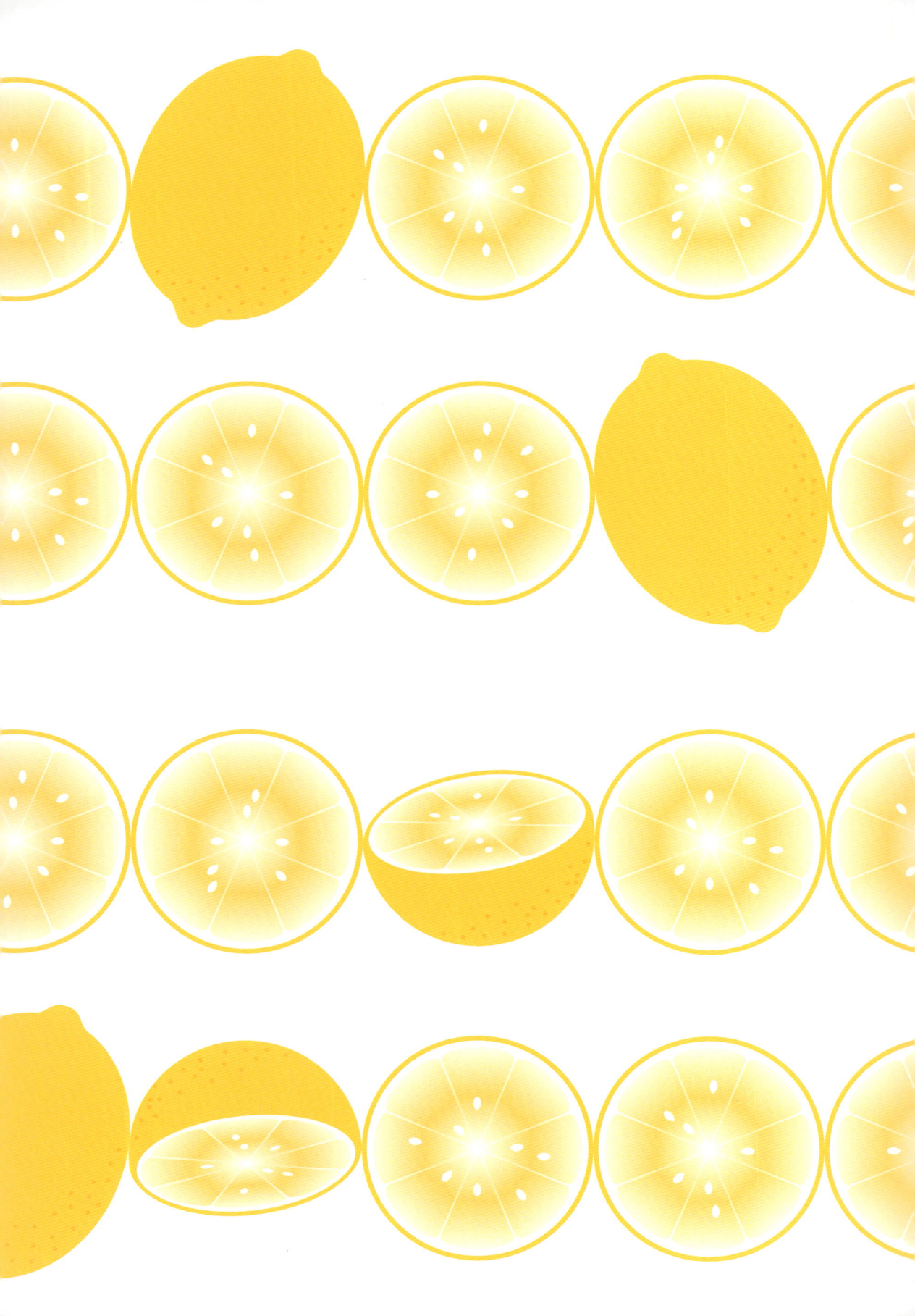

Lemon

레몬
괴혈병으로부터 인류를 구하다

Plants

레몬은 상큼한 산미와 향을 가진 노란 열매로 토양과 기후가 적합하면 일년 내내 꽃을 피우고 열매를 맺는 특징 덕분에 특정한 수확철이 정해져 있지 않다. 학명은 *Citrus limon*으로 종명인 Limon은 감귤류의 열매를 의미하는 아랍어 laymūn과 페르시아어 Limū에서 유래됐다. 레몬의 원산지는 히말라야 남쪽, 중국 남서부의 윈난성, 미얀마 지역으로 알려져 있으며 현재 주요 생산지는 이탈리아 남부를 비롯한 지중해 연안, 인도, 아프리카, 중국, 브라질, 캘리포니아 등이다. 우리나라의 제주도 등에서도 재배된다.

Classification

레몬의 품종은 매우 다양한데 대표적으로 유레카 레몬*Citrus × limon* 'Eureka', 리스본 레몬*Citrus × limon* 'Lisbon', 마이어 레몬*Citrus × Meyeri* 등이 있다. 각 품종은 미묘하게 다른 맛과 향을 지니고 있다. 가장 흔히 볼 수 있는 품종인 유레카 레몬은 껍질이 두껍고 신맛이 강한 특징을 가지고 있다. 리스본 레몬은 유레카보다 신맛이 더 강하고 과즙이 풍부해 레몬즙을 내는 용도로 많이 활용되며, 마이어 레몬은 일반 레몬에 비해 신맛이 덜하고 더 달콤한 맛을 지녀 주로 샐러드나 칵테일, 디저트 등에 사용된다. 우리나라에서 개발된 고유의 레몬 품종도 있는데 바로 제라몬*Citrus limon(L.) Burm. f* 'Jeramon'과 미니몬*Citrus limon(L.) Burm.f* 'Minimon'이다. 제라몬은 2015년 국내에서 처음 개발된 레몬 품종으로 외국 품종인 유레카와 리스본보다 추위에 잘 견디는 특성이 있다. 따라서 재배에 유리하며 향이 진하고 산 함량이 다른 품종보다 높아 품질이 우수한 것으로 평가받고 있다. 2017년에 개발된 미니몬은 화분용 레몬으로, 40g 정도의 작은 열매가 열리고 나무의 키가 1m 이내로 작다. 특히 환경에 따라 일년에 세 번 정도 꽃이 피고 열매를 맺어 가정에서 관상용으로 재배하기 적합하다. 2022년 9월 농촌진흥청은 두 레몬의 품종 보호 등록을 완료했다.

History

아시아가 원산지인 레몬은 1세기경 이탈리아 남부에서 유럽 최초로 재배되기 시작했다. 당시 재배된 품종은 현재의 레몬과는 다른 고대 감귤 품종 *Citrus medica* 으로, 이 품종의 교배를 통해 이후 레몬과 라임 등의 다양한 감귤류가 등장했다.

로마 시대 이후 유럽에서 사라졌던 고대 감귤 품종 대신해 십자군 전쟁을 계기로 이슬람 세계에서 주로 재배되던 레몬 *Citrus limon* 이 유럽에 다시 전해졌다. 이후, 아랍 상인들을 통해 중동과 유럽 전역으로 확산됐다. 15세기에 크리스토퍼 콜럼버스 Christopher Columbus 가 대항해 시대를 열면서 '콜럼버스의 교환'을 통해 레몬이 신대륙에 소개됐다. 당시 유럽에서 레몬은 일상생활에서 옷이나 손을 닦는 용도로 쓰이거나 약용 식물로 활용됐다. 특히, 초기의 보안 및 첩보 활동에서는 레몬이 '비밀 잉크'의 재료로도 사용됐다. 아랍인들은 9세기경 레몬즙에 올리브 오일, 달걀 노른자 등을 섞어 보이지 않는 잉크를 만들었고, 이러한 기법은 르네상스 시대까지 이어진다. 이는 레몬즙에 함유된 시트르산 Citric Acid 의 성질을 활용한 것으로, 글씨를 쓴 후 가열하면 수분이 증발하고 탄소만 남아 글자가 까맣게 나타나는 원리이다. 이 비밀 잉크는 제2차 세계 대전까지 사용됐으며, 첩자와 스파이, 전쟁과 외교에 없어서는 안 되는 필수품으로 여겨졌다.

또한 레몬은 괴혈병[2]의 치료제로도 널리 알려져 있다. 괴혈병은 인류 최초로 세계 일주를 성공한 페르디난드 마젤란Ferdinand Magellan의 원정대조차 쓰러뜨릴 만큼, 대항해 시대에 유럽 선원들을 괴롭히던 무서운 질병이었다. 이 질병의 치료법은 1747년, 영국의 군의관 제임스 린드James Lind에 의해 밝혀졌는데, 그는 레몬, 라임, 오렌지를 포함한 신선한 과일 주스를 선원들에게 먹였고, 괴혈병으로부터 수많은 생명을 구하게 된다. 당시에는 비타민 C의 존재가 밝혀지지 않았지만, 20세기에 헝가리의 생화학자 알베르트 센트죄르지Albert Szent-Györgyi가 비타민 C를 발견함으로써, 레몬과 감귤류가 괴혈병 치료에 효과적이라는 것이 과학적으로 증명됐다.

Aromatherapy

레몬 에센셜 오일은 많은 사람들에게 친숙한 대중적인 향으로, 간을 보호해주는 디톡스 효과와 소화를 돕고 활력을 부여하는 오일로 평가받는다. 레몬 오일에는 모노테르펜Monoterpene 성분인 리모넨Limonene이 70% 이상으로 풍부하게 함유되어 있어 항균 작용과 바이러스를 억제하는 항바이러스 효과가 뛰어나다. 따라서 이 오일은 공간을 소독하는 룸 스프레이나 디퓨저로 활용할 수 있다. 또한, 향을 맡으면 정신적 피로를 줄이고 집중력을 높이는 데 도움이 된다. 다만 레몬 오일은 원액 사용 시 피부를 자극할 수 있어 캐리어 오일이나 알로에베라 젤 등에 희석해 사용하는 것이 좋으며, 광독성[3]이 있기 때문에 피부에 바른 후에는 바로 햇빛에 노출되지 않도록 주의해야 한다.

---

[2] 비타민 C가 결핍되면서 신체 조직 구조를 약하게 만들어 여러 가지 증상이 나타나 생명을 위협하는 위험한 결과까지 초래할 수 있는 질병이다. 초기에는 전신의 권태와 무력감, 식욕 부진이 나타나다가 잇몸의 부기와 출혈, 치아 상실과 같은 심각한 증세가 동반되고 근육통과 극심한 피로감, 전신 악취 등의 증상이 나타난다.

[3] 시트러스 계열의 오일에서 주로 나타나며 피부에 바르거나 복용한 뒤 자외선에 노출되면 피부에 발진, 색소 침착이 생기는 것을 말한다.

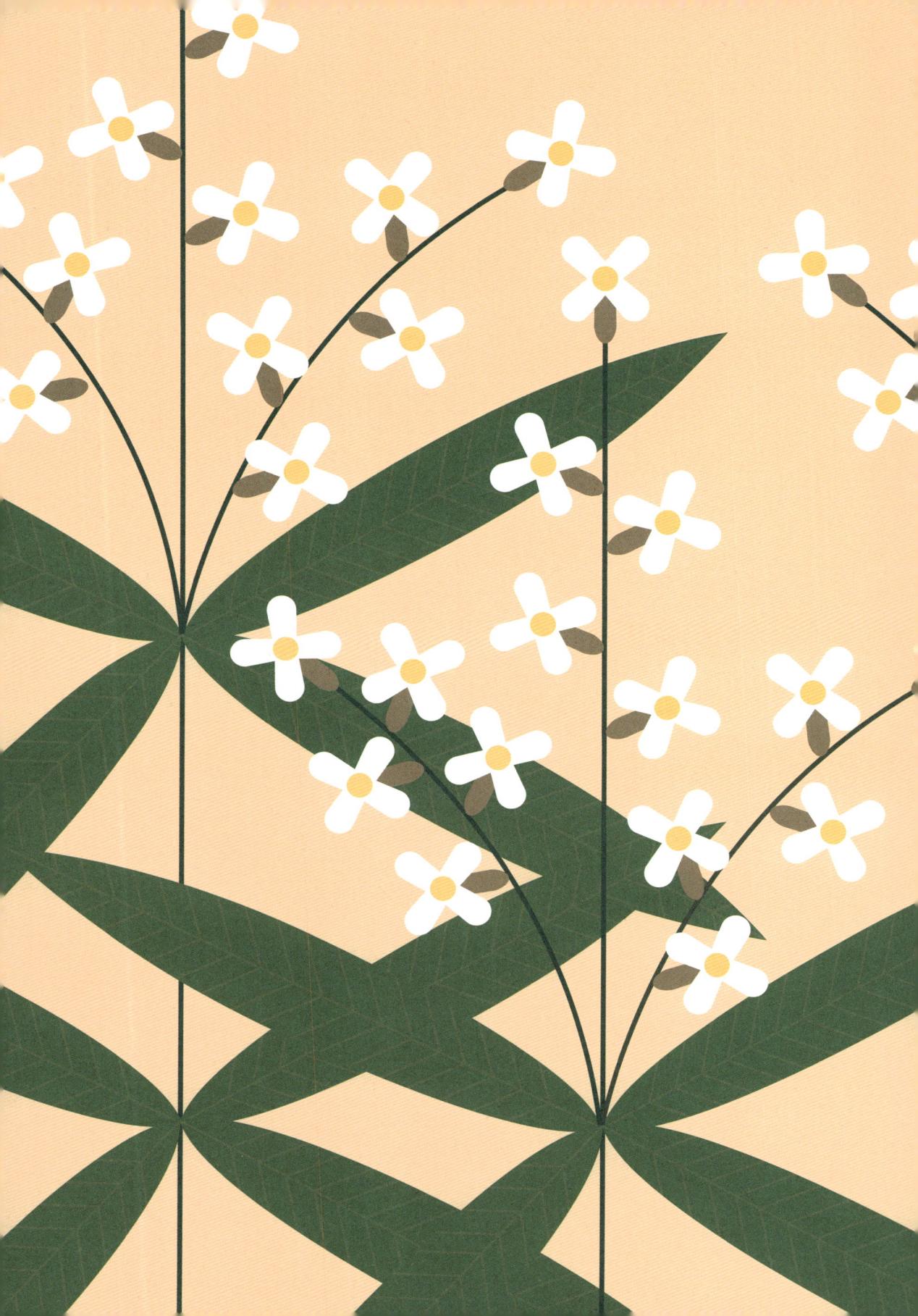

Lemon Verbena

레몬 버베나
우울감에 좋은 세련된 레몬 향

Plants

다양한 학명을 가진 레몬 버베나는 국내에서는 비교적 낯선 식물이다. 이 식물의 학명은 대표적으로 *Aloysia citriodora*, *Lippia citriodora*, *Verbena citriodora*, *Verbena triphylla* 등이 있으며 이 중 *Lippia citriodora*라는 학명이 아로마테라피에서 가장 많이 사용된다. 속명 Lippi는 1700년대 프랑스의 식물학자 오귀스탱 리피 Augustin Lippi 박사의 이름에서 유래한 것이다. 종명 Citriodora는 '레몬 향이 나는'이라는 뜻으로, 그 이름처럼 레몬 버베나의 잎을 강하게 문지르면 강한 레몬 향을 확인할 수 있다.

레몬 버베나의 원산지는 아르헨티나와 칠레 등 남미이며, 실내나 온실에서 자라는 관상용 식물로 인기가 높다. 17세기, 스페인 탐험가들이 남미의 식물을 스페인에 들여오면서 유럽에 소개됐으며 현재는 스페인, 프랑스, 알제리, 모로코 등지에서 주로 재배된다. 레몬 버베나의 향은 복잡 미묘한데, 처음 맡으면 강한 레몬 향처럼 느껴질 수 있지만 시간이 지나면 허브와 풀 향이 은은히 배어나오는 것이 특징이다.

History

레몬 버베나는 오랫동안 전통 의학에서 약용으로 활용되어 왔으며, 고대 페루인들은 안데스 산맥의 고산 환경에 적응하기 위한 상비 차로 사용했다. 남미에서는 레몬 버베나를 '세드론 Cedrón' 또는 '루이자 허브 Hierba Luisa'로 불렀는데, 진정 효과가 뛰어나 숙면을 돕는 차로 활용됐다. 또한 복부 팽만감, 복통, 근육통 완화에도 효과가 있는데, 이 효능은 현재까지 사용되는 아르헨티나 약전에도 명시되어 있다. 레몬 버베나는 18세기에 스페인을 거쳐 유럽에 전해졌고, 빅토리아 시대에 여성들에게 큰 인기를 끌었다. 당시 여성들은 드레스 주머니에 레몬 버베나의 잎을 넣거나 손수건이나 꽃다발에 끼워 넣고 다니며 식사 전 핑거 볼에 잎을 띄워 사용하기도 했다.

Perfume

향이 뛰어난 레몬 버베나는 다양한 향수 제품에 사용되며 특히 미들 노트로 많이 활용된다. 대표적으로 록시땅 L'OCCITANE의 '버베나 Verveine', '시트러스 버베나 Verveine Agrumes'가 있다. 또한 독일 쾰른의 역사적인 향수 브랜드로 알려진 4711의 '아쿠아 콜로니아 멜리사 & 버베나 Acqua Colonia Melissa & Verbena', 조 말론 JO MALONE의 '버베나스 오브 프로방스 Verbenas of Provence'와 '제라늄 & 버베나 Geranium & Verbena'가 있다. 프랑스 향수의 고장 그라스를 대표하는 향수 가문이자 전통적인 가업을 이어가고 있는 브랜드인 프라고나르 Fragonard에도 레몬 버베나를 테마로 한 향수 '버베인 Verveine'이 있다.

Aromatherapy

레몬 버베나 에센셜 오일은 주로 진정 효과를 위해 사용된다. 특히 스트레스나 불안, 불면증, 우울감이 있을 때 로먼 캐모마일, 베르가모트 등의 에센셜 오일을 함께 사용하면 더욱 효과적이다. 레몬 버베나 오일에는 테르펜 알데하이드 Terpene Aldehyde 성분이 풍부해 염증을 억제하고 통증을 완화하는 진통 및 소염 효과가 뛰어나다. 단, 테르펜 알데하이드는 피부 자극을 유발할 수 있으므로 원액을 피부에 직접 바르기보다는 캐리어 오일이나 알로에베라 젤 등에 희석해 사용하는 것을 추천한다. 알레르기가 있거나 가족력이 있다면 극소량을 피부 패치 테스트 후 사용하는 것이 좋다. 또한, 국제향료협회IFRA 및 유럽연합EU 규정에 따라 레몬 버베나 오일은 광독성이 확인된 오일로 사용 후 햇빛에 최대한 노출되지 않도록 주의해야 한다.

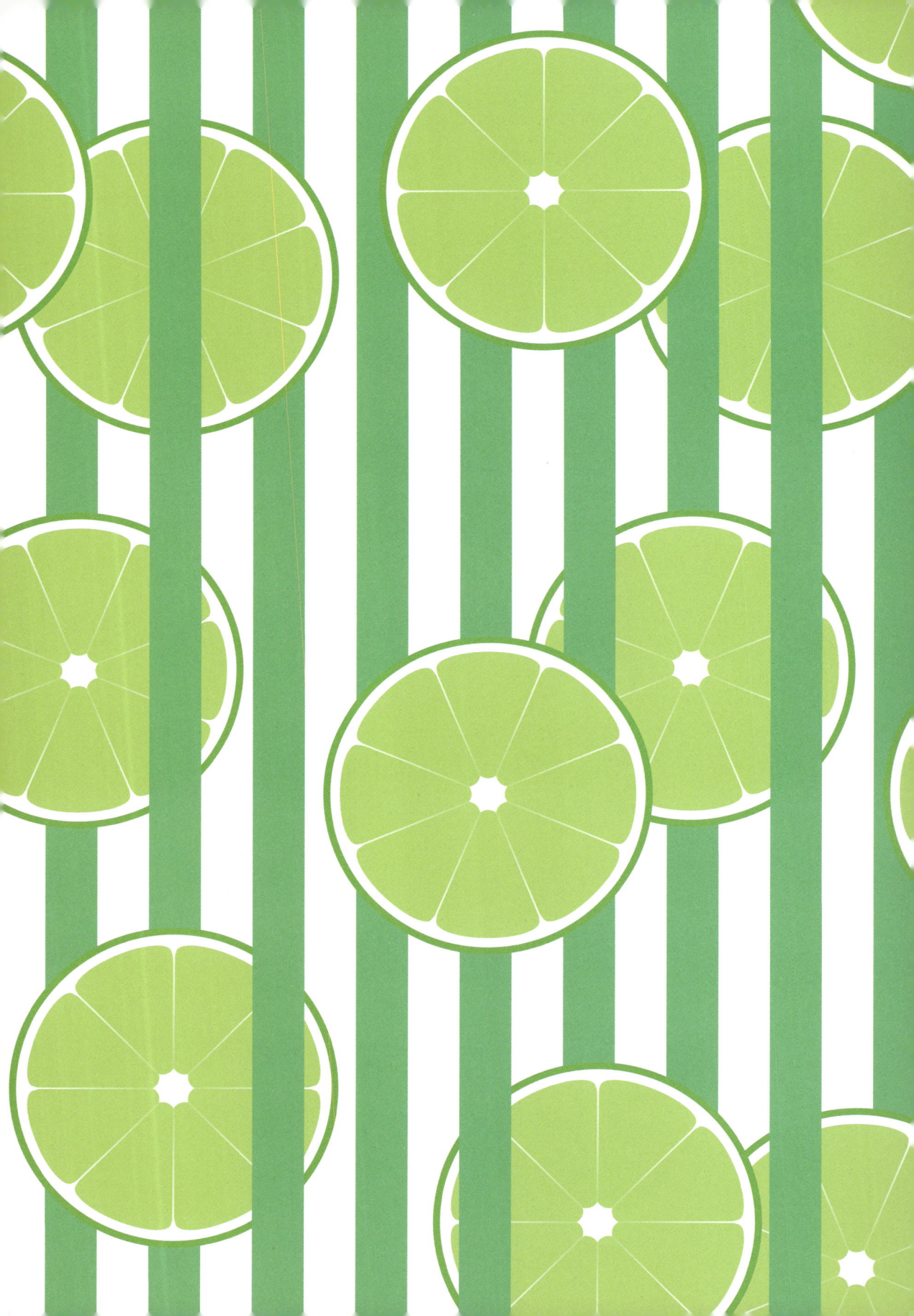

Lime

라임
상큼하고 달콤한 녹색 열매

Plants

라임은 녹색을 띠고 강한 신맛이 나는 열매이다. 라임은 다른 귤 속에 비해 성장이 느리며 덜 익은 레몬과 비슷하게 생겼지만 단맛이 적고 신맛을 넘어 쓴맛이 느껴지는 것이 특징이다. 라임의 원산지는 인도 북부와 미얀마 인접 지역으로, 현재는 전 세계 여러 지역에서 다양하게 재배되고 있다. 라임은 식재료는 물론 화장품, 아로마테라피 등 다양한 분야에서 널리 사용된다.

Classification

라임은 여러 종류와 품종으로 나뉘며, 그중에서 가장 널리 알려진 종류는 키 라임 *Citrus aurantifolia*, 페르시아 라임 *Citrus × latifolia*, 카피르 라임 *Citrus hystrix* 등이 있다. 키 라임은 페르시아 라임보다 크기가 작고 껍질이 얇으며 표면이 매끈한 것이 특징이다. 멕시코와 동남아시아에서 주로 생산되는 이 라임은 추위에 약하며 신맛이 강하고 향이 풍부해 요리에 자주 사용된다. 타히티 라임이라고도 불리는 페르시아 라임은 씨가 없다는 것이 큰 특징이다. 열매가 크고 껍질이 두꺼우며 신맛이 비교적 약해 맛이 강하지 않은 요리에 활용된다. 마지막으로 카피르 라임은 껍질 표면이 울퉁불퉁하고 신맛이 강하다. 특히 잎에서 강한 향이 나 과육보다 잎을 요리에 많이 활용한다. 이처럼 라임은 품종에 따라 크기, 맛, 활용법이 다양하며 지역에 따라 선호하는 품종이 다르다.

History

라임은 아랍 상인들의 무역을 통해 인도를 거쳐 지중해 지역과 아프리카로 전해졌고, 십자군 전쟁을 계기로 유럽 전역에 알려지게 됐다. 라임의 상큼한 과즙은 다양한 방식으로 활용됐으며, 특히 음료로 만들어 마시는 경우가 많았다. 19세기 영국 해군은 괴혈병을 예방하기 위해 라임 주스를 선원들에게 나누어 주었으며, 물에 희석한 럼주에 라임과 레몬을 섞은 '그로그Grog'를 매일 선원들에게 보급하며 괴혈병 예방과 치료에 활용했다. 당시 존재했던 영국 해운법에는 소금에 절인 식량을 사용한 지 10일이 지나면 선원들에게 라임 주스나 식초를 제공해야 한다는 규정이 포함될 정도로, 장기간 항해에서 라임은 비타민 C 보충제로 중요한 역할을 했다.

Food

라임 하면 가장 먼저 떠오르는 것은 멕시코의 대표 맥주 브랜드인 코로나Corona다. 코로나 맥주에 상큼한 맛을 더해주는 라임을 추가하면 맥주의 풍미가 강화되어 더욱 부드럽고 깔끔한 맛을 즐길 수 있다. 또한 라임을 이용한 클래식 칵테일로는 '마가리타'가 있다. 전 세계적으로 유명한 이 칵테일은 잔 테두리에 라임즙을 묻힌 뒤 소금을 입혀 마시는 것이 특징으로 상큼한 맛과 짭짤한 풍미가 어우러져 독특한 맛을 자랑한다. 향과 맛이 짙은 라임은 술 외에도 다양한 음식에 활용되는데 신맛을 선호하는 베트남 사람들은 쌀국수나 분짜 등 요리에 신맛을 더하기 위해 라임을 곁들이거나 차로 만들어 마시기도 한다. 태국 요리에는 카피르 라임의 잎을 주요 향신료로 사용한다.

Perfume

라임은 레몬에 비해 조금 더 날카롭고 건조한 향이 특징이며, 주로 상큼한 계열의 향수에서 많이 사용된다. 조 말론JO MALONE의 새로운 브랜드인 조 러브스JO LOVES의 '망고 타이 라임Mango Thai Lime', 겔랑GUERLAIN의 '아쿠아 알레고리아 리몬 베르드 오 드 뚜왈렛Aqua Allegoria Limon Verde Eau de Toilette', 샤넬CHANEL의 '파리 도빌Paris Deauville' 등의 향수에 사용됐다.

Aromatherapy

라임 오일은 생산 방식에 따라 두 가지 종류로 나뉜다. 하나는 껍질을 압착해 얻는 압착 에센스, 다른 하나는 껍질을 수증기 증류 방식으로 추출한 에센셜 오일이다. 이 두 방식은 생산 과정이 다르기 때문에 함유된 화학 성분에도 약간의 차이가 있다. 특히, 수증기 증류 방식으로 생산한 에센셜 오일에는 광독성을 유발하는 베르가모틴Bergamotene이 함유되어 있지 않아, 햇빛에 노출되더라도 광독성의 우려 없이 안전하게 사용할 수 있다. 다만 미묘하게 향의 차이가 있는데 압착 방식으로 생산된 라임 에센스 오일에서 조금 더 신선한 향이 난다. 두 라임 오일은 시트러스 계열의 오일로 리모넨Limonene 성분이 풍부해 소화계 미세혈관의 순환을 촉진하는 데 도움을 준다. 소화가 잘 안되거나 속이 불편할 때 페퍼민트, 바질 등의 에센셜 오일과 캐리어 오일을 함께 섞어 복부에 마사지하면 도움이 된다. 또한 라임 오일은 뛰어난 항균 효과가 있어 티 트리나 레몬 등 다른 항균성 오일과 블렌딩해 침구류나 주방 배수구 등 위생 관리가 필요한 공간을 소독하는 데에도 활용할 수 있다.

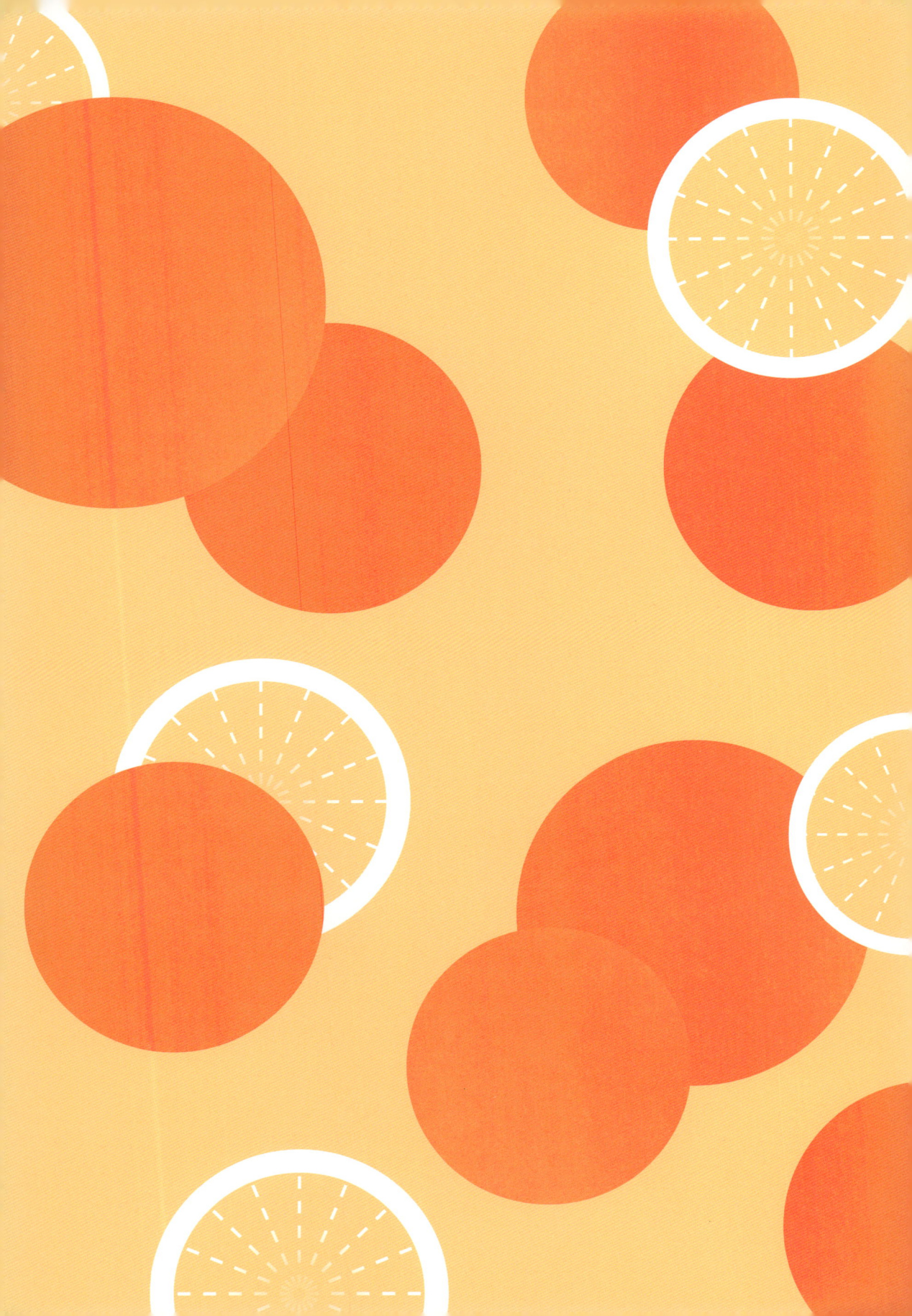

Mandarin

만다린
불안을 완화하는 상큼한 향

Plants

만다린은 4~6m까지 자라는 나무로 흰색 꽃이 피며 열매의 껍질이 얇고 쉽게 벗겨지는 것이 특징이다. 일반적으로 만다린을 귤로 혼동하기 쉽지만 만다린의 학명은 *Citrus reticulata*, 혹은 *Citrus nobilis*이고, 귤의 학명은 *Citrus unshiu*로 귤이 만다린류에 속하긴 해도 서로 다른 종이다. '만다린'이라는 영어 이름은 인도 고대 언어인 산스크리트어로 고위 관직을 뜻하는 '만트린Mantrin'에서 유래됐다. 이는 포르투갈인들이 중국의 관리들이 입던 옷이 주황색인 것에 착안해 사용한 것이라 전해진다. 만다린의 원산지는 중국 남서부 윈난, 북부 미얀마 일대이며 19세기 초 유럽으로 소개된 이후 현재는 전 세계적으로 재배되고 있다. 특히 지중해 연안, 스페인, 이탈리아, 미국의 플로리다에서 주로 생산된다. 한편 2014년에는 감귤류의 유전체에 대한 연구 결과가 과학 학술지 《Nature》에 발표됐는데, 이 연구에 따르면 감귤류의 기원은 중국 남서부의 윈난성, 미얀마, 인도 북동부의 히말라야 일대로 추정된다. 이후 감귤류는 동쪽, 서쪽, 남쪽으로 퍼져 나가 각각 만다린, 시트론, 포멜로로 진화한 것으로 밝혀졌다.

History

만다린은 수천 년 전부터 중국 전통 의학에서 사용되어 온 오랜 역사를 지니고 있다. 중국에서는 만다린 껍질을 말린 것을 '첸피陈皮 Chenpi'라고 부르는데 이는 시간이 지나 숙성될수록 맛과 효능이 향상된다. 첸피는 비장과 폐를 보호하고 위장 기능을 강화하는 성질이 있으며 기관지를 자극해 가래 배출을 돕는다. 주로 따뜻한 물에 우려 차로 마시거나 디저트, 요리에 활용한다. 우리나라 역시 귤껍질을 말려 소화기, 호흡기, 피부 등 다양한 용도로 사용해 왔다. 《동의보감》에 따르면 귤 껍질은 가슴에 뭉친 기氣를 풀어주고 음식의 풍미를 높이며 소화를 돕고 설사, 가래, 기침, 구역질을 멎게 하는 효과가 있다고 기록되어 있다. 조선 시대에는 감귤이 매우 귀한 과일이었기에 12월 제주도에서 감귤이 진상되면 '황감제'[4]라고 하는 특별 과거 시험이 열리기도 했다.

Aromatherapy

만다린 에센셜 오일은 특유의 상큼하고 달콤한 향기가 특징으로 사람들에게 활력을 주고 기분을 상쾌하게 만들어준다. 다른 시트러스 계열의 오일과 마찬가지로 모노테르펜Monoterpene 성분인 리모넨Limonene이 70~80% 정도 함유되어 있는데, 이 성분은 신경 진정과 이완에 탁월한 효능이 있어 불면증이나 불안 완화에 도움을 준다. 또한, 이 성분은 소화계의 혈액 순환을 촉진하여 복통이나 복부 팽만, 소화 불량에 효과가 있다. 이때 페퍼민트, 로즈메리, 진저, 블랙 페퍼 에센셜 오일과 함께 블렌딩하면 더욱 강력한 시너지 효과를 낼 수 있어, 함께 사용하는 것을 추천한다. 향이 친숙하고 부드러워 어린이나 아로마테라피를 처음 접하는 사람에게도 추천하는 오일이지만 원액을 그대로 피부에 바르면 자극이 될 수 있으므로 캐리어 오일이나 알로에베라 젤 등에 희석해 사용해야 한다.

---

[4] 주로 감귤이 진상되는 10~2월 사이에 집중적으로 실시된 시험으로 조선 시대 제주에서 진상한 귤을 성균관과 사학四學의 유생들에게 나누어주고 시험을 치르게 했다.

May Chang

메이 창
레몬은 아니지만 레몬을 품은 나무

Plants

메이 창은 이름에서 알 수 있듯 중국이 원산지인 작은 관목으로 후추 크기의 작은 열매를 맺는다. 이 열매는 처음에는 초록색이지만 익으면서 점차 검게 변하는 것이 특징이다. 꽃은 3~4월경에 피고, 열매는 8~9월에 수확한다. 메이 창은 인도네시아, 말레이시아, 대만, 인도 등 열대 및 아열대 지역에서 주로 자라며 열매에서 에센셜 오일을 추출한다. 메이 창은 레몬 향과 비슷하지만 더 진하며, 약간의 꽃 향과 풀 향이 어우러진 부드럽고 달콤한 레몬 향이다. 메이 창의 학명은 *Litsea cubeba*로 종명 **Cubeba**는 식물의 열매가 쿠베브 후추Cubeb Pepper와 비슷하게 생겨 붙여진 이름이다. 중국에서는 '산후추'라고도 불리며 에센셜 오일 최대 수출국 역시 중국이다. 현재 전체 생산량의 70% 이상이 영국, 미국, 프랑스 등으로 수출되고 있다.

History

메이 창은 오랜 시간 동안 중국, 태국, 베트남 등 아시아 지역에서 약용으로 사용되어 왔으며 열매, 뿌리, 잎 등 다양한 부위를 골고루 활용했다. 메이 창의 열매는 중국, 대만, 인도네시아 등에서 진통제, 혈액 순환 촉진, 천식 치료, 설사, 복부 팽만감 등의 증상을 완화하는 데 사용됐으며, 뿌리는 감기 증상, 위통, 두통, 관절 통증 등 주로 통증 완화에 쓰였다. 잎은 혈액 순환 촉진과 지혈뿐만 아니라 곤충이나 뱀에 물렸을 때 치료 목적으로 이용했다고 한다.

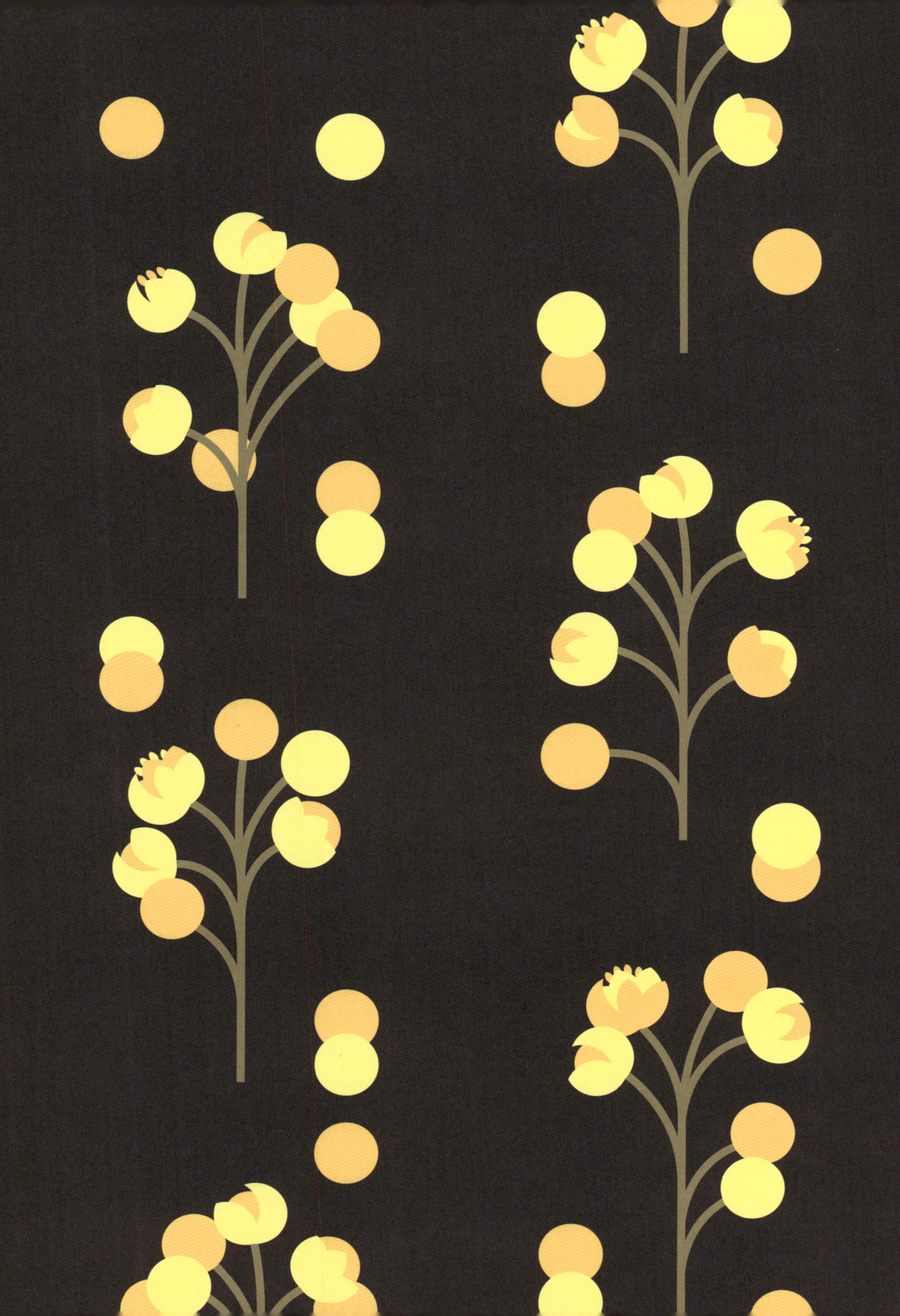

Aromatherapy

메이 창 에센셜 오일은 테르펜 알데하이드Terpene Aldehyde에 해당하는 네랄Neral, 제라니알Geranial 성분이 70% 이상으로 풍부하게 함유되어 있다. 이 성분들은 여드름, 불면증 등에 효과가 좋고 곰팡이를 효과적으로 제거할 수 있는 살진균 효과가 있어 피부 및 손발톱 곰팡이 감염 등에 많이 사용한다. 메이 창의 우아한 레몬 향은 몸과 마음을 진정시켜주는 효능이 있어, 만성적인 불안과 우울증 개선 등 심리적 치료 목적으로도 활용된다. 다만 테르펜 알데하이드 성분이 풍부한 메이 창 오일 원액을 그대로 피부에 바르면 자극이 있을 수 있어 피부에 적용할 때는 1:1 정도로 캐리어 오일, 알로에베라 젤 등에 희석해 사용하는 것이 좋다. 또한 민감성 피부라면 사용 전 패치 테스트를 진행한 후 사용하는 것을 추천한다.

Petitgrain

페티그레인

향을 품은 '작은 씨앗'

Plants

페티그레인은 하나의 식물이 아니라 비터 오렌지Citrus aurantium var. amara 나무의 잎과 작은 가지에서 추출한 에센셜 오일을 말한다. 페티그레인이라는 이름은 프랑스어로 '작다'는 뜻의 Petit와 '종자', '씨앗'이라는 뜻의 Grain에서 유래됐는데 이는 과거에 어린 열매에서 오일을 추출하던 전통적인 방식에서 비롯된 명칭이다. 또한 프랑스어로 비터 오렌지를 뜻하는 단어인 비거레이드Bigarade를 붙여 페티그레인 비거레이드라고도 부른다. 페티그레인 에센셜 오일은 파라과이, 인도, 아르헨티나, 과테말라 등에서 생산되며 2024년 기준으로 파라과이가 가장 많은 오일을 수출한다. 한편 비터 오렌지에서 추출되는 또 다른 에센셜 오일로 '네롤리Neroli'가 있다. 비터 오렌지 꽃에서 추출되는 네롤리가 섬세한 꽃의 향이 느껴진다면 페티그레인의 향은 시트러스 향에 허브 향이 어우러진, 건조하면서도 화려하지 않은 느낌이다. 시간이 지날수록 향이 깊어지고 매력적으로 느껴지는 특징이 있다.

History

페티그레인 에센셜 오일을 처음 증류한 사람은 프랑스의 식물학자 벤야민 발란사Benjamin Balansa이다. 그는 비터 오렌지가 잘 자라는 환경이었던 파라과이에 정착해 1878년 비터 오렌지나무에서 네롤리와 페티그레인 오일을 생산한다. 그가 이 오일을 유럽으로 가져오면서 유럽, 특히 프랑스와 이탈리아에서 큰 인기를 얻었으며, 이후 향수의 주요 성분으로 활용됐다. 20세기 초, 조향사들은 신선하고 상쾌한 향을 더하기 위해 남성 향수에도 페티그레인 향을 사용하기 시작했다. 이후 페티그레인은 다양한 향수와 방향제에 빠질 수 없는 필수 향료로 자리잡았다.

Perfume

페티그레인의 건조하면서도 강한 향은 향수에 종종 사용된다. 대표적으로 아쿠아 디 파르마ACQUA DI PARMA의 '시프레소 디 토스카나Cipresso di Toscana', 조 말론JO MALONE의 '오스만투스 블로썸Osmanthus Blossom', 바이레도BYREDO의 '팔레르모Palermo' 등이 페티그레인이 들어간 향수이다.

Petitgrain vs Neroli

페티그레인와 네롤리는 비터 오렌지 식물에서 각각 추출된 에센셜 오일이다. 같은 식물에서 생산되지만, 추출 부위가 다르기 때문에 향, 화학 성분, 기능에서 차이가 있다. 페티그레인은 에스테르Ester, 모노테르펜 알코올Monoterpene Alcohol이 풍부해 경련 및 염증을 억제하는 용도뿐만 아니라 심리적, 정서적 진정 작용도 돕는다. 네롤리는 모노페르펜 알코올과 모노테르펜Monoterpene이 풍부해 피부를 진정시키거나 정서적, 심리적 케어 용도로도 많이 사용한다.

Aromatherapy

페티그레인 에센셜 오일은 에스테르 성분인 리날릴 아세테이트Linalyl Acetate가 50% 이상 함유되어 있으며 모노테르펜 알코올 계열인 리날룰Linalool과 제라니올Geraniol 성분도 30% 이상 함유되어 있다. 이러한 주요 성분들은 근육 경련, 특히 소화기 근육 경련과 천식 증상 완화에 효과적이다. 또한 페티그레인 오일은 신경 안정에도 탁월한 효능이 있어 스트레스, 불안, 수면 장애 완화에도 유용하다. 시트러스 계열 오일과 블렌딩해 사용하면 향뿐만 아니라 기능적인 시너지 효과도 얻을 수 있는데, 특히 베르가모트, 네롤리, 스위트 오렌지, 라벤더, 파촐리 등과 잘 어울린다.

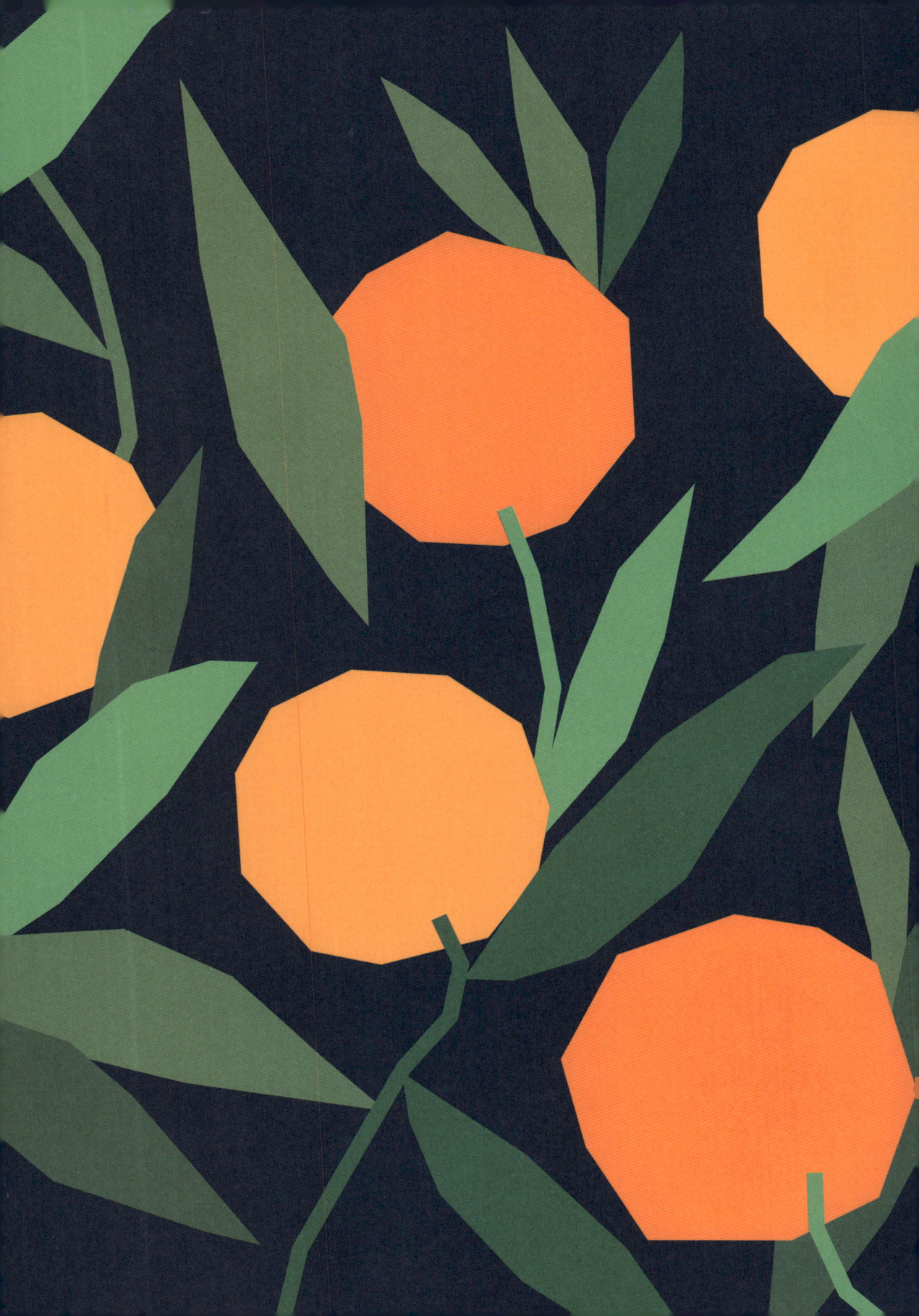

Sweet Orange

스위트 오렌지
기쁨을 주는 향

Plants

스위트 오렌지의 학명은 *Citrus × sinensis*이며 여기서 종명 Sinensis는 라틴어로 '중국에서 온'이라는 뜻으로 스위트 오렌지의 원산지를 나타낸다. 현재는 주로 지중해 및 열대 기후 지역에서 재배되며, 온화한 겨울과 더운 여름을 가진 지역에서 고품질의 스위트 오렌지가 생산된다. 이 열매는 과즙이 풍부하고 달콤해 생과로 먹기 좋을 뿐만 아니라, 요리와 주스 또는 에센셜 오일로도 활용된다. 세계 최대 스위트 오렌지 수출국은 브라질이며, 2위는 미국 플로리다주가 차지하고 있다. 과육이 아닌 껍질을 압착하여 추출되는 스위트 오렌지 에센셜 오일은 남녀노소 누구에게나 사랑받는 향기로 유명하다. 기분을 좋게 하는 특유의 향 덕분에 '행복을 주는 오일'로도 불린다.

Classification

오렌지는 감귤류에 속하는 열매 중 하나로, 감귤류에는 밀감, 레몬, 라임, 유자 등 2천여 종 이상의 다양한 품종이 있다. 오렌지 역시 품종이 다양한데 대표적으로 스위트 오렌지, 비터 오렌지 *Citrus aurantium*, 블러드 오렌지 *Citrus sinensis var. sanguinea*, 그리고 기타 교배종 등이 있다. 스위트 오렌지는 달콤한 맛과 풍부한 비타민 C 덕분에 인기가 높아 샐러드, 디저트, 메인 요리에 다양하게 활용된다. 반면, 비터 오렌지는 쓴맛과 신맛이 강해 생으로 먹지 않고 가공해 사용하며, 블러드 오렌지는 과육이 붉고 독특한 맛과 향이 나 생으로 먹거나 주스로 사용된다.

History

감귤류는 800만 년 전 히말라야 산맥 남동부와 인도 아대륙에서 기원했으며, 이후 동남아시아, 중국 중남부, 미얀마를 거쳐 전 세계로 퍼져 나갔다. 기원전 2세기경의 문헌에서도 중국에서 오렌지를 재배한 기록이 발견될 정도로, 오렌지는 매우 오래된 역사를 지닌 과일이다. 또한, 고대부터 건강과 치유의 상징으로 여겨졌으며, 중국에서는 다양한 의학 처방에 활용됐다. 특히 말린 오렌지의 껍질은 소화 불량, 경련 완화, 기침이나 감기와 같은 호흡기 질환 치료에 사용됐으며, 변비와 산통 완화에도 효과가 있다고 여겨졌다. 아메리카 대륙에는 1493년 크리스토퍼 콜럼버스Christopher Columbus가 감귤류를 처음 전파했으며, 1500년대 중반 스페인의 탐험가 후안 폰세 데 레온Juan Ponce de Leon과 에르난 코르테스Hernan Cortes가 플로리다의 세인트 오거스틴 주변에 최초의 오렌지나무를 심었다.

Color

'오렌지색' 하면 떠오르는 두 가지가 있다. 바로 '오렌지 군단'으로 불리는 네덜란드 축구팀과 패션 브랜드 에르메스HERMÈS이다. 먼저 네덜란드 축구팀이 '오렌지 군단'이라는 별칭을 얻게 된 이유는 네덜란드의 역사와 깊은 연관이 있다. 16세기, 네덜란드는 당시 강대국이었던 스페인의 식민 지배를 받고 있었다. 스페인의 국왕 펠리페 2세Felipe II는 최강의 무적함대를 앞세워 권력을 강화하기 위해 개신교를 박해하는 정책을 펼쳤다. 16세기 네덜란드는 스페인의 종교 탄압에 맞서 독립 전쟁을 벌였고, 이를 이끈 오라녜 공 빌럼 1세Willem van Oranje는 암살됐지만 그의 죽음은 국민의 저항 의지를 불러 일으켰다. 이후 오라녜 가문은 네덜란드 독립의 상징이 됐으며, 현재 국왕 역시 이 가문의 후손이다.

오렌지색은 네덜란드에서 자유와 독립을 위해 싸운 오라녜 가문을 상징하며, 오늘날에는 네덜란드를 대표하는 색이 됐다. 또한 에르메스의 선명한 오렌지색 박스 역시 역사적인 배경을 지니고 있다. 이 상자는 제2차 세계 대전 이후 물자 부족으로 인해 우연히 탄생했다. 원래 에르메스 상자는 크림색이었으나, 전쟁으로 물자가 부족해지자 1942년에 오렌지색 박스가 대안으로 등장하게 된다. 당시에는 오렌지색이 인기가 없었지만, 제품 생산에 차질을 빚을 수 없던 에르메스는 결국 오렌지색 박스를 공급받기로 한다. 시간이 지나면서 오렌지색 박스는 에르메스를 대표하는 상징적인 이미지로 자리잡았다.

Aromatherapy

스위트 오렌지 에센셜 오일은 모노테르펜Monoterpene 성분인 리모넨Limonene이 90% 이상 풍부하게 함유되어 있어 균을 억제하는 항균 효과가 뛰어나다. 이를 디퓨저로 발향하면 공기 중의 세균을 억제하고 공간을 소독하는 데 도움이 된다. 또한 캐리어 오일에 희석해 복부에 바르면 소화를 돕고 변비나 헛배부름 완화에도 효과적이다. 스위트 오렌지 오일의 상큼한 향은 스트레스를 완화하고 불안을 해소해 불면증과 우울감, 수면 장애에도 도움을 줄 수 있다. 다른 시트러스 계열의 오일과 달리 광독성이 없을뿐만 아니라 어린이나 반려동물이 사용할 수 있을 정도로 안전한 오일이라 아로마테라피 분야에서 활용도가 높다. 다만 스위트 오렌지 오일을 피부에 적용할 때는 피부 자극이 있을 수 있으므로, 캐리어 오일에 희석해 사용하는 것을 추천한다.

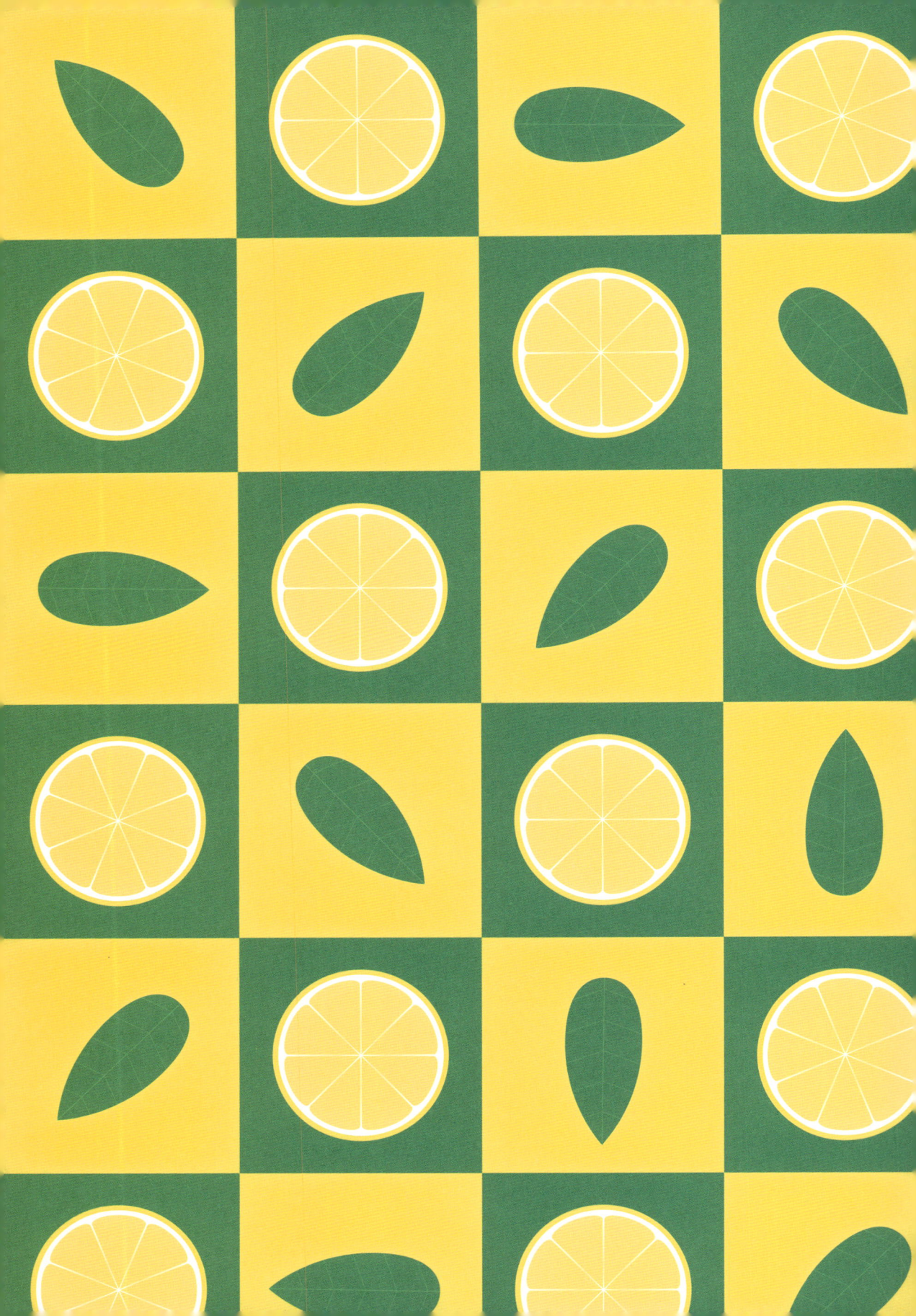

Yuja

유자
겨울에 피어나는 달콤쌉쌀한 향

Plants

귤에 비해 신맛이 강하고 껍질이 두꺼운 유자의 학명은 *Citrus junos* 'Tanaka'이다. 영어 이름은 유주Yuzu로, 한때 우리나라에서도 유자를 유주로 표기했으나, 2011년 이후 한글 명칭인 유자Yuja로 변경됐다. 일본에는 유자를 활용한 독자적인 문화가 형성되어 있으며 품종 또한 다양해 유자의 원산지로 오해하기 쉽다. 특히 우마지와 키타가와라는 유자 마을이 유명한데, 이 두 마을에는 300년 이상 된 유자나무가 존재한다. 그러나 실제 유자의 원산지는 중국과 티베트 지역이다. 약 천 년 전 신라 시대에 당나라를 통해 한반도로 전해졌으며, 이후 일본에 소개됐다. 한국에서는 고려 시대부터 유자가 사용된 것으로 추정되지만, 고대 문헌에 정확한 명칭이 등장하지 않다가 조선 시대 문헌에서 처음으로 '유자柚子'라는 이름이 사용된다.

유자는 생육 환경이 까다로운 작물로, 연평균 기온이 섭씨 14°C 이상, 최저 기온이 영하 9°C 이하로 내려가면 생육이 어렵다. 또한 연간 일조량이 2,400시간 이상이어야 한다. 한국에서는 전남과 경남의 남해안 일대, 그리고 제주도에서 주로 재배되며, 원산지인 중국보다 한국과 일본에서 생산된 유자의 품질이 더 우수한 것으로 알려져 있다.

History

유자는 조선 시대 왕실 잔치, 외국 사신 접대, 신하에게 내리는 하사품, 그리고 국가 제사인 종묘 제례에 사용될 만큼 귀한 과일로 여겨졌다. 《동의보감》에 따르면 유자는 맛이 달고 독이 없는 과일로, 위장의 나쁜 기운을 없애고, 술독을 풀어주며 구취를 제거하는 효능이 있다고 기록되어 있다. 명나라 시대에 기록된 《본초강목》에는 유자가 소화를 돕고, 위와 장의 독소를 배출하며 유자 껍질은 기氣의 흐름을 원활하게 해 몸을 가볍게 만든다고 평가했다. 게다가 유자는 비타민 C와 무기질, 구연산이 풍부해 피로 회복은 물론 소화 촉진, 감기 예방에도 사용됐다. 일본에서는 에도 시대부터 겨울철 건강 관리와 감기 예방을 위해 동짓날 유자로 목욕을 하는 풍습이 있다. 이 풍습은 일본어에서 동지와 온천 요법의 발음이 같아 유래됐다고 한다.

Food
우리나라에서는 유자의 껍질과 과육을 설탕이나 꿀에 절여 만든 유자청을 따뜻한 음료로 즐기거나, 베이킹, 아이스크림 등 다양한 디저트에 활용한다. 또한 조선 시대 궁중 후식 중 하나였던 '유자 단지'도 전해진다. 이는 유자의 속을 파내고 그 안에 밤과 말린 대추 등을 잘게 썰어 넣어 만든 음식으로 상큼한 향이 매력적일 뿐 아니라 쌀쌀한 겨울철에 몸을 따뜻하게 해준다. 일본에서는 유자가 기름진 음식과 함께 곁들이는 '폰즈 소스'의 주재료로 쓰이며, 어패류나 야채를 새콤하게 무치는 초무침 요리인 '스노모노'에도 활용된다.

Aromatherapy
유자 에센셜 오일은 아직 아로마테라피에서 널리 사용되지는 않지만, 상큼하면서도 싱그러운 그린 노트를 지녀 고급스러운 향으로 평가된다. 이러한 향은 불안이나 스트레스, 우울증 완화에 도움을 주며 심신을 안정시키는 데 효과적이다. 또한 이 오일은 항균 및 항바이러스 효과가 있으며 면역력 강화에 도움을 준다. 특히 겨울철에 디퓨저로 사용하면 공기 중의 바이러스나 박테리아를 줄여 공간을 깨끗하게 정화하는 효과가 있다.

Medicinal

Celery

Cistus

Everlasting

German Chamomile

Lemongrass

Mastic

Palmarosa

Patchouli

Roman Chamomile

Wintergreen

Celery

셀러리
독특한 향, 뛰어난 디톡스

Plants

우리나라에서는 미나리와 비슷해 '양미나리'라고 불리는 셀러리는 그리스에서 '셀러리'를 뜻하던 Selinon에서 파생됐다. 셀러리의 학명은 *Apium graveolens*로 속명인 Apium은 라틴어에서 '파슬리'와 '셀러리'를 가리키던 식물의 이름에서 유래했으며, 종명인 Graveolens는 '무거운', '강한'이라는 뜻의 Gravis와 '냄새가 나는'이라는 뜻의 Olens이 결합된 단어로 식물의 강한 향을 잘 표현하고 있다. 습한 환경을 좋아하는 셀러리는 수분이 충분히 유지되는 서늘한 반그늘에서 잘 자란다. 지중해와 중동 지역에서 유래된 셀러리는 현재 인도를 비롯해 프랑스와 네덜란드, 헝가리, 중국 등 아시아와 유럽 지역에서 널리 재배되며, 주로 인도와 프랑스에서 셀러리 에센셜 오일이 생산된다.

History

고고식물학에 따르면 셀러리는 기원전 9세기와 기원전 7세기경, 에게해 사모스섬의 무덤에서 발견될 만큼 역사가 오래됐다. 고대 그리스와 로마를 거쳐 중세 유럽과 중동 지역에 이르기까지 광범위하게 사용됐다. 고대 그리스에서는 바다의 신 포세이돈을 기리기 위한 체육·음악 경연 축제인 이스트미안Isthmian 게임에서 우승자에게 '셀리논Selinon'이라 불리는 야생 셀러리 화환이 수여됐다. 이후 고대 로마 시대로 접어들면서 셀리논 화환은 소나무 화환으로 바뀌게 된다.

디오스코리데스Dioscorides는 《약물지De Materia Medica》에서 셀러리가

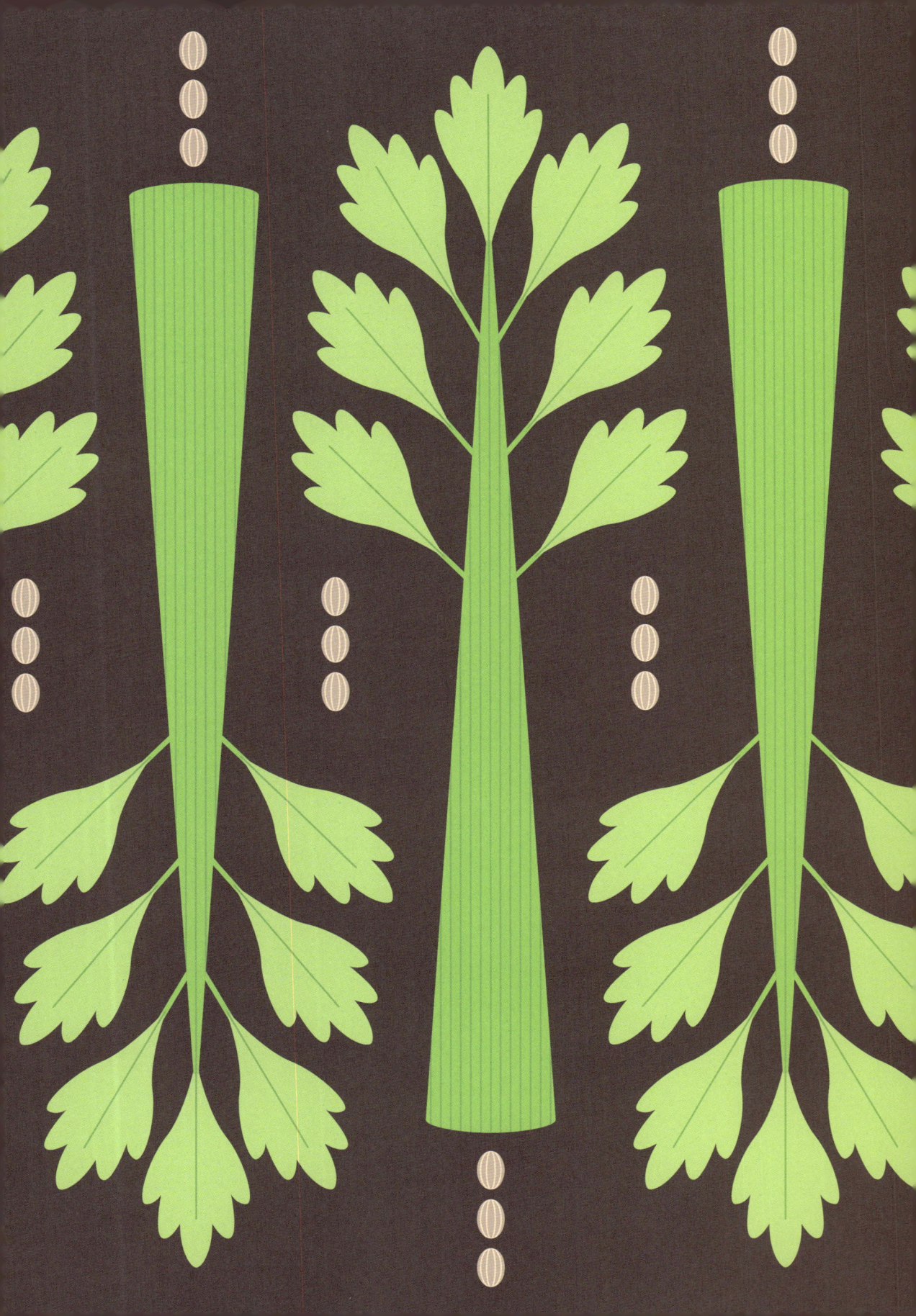

눈의 염증과 속쓰림을 완화하고 소변의 양을 증가시키는 이뇨 효과가 있으며, 특히 씨앗은 뱀에게 물렸을 때 도움이 된다고 기록했다. 중세 독일의 수녀이자 약초학자였던 힐데가르드 폰 빙엔Hildegard von Bingen은 관절염으로 고통받는 사람들에게 셀러리를 가루로 갈아 복용하기를 추천했다. 이처럼 셀러리는 오랜 시간 약용으로 활용됐으며 특유의 향 덕분에 향신료로 활용됐다. 그러다 이후 17세기~18세기에 품종이 개량되면서 샐러드용 채소로도 사용되기 시작했다.

Perfume

셀러리 특유의 독특한 향은 세다네올리드Sedanenolide, 3-n-부틸프탈라이드3-n-butylphthalide, 세다올리드Sedanolide와 같은 프탈라이드Phthalide에서 기인한다. 향수 원료로 많이 쓰이지는 않지만 프랑스의 니치 향수 브랜드 메트르 파르퓌뫼르 에 강띠에Maître Parfumeur et Gantier는 '그랑 드 플레지Grain de Plaisir'에 셀러리 시드, 레몬, 머틀, 라벤더, 베티베르, 샌달우드 등을 사용했다. 1999년에 출시돼 지금까지 사랑받는 엘리자베스 아덴Elizabeth Arden의 '그린티Green Tea' 향수에도 셀러리 시드가 향료로 쓰인다.

Food

셀러리는 프랑스에서 수프와 육수, 소스, 스튜용으로 사용하는 전통적인 허브 묶음 '부케 가르니Bouquet Garni'에 들어간다. 부케 가르니에는 다양한 조합이 있지만 셀러리 줄기를 넣으면 육수에 달콤한 맛이 더해진다. 프랑스 요리에서 육수의 기본이 되는 '미르푸아Mirepoix'에도 양파, 당근, 셀러리가 쓰인다. 미르푸아는 양파와 당근의 단맛에 셀러리가 향미를 더해 주는 양념으로, 미르푸아 공작Duc de Lévis-Mirepoix이 자신의 이름을 붙이면서 유래했다.

Aromatherapy

셀러리에서 에센셜 오일을 추출하는 부위는 씨앗이기 때문에, 셀러리 시드 에센셜 오일이라 부른다. 이 오일에는 디톡스 효과가 뛰어난 프탈라이드Phthalide 성분이 10% 이상 함유되어 있다. 프탈라이드 성분이 함유된 오일로는 셀러리와 향이 비슷한 러비지 루트Lovage Root 에센셜 오일이 있다. 셀러리 시드 오일의 프탈라이드 성분은 간이나 신장 기능이 저하되어 있을 때 블렌딩해 사용하는 것을 추천하며 피부의 색소 침착을 완화해주고 식욕을 돋우고, 구취 제거에 활용할 수 있다.

Cistus

시스투스
시시각각 변하는 달콤한 가죽의 향

Plants

시스투스는 바위 틈에서 자생하는 작은 관목으로 '바위에 피는 장미'라는 뜻의 '락로즈Rockrose'라는 별명이 있다. 시스투스는 종에 따라 45cm에서 최대 2m까지 자라며, 잎은 창과 같이 뾰족한 형태를 하고 있다. 시스투스의 독특한 점은 잎과 가지에서 끈적한 수지가 분비된다는 것이다. 이를 '랍다넘Labdanum'이라 부르는데 더운 여름에 탈수를 방지하기 위해 식물 스스로가 만들어낸 일종의 '방어구'다. 바로 이 수지에서 시스투스의 독특한 향이 탄생한다. 시스투스의 학명은 *Cistus ladanifer*로 속명 Cistus는 그리스어 Kistos에서, 종명 Ladanifer은 라틴어의 랍다넘을 의미하는 Ladanum에서 유래됐다. 지중해가 원산지인 시스투스는 현재 포르투갈, 프랑스 남부, 스페인, 북아프리카 등지에서 자라며, 건조하고 햇볕이 잘 드는 메마른 땅에서도 잘 자란다.

시스투스의 수지를 채취하려면 수지가 분비되는 잎 부분을 손으로 잘라 물에 넣고 끓인다. 이때 수지는 물 위로 떠오르며 분리된다. 이 수지를 건조시키면 바로 랍다넘 수지가 된다. 과거에는 염소나 양의 털에 시스투스의 랍다넘이 붙어있으면 이것을 빗질해 얻었다고 전해진다.

History

시스투스는 소화기 질환, 감기, 불안, 불면증, 피부 질환 등 다양한 증상에 폭넓게 사용된 식물로, 과거에는 보통 차나 추출물 형태로 섭취했다고 전해진다.

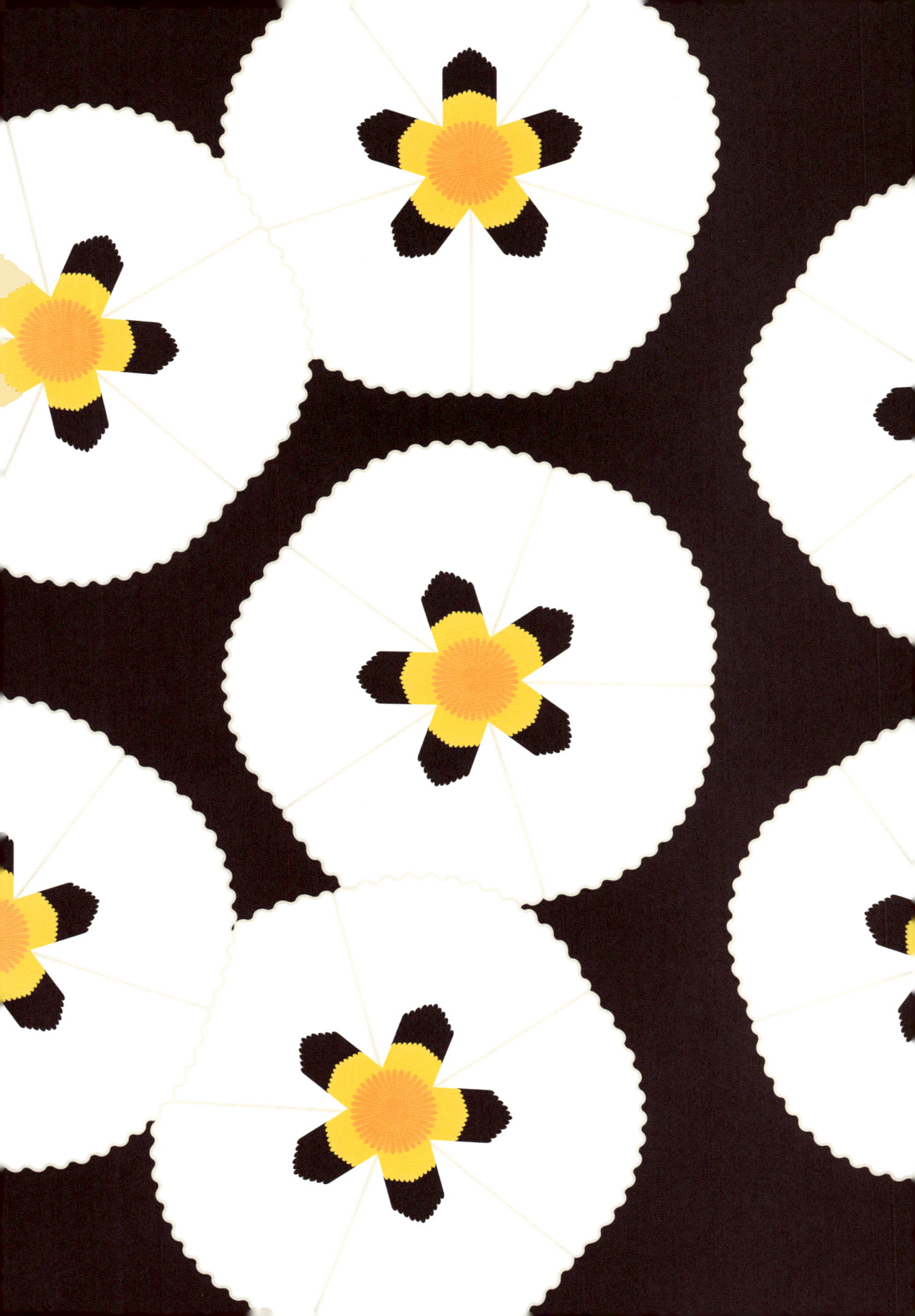

또한 성경에는 성스러운 향 중 하나인 소합 향Onycha이 언급되는데, 여기에 랍다넘이 원료로 사용됐을 거라 추정하는 학자들도 있다.

Fire

시스투스는 파이로파이트Pyrophyte[1]식물로 건조한 지중해 서부 지역에서 주로 자생하며 여러 식물들과 함께 밀도가 높은 곳에서 생활할 수 없는 특성을 지녔다. 따라서 주변 식물의 밀도가 높아지고 기온이 32℃ 이상 오르는 초여름이 되면 시스투스는 스스로 휘발성 오일을 생성한다. 이 오일은 사람의 신체 온도보다 낮은 35℃에서도 쉽게 인화될 수 있을 만큼 높은 휘발성을 지닌다. 자연 발화하는 식물이라 알려져있지만, 정확하게는 불을 기다리다가 한 번 불이 붙으면 활활 타오르며 주변 식물까지 태운다. 그럼에도 시스투스가 번성할 수 있는 이유는 꽃과 줄기는 불에 타 재가 되더라도 불에 견디는 내화성 씨앗을 가지고 있기 때문이다. 씨앗은 단단한 껍질에 싸여 오랜 시간 휴면 상태로 있다가 불이 나면 발아가 촉진되기도 한다. 이러한 생존 전략 덕분에 시스투스는 경쟁자가 없는 잿더미 상태에서 자생할 수 있는 식물이 됐다.

Perfume

시스투스는 고급 향수에 들어가며 향수 속 향을 고착시켜주는 역할을 하는 앰버그리스Ambergris를 대체할 수 있기 때문에 조향에서 중요한 원료로 다뤄진다. 앰버그리스는 향유고래의 장에서 생성되는 단단한 물질로 처음에는 불쾌한 냄새가 나지만 오랜 기간 바다를 떠다니며 햇빛, 공기, 바닷물에 노출되면 미묘하면서도 쾌적한 향으로 변한다. 다만 앰버그리스는 멸종 위기종인 향유고래에서 기인한 것으로 구하기 어려워 고가의 원료에 속하는데,

[1] 불에 타지 않고 잘 견디는 식물을 말한다.

시스투스가 이에 훌륭한 대체제가 된다.

벨 플레이버 & 프래그런스Bell Flavors & Fragrances의 수석 조향사인 피에르 누엔스Pierre Nuyens에 따르면 시스투스는 푸제르Fougère[2] 향과 잘 어울리며 새로운 향을 만들 수 있는 중요한 원료라고 평가한다. 시스투스가 사용된 향수는 조 말론JO MALONE의 '미드나잇 블랙 티Midnight Black Tea', 생텍쥐페리의 소설 《야간비행》에서 영감을 받아 만든 겔랑GUERLAIN의 '볼 드 뉘Vol de Nuit', 톰 포드TOM FORD의 '로즈 드 신Rose de Chine' 등이 있다.

Aromatherapy

시스투스 에센셜 오일의 향을 온전히 느끼기 위해서는 시간이 필요하다. 시스투스 오일을 묻힌 시향지를 옆에 두고 있으면 시간이 지날수록 변하는 향의 매력에서 헤어나오기 어려운데, 처음 맡으면 가죽 향이 느껴지고 시간이 지나면 달콤한 꽃 향이, 그 다음에는 다시 달콤한 가죽 향 그리고 시간이 더 흐르면 아주 옅지만 시원한 바다 향까지 느껴진다. 이러한 매력을 가진 시스투스 오일은 랍단-8-알파Labdan-8-Alpha, 15-다이올15-diol과 같은 디테르펜 알코올Diterpene Alcohol 성분이 함유되어 강력한 지혈 효과를 지닌다. 따라서 상처나 코피 등의 출혈에 사용할 수 있으며 욕창, 궤양, 피부 갈라짐 등의 상처 치유에도 효과적이다. 상처 치유에 좋은 에센셜 오일은 노화 피부에도 도움을 주는데, 라벤더나 프랑킨센스 에센셜 오일에 시스투스 오일과 재생을 돕는 로즈힙이나 항산화 기능이 있는 아르간 캐리어 오일을 섞어 블렌딩 해 사용하면 노화 방지에 효과적인 스킨케어 오일로 활용할 수 있다.

---

[2] 프랑스어로 푸제르는 '고사리'를 뜻하는데 양치 식물의 향은 아니고 라벤더와 같은 자연스러운 허브 향으로 시작해 건조한 건초 같은 향으로 끝나는 것이 특징이다. 우비강HOUBIGANT이라는 프랑스의 조향 회사에서 1882년 제작한 향수 푸제르 로얄Fougère Royale에서 유래한 향이다. 상쾌하면서도 남성적인 느낌을 주는 향으로 라벤더와 베르가못, 제라늄, 오크모스, 쿠마린 등이 잘 어우러진다.

Everlasting

에버라스팅
태양을 닮은 불멸의 식물

Plants

에버라스팅은 높이 60cm까지 자라는 국화과 관목으로 원가지에서 돋아난 작은 가지마다 노란 꽃이 피는 식물이다. 이 식물의 향은 달콤한 꿀향과 마른 풀이나 건초의 향이 동시에 느껴지는데 부드러우면서도 강한 향을 지닌 것이 특징이다. 에버라스팅의 학명은 *Helichrysum italicum*으로 속명인 Helichrysum은 그리스어로 '해'를 뜻하는 헬리오스Helios와 '금'을 뜻하는 크리소스Chrysos에서 유래했다. 이는 꽃이 핀 모습이 황금빛의 태양을 연상시켜 붙여진 것이라 추측해볼 수 있다. 에버라스팅은 속명 그대로 '헬리크리섬' 또는 프랑스어로 불멸을 뜻하는 '임모르텔Immortelle'이라는 이름으로도 불린다. 임모르텔이란 이름은 꺾여도 쉽게 시들지 않고 말린 후에는 특유의 노란 꽃의 색과 형태가 오래 유지되는 특성에서 유래한 별칭이다. 건조하면서도 햇볕이 잘 드는 토양에서 잘 자라는 에버라스팅은 지중해 지역이 원산지로 이제는 코르시카, 프랑스, 이탈리아, 크로아티아 등 유럽 각지에서 자생하거나 재배되고 있다.

Myth

몇몇 코스메틱 브랜드에서는 에버라스팅이 그리스 신화 《오디세이아》에 등장한다고 언급한다. 여기에 등장하는 에버라스팅의 이야기는 다음과 같다. 그리스 신화에서 트로이 목마 아이디어로 트로이를 함락시킨 영웅 오디세우스는 귀향하던 중 배가 난파되어 한 섬에 표류하게 된다. 그곳에서 그는 나우시카아 공주를 만나

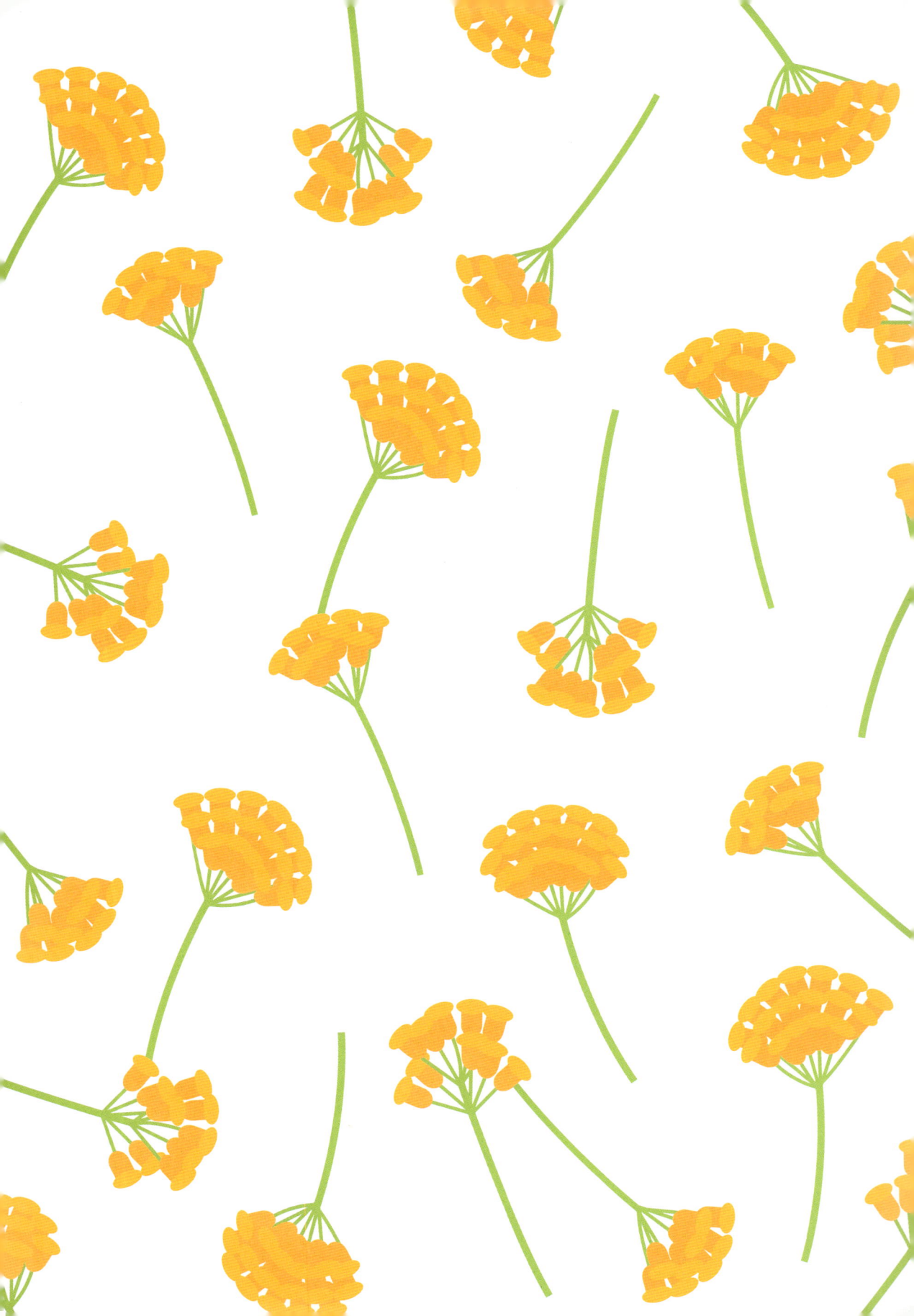

게 되고, 공주는 상처 입은 오디세우스를 치료하기 위해 에버라스팅에서 추출한 오일을 사용해 그의 회복을 도와 오디세우스가 힘과 카리스마를 되찾을 수 있었다는 이야기다. 그러나 실제로 《오디세이아》에 에버라스팅이 직접 언급된 것은 아니며, 에버라스팅이 지닌 상처 회복이나 항염 등의 강력한 치유 효과에 착안해 오디세우스의 서사와 연결시킨 후대의 창작으로 여겨진다.

History

그리스의 학자이자 식물학의 아버지로 불리는 테오프라스토스Theophrastus는 그의 저서 《Historia Plantarum(식물의 역사)》에서 에버라스팅으로 추정되는 식물인 헬레이오크리소스Heleiochrysos가 화상 치료나 독이 있는 동물에게 물렸을 때 사용할 수 있다고 기록했다. 로마 시대에 활약한 약물학자 디오스코리데스Dioscorides도 그의 저서 《약물지De Materia Medica》에서 에버라스팅 꽃을 와인에 담가 만든 약이 이뇨 작용을 돕고 뱀에 물렸을 때나 요로 질환, 신경통 등에 유용하다고 서술했다. 이외에도 에버라스팅은 유럽의 다양한 지역에서 치통, 소화 장애, 기침, 피부 질환 등 수많은 질환을 치료하는 데 사용됐다.

Cosmetic

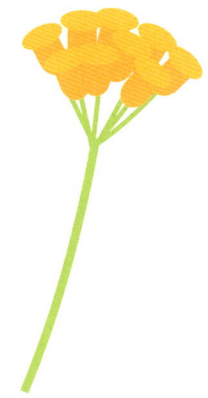

에버라스팅은 코스메틱 브랜드에서 사랑받는 원료이다. 프랑스 브랜드 달팡Darphin의 '에끌라 수블림 8 플라워 골든 넥타 오일Éclat Sublime 8-Flower Golden Nectar Oil', 록시땅L'OCCITANE의 '이모르뗄Immortelle' 라인에 에버라스팅이 함유되어 있다. 은은한 꽃 향이 특징인 에버라스팅의 향은 향수에도 다양하게 사용된다. 겔랑GUERLAIN이 2006년에 선보인 '코롱 뒤 68Cologne du 68', 지방시GIVENCHY의 '임모르텔 트리발Immortelle Tribal'이 대표적인 향수이며 영화배우 틸다 스윈튼Tilda Swinton과 향수 브랜드 에따 리브르 도랑쥬ETAT LIBRE D'ORANGE가 협업한 향수 '라이크 디스Like This'에도 만다린과 진저, 베티베르, 에버라스팅이 향료로 사용됐다.

Aromatherapy

에센셜 오일의 가격은 증류 수율, 즉 1kg의 오일을 생산할 때 얼마나 많은 양의 식물이 필요한지에 따라 크게 달라진다. 1t의 에버라스팅을 증류해도 오일은 약 1kg 정도만 추출되기 때문에 에버라스팅 오일의 가격은 고가에 속한다.

에버라스팅 에센셜 오일에는 다양한 성분이 함유되어 있는데, 그중 10~20% 정도 함유된 이탈리디온Italidione은 혈액 순환을 촉진하고 멍과 타박상 치료에 도움을 주는 항혈종 작용에 효과적이다. 이때 염증을 완화하고 진통 효과가 있는 아르니카 오일을 함께 사용하면 더욱 도움이 된다. 이탈리디온은 항염 효과도 있어 관절염이나 힘줄(건)의 염증이 있을 때, 관절 통증과 염증에 강력한 효과가 있는 윈터그린 에센셜 오일과 함께 블렌딩하면 효과가 극대화된다. 또한 에버라스팅 오일은 코스메틱 브랜드에서 선호하는 원료답게 피부 세포의 재생을 촉진하고 상처를 치유하는 효과가 뛰어나다. 이는 에버라스팅 오일 속 이탈리디온 성분과 네릴 아세테이트Neryl Acetate 성분 때문이다. 이 성분들은 여드름, 피부 염증, 상처, 화상 등에 도움이 된다. 매우 안전하다고 평가받는 에버라스팅 오일이지만 케톤Ketone 성분을 함유하고 있어 영유아나 임신 또는 수유 중인 여성에게는 넓은 부위에 장기간 사용하는 것은 추천하지 않는다.

German Chamomile

저먼 캐모마일
염증을 줄이는 국화

Plants

저먼 캐모마일은 약 60cm까지 자라는 한해살이 허브다. 학명은 *Matricaria recutita*로 '자궁'을 의미하는 라틴어 Matrix에서 유래했다는 설이 있는데 이는 고대에 이 식물을 부인과 치료에 사용했기 때문으로 여겨진다. 위의 학명 외에도 *Matricaria chamomilla* 라고도 하며 두 학명이 혼용되어 쓰인다. 저먼 캐모마일은 남부 및 동유럽이 원산지로 현재는 독일, 헝가리, 프랑스뿐만 아니라 인도에서도 재배되는데 특히, 헝가리는 저먼 캐모마일 허브의 주요 생산국으로 유명하다.

저먼 캐모마일과 로먼 캐모마일은 이름이 비슷해 혼동되기 쉽지만 생김새로 구분할 수 있다. 저먼 캐모마일은 꽃잎이 아래로 향하고 중앙의 꽃술이 봉긋하게 솟아 있는 반면, 로먼 캐모마일의 중앙의 꽃술은 저먼 캐모마일에 비해 납작한 형태를 갖고 있다.

History

저먼 캐모마일은 뛰어난 약용 가치로 인해 소화계의 불편함, 피부 염증이나 일광 화상, 감기 증상 완화 등 다양한 질환에 수천 년간 사용됐다. 고대 그리스 의사 히포크라테스Hippocrates는 열을 내리는 데 사용했으며, 로마 시대의 약물학자 디오스코리데스Dioscorides는 저먼 캐모마일을 차로 마시면 생리를 촉진하고 이뇨 및 담즙 분비를 촉진한다고 평가했다. 또 《박물지Natural History》의 저자 대★ 플리니우스Plinius는 저먼 캐모마일이 월경을 유도할 뿐만 아니라 자궁 안에서 유산된 죽은 태아의 배출을 촉진한다고

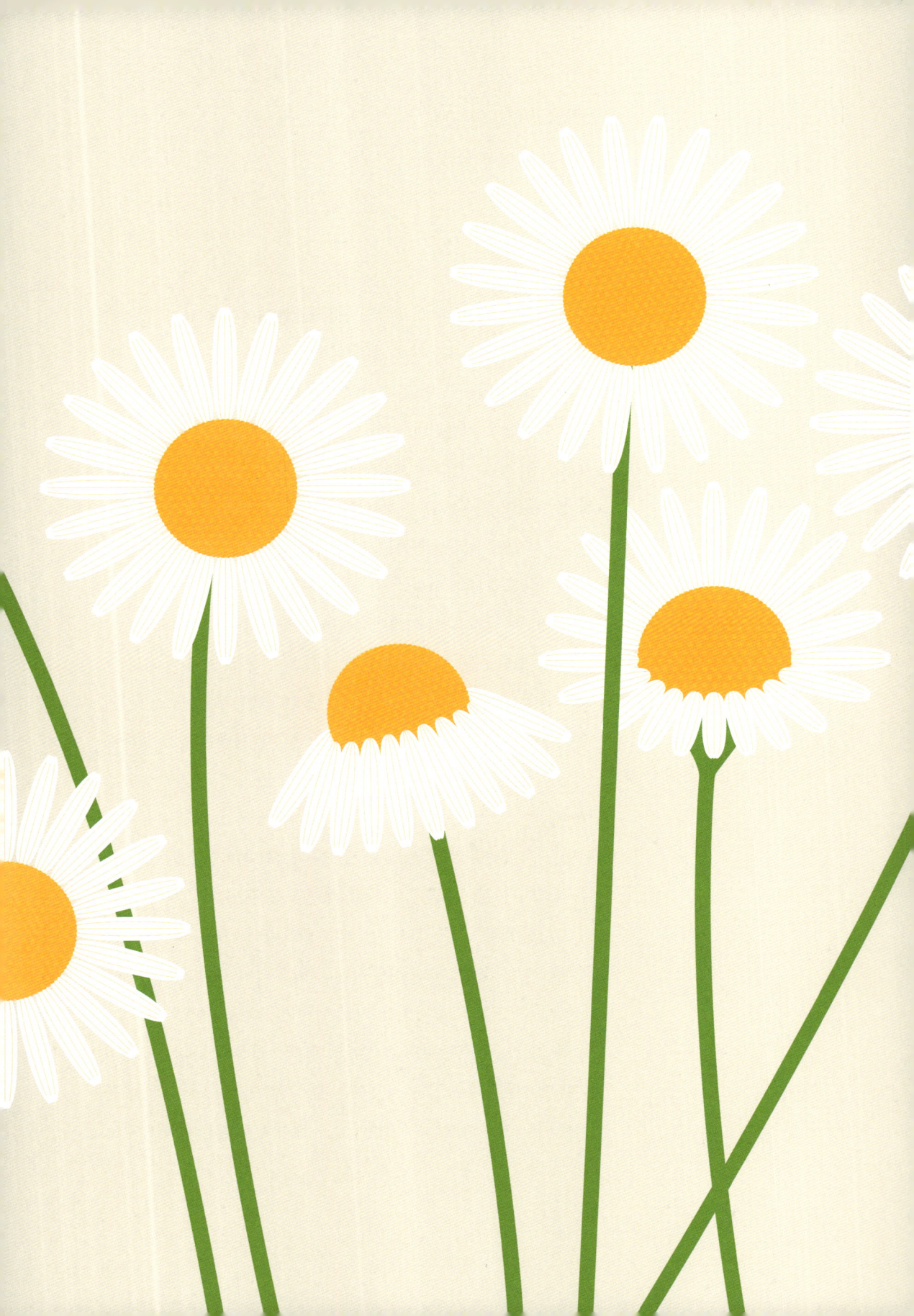

기록한 바 있다.

현재 유럽 약전에는 저먼 캐모마일 허브가 복부 팽만감, 위장 및 장의 경미한 증상과 경련 완화, 입과 목의 궤양이나 염증, 피부의 경미한 염증이나 일광 화상에 효과가 있는 약용 식물로 공식 등재되어 있다. 또한 저먼 캐모마일은 진정 효과가 뛰어나 화장품 분야에서도 널리 활용되는데, 건조하거나 손상된 피부를 개선하는 용도로 사용된다.[3]

Chemical

저먼 캐모마일은 푸른빛이 인상적인 에센셜 오일로 '블루 캐모마일'이라는 별칭을 갖고 있다. 이 독특한 색은 바로 카마줄렌 Chamazulene이라는 성분 때문이다. 카마줄렌은 캐모마일 꽃에서 나오는 마트리신 Matricin이 수증기 증류 과정에서 화학적으로 전환되어 생성되는 물질로, 홍조와 가려움을 완화하고 염증을 억제하는 데 도움을 준다. 이 성분은 야로우, 블루 탄지 등의 에센셜 오일에도 포함되어 있어 이들 오일 역시 푸른빛을 띤다.

또한 저먼 캐모마일에는 알파-비사보롤 Alpha-Bisabolol 성분이 함유되어 있는데 항염뿐만 아니라 피부가 건조해 생기는 각질을 완화해준다. 이 두 가지 성분은 저먼 캐모마일 오일의 대표적인 생화학 성분으로, 화장품이나 의약품에 원료로 널리 사용된다.

Aromatherapy

아로마테라피에서 저먼 캐모마일 에센셜 오일은 염증을 억제하고 가려움증을 완화해주는 용도로 널리 사용된다. 특히 부기가 심한 염증에 발라주면 탁월한 효능이 있다. 또한 이 오일은 알레르기 반응을 억제하는 효능도 있어 천식이나 비염, 습진, 아토피 피부염과 같은 알레르기성 질환을 관리할 때 다른 오일과 함께

[3] 대한화장품협회 성분사전에는 저먼 캐모마일이 '마트리카리아 꽃 추출물'로 기록되어 있다.

블렌딩하여 사용한다. 다만 저먼 캐모마일의 향은 매우 강력하기 때문에 이 향에 익숙하지 않지 않은 사람이라면 소량만 블렌딩하는 것을 추천한다.

Lemongrass

레몬그라스
레몬 향이 나는 치유의 풀

Plants

잎을 비비면 상큼한 레몬 향이 나는 것이 특징인 레몬그라스는 두 가지 종이 있다. 인도가 원산지인 *Cymbopogon flexuosus*와 스리랑카가 원산지인 *Cymbopogon citratus*이다. 두 종 모두 에센셜 오일이 생산되며 향이나 기능면에 큰 차이는 없어 거의 동일한 용도로 사용된다. Cymbopogon이라는 속명은 이삭의 모양을 본 따 그리스어로 '보트'라는 뜻을 지닌 Kymbe와 '수염'이라는 뜻을 지닌 Pogon에서 유래됐다. 햇빛이 풍부하며 따뜻하고 습한 지역에서 잘 자라는 레몬그라스는 생명력이 강해 야생에서도 잘 자란다. 인도와 인도네시아 같은 아시아 열대 및 아열대 지역이 주요 생산지이며 그외에도 중남미나 아프리카에서도 자생한다. 뱀이 싫어하는 기피 식물이라 아프리카 일부 지역에서는 뱀을 쫓아내기 위해 건물 주변에 심기도 한다. 2000년대 들어 스마트팜 기술이 도입되면서 우리나라에서도 재배가 가능해졌다.

History

인도 전통 의학인 아유르베다Ayurveda에서는 레몬그라스를 소화계 문제, 기침, 천식, 류마티스로 인한 통증 완화와 식욕 촉진 등에 사용했다. 중국 전통 의학에서는 레몬그라스를 '내부를 따뜻하게 하고 추위를 쫓아내는 허브'로 분류해 몸 속의 냉기를 제거하고 기氣를 회복하는 데 활용했다. 수천 년이 지난 오늘날에도 레몬그라스는 여러 나라에서 민간요법으로 널리 쓰이고 있다. 싱가포르에서는 벌레 물린 부위에 바르거나 소화를 돕는 데 사용되며, 인

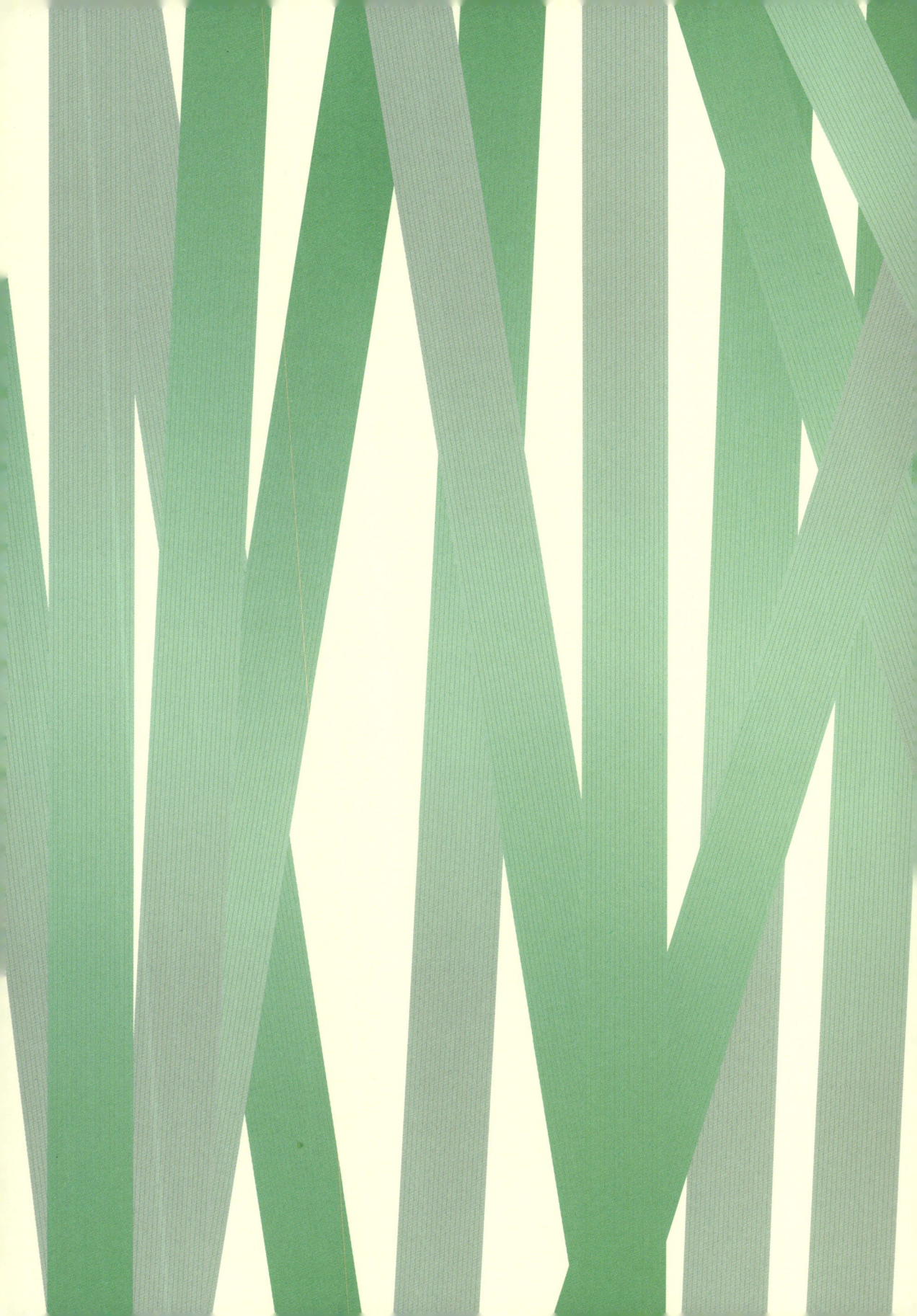

도에서는 이질과 복통 같은 소화계 질환뿐만 아니라 벌레 물린 부위 진정이나 류마티스 치료에도 활용한다.

Aromatherapy

레몬그라스는 다른 허브와는 달리 에센셜 오일로 생산된 시기가 19세기 무렵인 1820년대로 매우 늦은 편에 속한다. 하지만 200년이 지난 오늘날에는 전 세계적으로 레몬그라스 에센셜 오일의 소비량은 크게 증가했다. 대부분의 레몬그라스 오일은 비누, 디퓨저, 섬유 탈취제, 세제 등 생활용품의 향료로 사용되며 2021년 기준 레몬그라스 오일 시장은 4,198만 달러, 한화로 약 560억에 달한다. 다른 나라와는 달리 우리나라에서 레몬그라스 오일은 보통 벌레 퇴치제나 기피제 용도로 알려져 있어 그 효능이 저평가되어 있다. 하지만 이 오일에는 테르펜 알데하이드Terpene Aldehyde 성분이 풍부해 소염 작용과 곰팡이와 바이러스를 억제하는 효과가 뛰어나다. 프랑스 아로마테라피에서는 입술 주변의 단순 포진, 골프 엘보, 테니스 엘보 등의 건염 치료를 위한 블렌딩에 사용하며, 곰팡이 감염에도 쓴다. 또한 신경 진정에도 효과적이어서 숙면에 도움이 되나, 향이 맞지 않는 이들은 레몬그라스 허브를 우려낸 차로 대체하는 것이 좋다. 테르펜 알데하이드 성분이 풍부한 레몬그라스 오일은 원액을 그대로 피부에 사용할 경우 자극이 있을 수 있으므로 호호바나 아프리콧 오일 같은 캐리어 오일이나 알로에베라 젤에 최대 1:1의 비율로 희석해 사용한다.

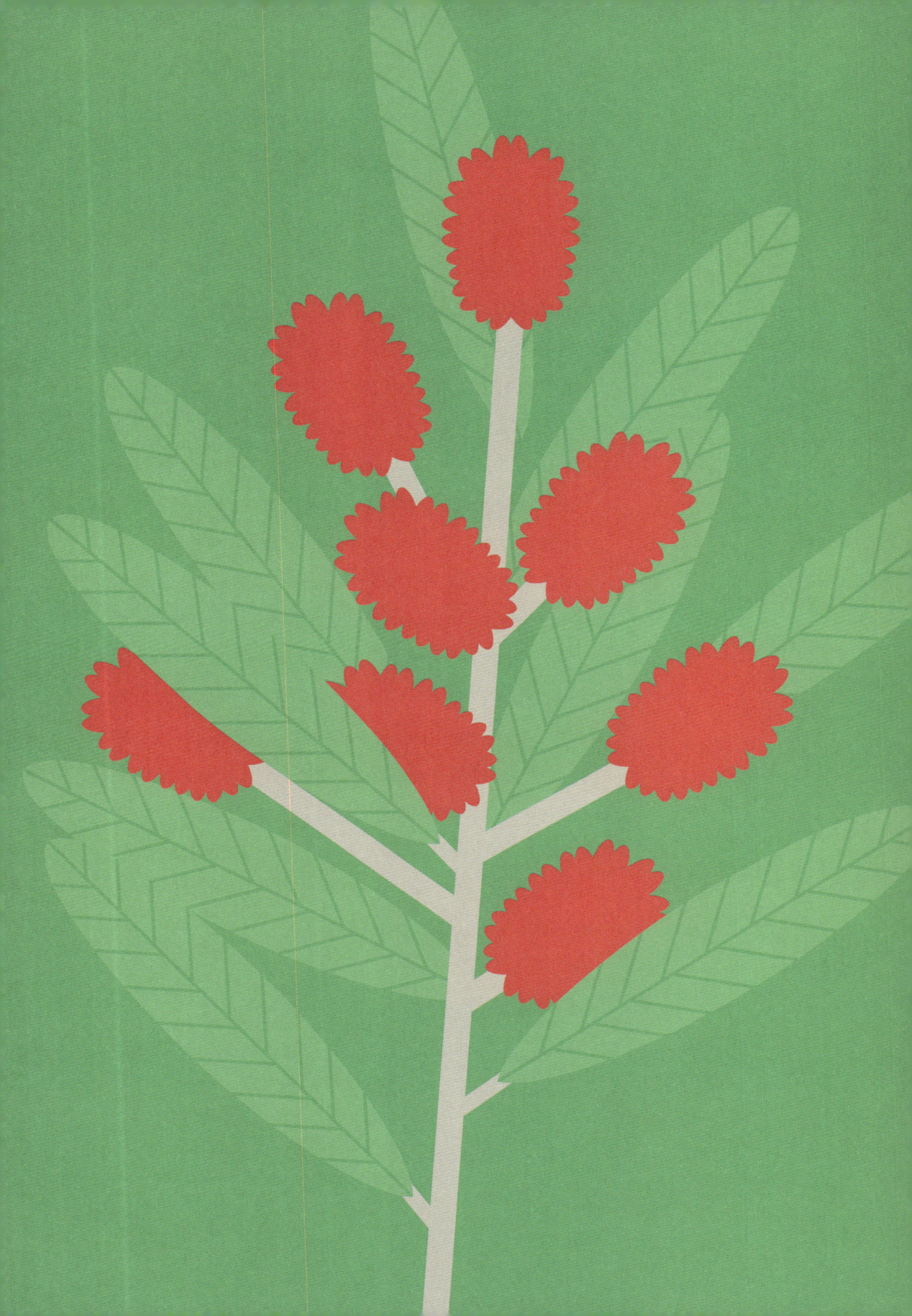

Mastic

매스틱
히오스섬 주민들의 노력과 땀으로 일군 나무

Plants

매스틱나무는 높이 4~8m까지 자라는 상록 관목이다. 매스틱의 영어 이름은 라틴어로 '씹다'라는 뜻을 가진 Mastíche에서 유래했는데 이는 매스틱나무의 수지Resin를 껌처럼 씹는 용도로 사용하다 붙여진 이름이다. 수지가 나무에서 눈물처럼 떨어지는 모습에 빗대어 매스틱을 '성 이시도로스의 눈물'[4]이라고 부르기도 한다. 매스틱나무의 학명은 *Pistacia lentiscus*로, 속명인 Pistacia는 피스타치오와 같은 속에 속해 있는 식물임을 나타낸다. 매스틱은 망고, 캐슈넛, 피스타치오 등 860여 종의 나무와 함께 옻나무과에 속하는 식물이다. 옻나무과 식물은 피부에 직접 접촉하거나 그 성분이 포함된 음식을 섭취할 경우, 개인에 따라 붓거나 발진이 생기는 등의 알레르기 반응이 나타날 수 있기에 만지거나 섭취 전에 주의가 필요하다. 이들은 열대 및 아열대에서 자라며 나무 껍질에 상처가 나면 수지가 분비되는 것이 특징이다. 매스틱의 수지는 한 그루의 나무에서 연간 150~180g 정도만 얻을 수 있어 매우 귀한 원료이다. 매스틱나무는 가뭄과 염분에 강한 내성을 지녀 건조한 지역이나 해안 지역에서 잘 자란다. 원산지는 남유럽과 북아프리카로 알려져 있으며, 현재는 주로 지중해 지역에서 자생한다. 이 중에서도 그리스의 히오스섬은 세계적으로 유명한 매스틱 생산지로 고품질의 매스틱 수지를 생산하는 곳이다.

History

매스틱에 대한 가장 오래된 기록은 헤로도토스Herodotus의 기원전

[4] 성 이시도로스는 로마 군인으로 히오스섬에서 그리스도교로 개종한 뒤 박해를 받아 순교하는데, 이때 그가 흘린 피와 눈물이 땅에 떨어져 매스틱이 됐다는 이야기가 전해진다.

5세기 기록이다. 로마 시대 약물학자 디오스코리데스Dioscorides의 《약물지De Materia Medica》에서는 매스틱 수지가 위의 통증과 만성 기침, 구취를 없애 구강 청결에 좋다고 언급했고 비슷한 시기 가장 유명한 의사인 갈렌Galen 역시 매스틱을 히오스섬에서 생산되는 '하얀 마술'로 언급하면서 위의 통증과 이질, 뱀에게 물렸을 때 해독제로 유용하다고 평가했다. 또한 고대 로마 여성들은 매스틱을 잇몸을 강화하고 입냄새 제거와 치아 미백제로 사용했다. 이외에도 매스틱은 연고, 와인 향료로도 활용됐는데, 16~17세기 영국의 약초학자인 존 제라드John Gerarde는 매스틱 수지를 와인에 섞어 마시면 출혈을 멎게 하고 간질을 치유한다고 기록했다.

Chios island

히오스섬은 그리스와 소아시아 사이 에게해에 위치한 섬으로, 남부에 위치한 24개의 매스틱 마을이 매스틱의 산지로 유명하다. 이곳에서 매스틱나무를 키우고 수지를 수확하는 과정은 여전히 전통 방식이 유지되고 있으며, 많은 인내심과 노동이 요구된다. 매스틱나무는 40~50년에 걸쳐 천천히 자라며 온전한 형태를 갖추게 되는데 그동안 주민들은 나무에 물을 주고, 가지를 치고, 잡초를 뽑고, 나무 아래에 석회를 뿌리는 등 세심한 정성을 쏟는다. 수확 시기가 되면 나무 아래쪽부터 상처를 낸다. 한 그루 당 10~20개, 많으면 100개까지 상처를 내 떨어진 매스틱 수지가 응고되면 수확을 시작한다. 남성은 주로 나무를 돌보고 땅을 고르는 등의 작업을 하며 여성은 매스틱 수지를 세척하고 덩어리를 고르는 일을 한다. 매스틱 재배와 수확에 대한 지식은 경험이 풍부한 마을 노인들에 의해 구전으로 전해지며, 이러한 히오스섬의 매스틱 생산 전통은 2014년 유네스코 인류무형문화유산으로 등재됐다.

Aromatherapy

매스틱나무의 수지는 위 건강과 관련이 깊은데 십이지장 궤양이 있는 환자에게 매스틱나무에서 추출한 수지 성분을 투여하자 80%가 증상이 완화했다는 결과가 있으며 위 점막의 손상을 감소시킨다는 연구도 있다. 또한 헬리코박터 파일로리균에 대해서도 상당한 살균 효과가 있는 것으로 밝혀졌다. 우리나라 식약처에서도 매스틱 수지가 위 불편감 개선에 도움을 줄 수 있다고 기능성을 인정한 바 있다. 이외에도 매스틱은 염증을 억제하고 항균 효과 및 구강 건강 개선에도 효과가 있어 현재 의약품, 화장품, 식품 산업에서 널리 사용되고 있다. 아로마테라피에서도 매스틱을 사용하는데, 수지가 아닌 가지에서 추출한 에센셜 오일이다. 매스틱 에센셜 오일은 모노테르펜Monoterpene이 50~80% 정도로 풍부하며, 세스퀴테르펜Sesquiterpene 성분은 약 7%로 구성되어 있다. 매스틱 오일은 림프와 정맥 순환을 돕는 용도로 사용하는데 하지 정맥류나 치질이 있거나 림프 순환이 잘 이루어지지 않는 경우 사용을 권장한다. 또한 항염 효과가 뛰어나 호흡기 염증에 도움을 줄 수 있으며 위궤양 완화에도 효과적이다.

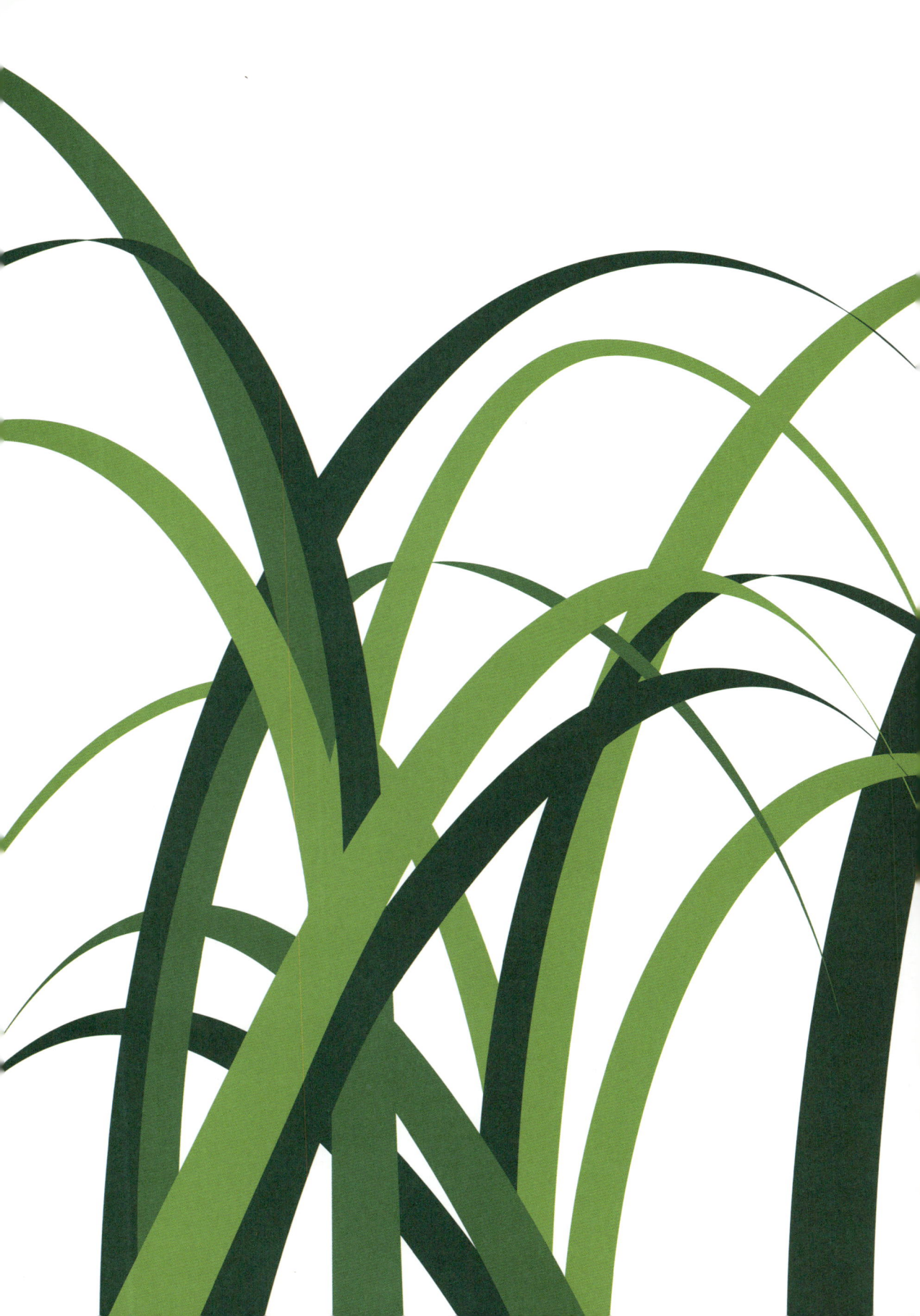

Palmarosa

팔마로사
인도의 제라늄

Plants

팔마로사는 여러 개의 빳빳한 줄기를 지닌 다년생 풀로, 최대 3m까지 자란다. 인도의 전통 의학인 아유르베다Ayurveda에서는 팔마로사를 '로히샤Rohisha'라고 부르는데 '키가 크게 자라는 식물'이라는 뜻이다. 평균 20~25℃ 정도의 따뜻한 곳에서 잘 자라며 제라늄과 비슷한 향이 나는 팔마로사는 인도에서 주로 재배돼 '인도 제라늄'이라 불리기도 한다. 팔마로사는 화장품이나 향수 분야에서 제라늄과 장미의 대체재로 활용되며 '로샤 그라스Rosha Grass'라는 이름으로도 불린다.

학명은 *Cymbopogon martinii*로 Cymbopogon이라는 속명은 레몬그라스와 시트로넬라 등 볏과에 속하는 식물이 가진 속명이다. 이삭의 모양을 본 따 그리스어로 '보트'라는 뜻을 지닌 Kymbe와 '수염'이라는 뜻을 지닌 Pogon에서 유래됐다. 팔마로사의 원산지는 인도이며, 현재도 인도가 최대 생산국이다. 이외에도 아프리카 대륙 동쪽 마다가스카르섬 근처의 세이셸 군도와 코모로 섬에서도 재배된다.

History

아유르베다에서는 팔마로사를 열병이나 전염병 치료에 사용했으며, 관절염과 류마티스 등의 증상 완화를 위해 피부에 바르기도 했다. 또한 위장 질환 완화를 목적으로 복용했으며 이 외에도 뱀에게 물렸을 때, 출혈, 상처 치료나 곤충 퇴치제 등 다양한 용도로도 활용됐다.

Chemical

팔마로사 에센셜 오일에는 제라니올Geraniol 성분이 70~80% 이상 함유되어 있다. 이 성분은 제라늄이나 장미 오일에도 함유되어 있는데 깨끗하고 신선하며 은은한 장미 향이 나는 것이 특징이다. 일반적인 꽃 향이 먼저 느껴지다 장미 향으로 은은하게 변하는 제라니올의 향은 복숭아나 자몽, 자두, 오렌지 등의 과일 맛을 구현하는 데에 활용되는 등 다양한 분야에서 사용되고 있다. 다만 제라니올은 피부에 자극을 유발할 수 있어 화장품 성분으로는 알레르기 유발 가능 물질로 분류된다. 낮은 농도로 사용하면 크게 우려하지 않아도 되지만, 온도와 빛에 의해 산화되면 피부에 자극을 유발할 수 있어 보관에 주의해야 한다. 특히 알레르기 체질인 경우 피부 테스트를 통해 안전성 여부를 확인하고 사용하는 것을 권장한다.

Aromatherapy

팔마로사 에센셜 오일은 뛰어난 항진균 효과를 지니고 있어 곰팡이를 효과적으로 억제할 수 있다. 이것은 팔마로사 오일에 다량 함유된 제라니올 성분 때문인데, 여기에 티 트리, 레몬 유칼립투스, 오레가노 등의 오일과 같이 블렌딩 해 사용하면 피부에 큰 자극 없이 두피나 피부 곰팡이 감염 치료에 도움이 된다. 또한 같은 볏과 식물인 레몬그라스, 시트로넬라처럼 뛰어난 모기 퇴치 효과도 있다. 레몬 유칼립투스, 제라늄, 팔마로사, 시나몬 바크 등의 에센셜 오일을 블렌딩 해 옷에 뿌리거나 디퓨저로 활용하면, 야외에서도 효과적인 방충 역할을 한다. 이외에도 항균, 항바이러스 기능이 뛰어나 피부 감염뿐만 아니라 방광염, 질염과 같은 민감한 부위의 감염에도 사용할 수 있다. 다만 자궁 수축을 유발할 수 있어 특히 3개월 미만의 초기 임신부는 사용을 피하는 것이 좋다.

Patchouli

파촐리
200년 전 영국을 사로잡은 향

Plants

커다란 초록색 잎에 흰색 또는 분홍색 꽃을 가진 파촐리는 향기로운 다년생 관목으로 키는 1~1.2m 정도로 자란다. 잎이 넓고 가장자리는 톱니 모양이며 뒷면에는 털이 많은 것이 특징이다. 파촐리의 학명은 *Pogostemon cablin*으로 속명인 Pogostemon은 '수염'이라는 뜻의 그리스어 Pogos와 꽃의 생식 기관인 '수술'을 뜻하는 Stemon에서, 종명은 필리핀에서 파촐리를 부르는 이름인 Cabalam에서 비롯됐다. 파촐리라는 영어 이름은 타밀어의 '파칠라이Pacchilai'에서 유래했는데, 이는 '초록색 잎'이라는 뜻이다. 중국에서 파촐리는 '광곽향廣藿香'이라고 부르는데 이는 중국 광저우와 해남 지역에서 자생하는 '곽향'이라는 식물에서 이런 이름이 유래했다. 이 명칭은 우리나라로 전해져, 오랜 시간 약용 식물로 사용됐다.

파촐리는 필리핀에서 유래된 식물로 현재는 인도, 인도네시아, 말레이시아 등에서 대규모로 재배되고 있다. 파촐리의 흥미로운 점은 다른 허브들은 꽃이나 잎을 조금만 건드려도 향이 나는 반면, 생잎 상태에서는 향이 거의 나지 않는다. 향을 얻기 위해서는 반드시 건조 과정을 거쳐야 한다.

History

파촐리는 고대부터 다양한 치료 목적으로 사용되어 왔다. 한나라 시대부터 전해져 온 중국 전통 의학에서는 파촐리를 감기, 발열, 두통, 설사 등 다양한 질환 치료에 활용했고, 말레이시아와 일

Medicinal

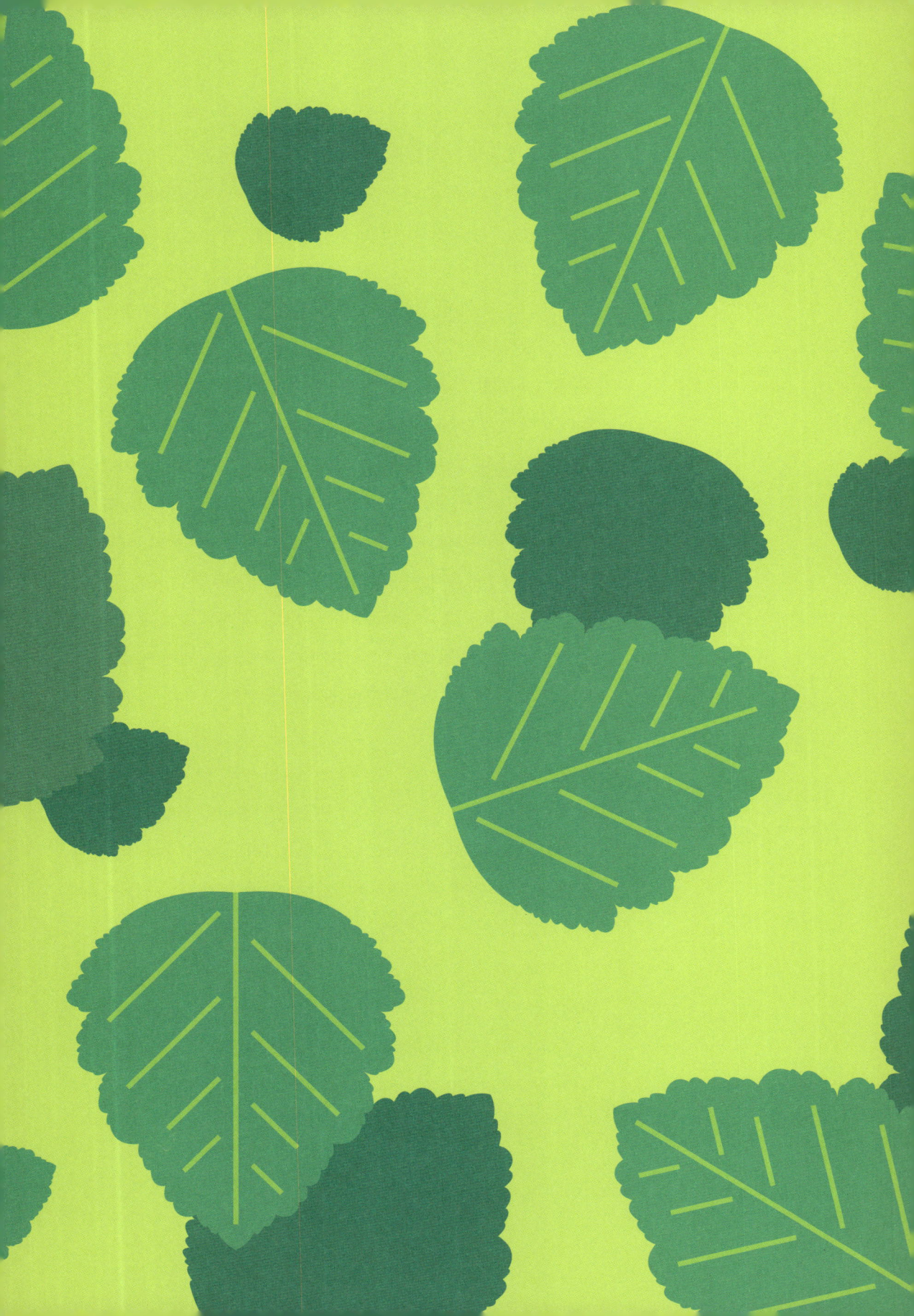

본에서는 독사에 물렸을 때 해독제로 사용됐으며, 아랍에서는 열이나 전염병을 막는 치료제로 쓰이기도 했다. 이처럼 파촐리는 아시아 전역에서 치료 효과가 있는 약용 식물로 널리 인정받았다. 19세기 인도에서는 캐시미어 산양의 털실로 짠 숄에 곤충과 나방을 퇴치하기 위해 파촐리 향을 입혔는데, 이 향이 서양에 큰 반향을 일으킨다. 파촐리의 이국적이고 깊은 향은 영국인들의 후각을 사로잡았고 이후 파촐리 향이 나는 캐시미어 숄은 큰 인기를 끌게 됐다. 시간이 흘러 1960년대, 파촐리는 미국의 히피들이 사랑하는 향으로 다시 한 번 유명해진다. 그들이 파촐리 향을 좋아했던 이유에 대해서는 의견이 분분한데, 마리화나의 향을 감추기 위해서였다는 의견도 있고, 자연을 연상시키는 흙 향과 나무 향이 어우러진 자연의 향취가 히피들을 사로잡았다는 견해도 있다. 또한 파촐리는 탁월한 벌레 퇴치제로 사용되는데 실제로 2023년 발표된 논문에 따르면 파촐리 오일은 클로브 버드 오일 다음으로 뛰어난 벌레 퇴치 효과를 보았으며 10% 이상의 농도로 희석해 사용하면 모기 기피 효과가 있는 것으로 밝혀졌다.

Perfume

이국적인 향을 지닌 파촐리는 따뜻하면서도 무거운 흙 향과 나무 향이 같이 느껴지는데, 시간이 조금 지나 향이 날아간 뒤에는 파우더리한 느낌의 향이 이어진다. 파촐리는 '시프레Chypre'[5] 노트에서 중요한 원료로 사용되었다.

이로 인해 파촐리는 많은 조향사들이 사랑하는 향료로 평가받으며 이브 생 로랑YVES SAINT LAURENT의 전설적인 향수 '오피움Opium', 천재 디자이너 엘사 스키아파렐리Elsa Schiaparelli의 대표적 향수 '쇼킹Shocking'에 들어간다. 또한 프레데릭 말FREDERIC MALLE의 '포트레이트 오브 어 레이디Portrait of a Lady', 르 라보LE LABO '패츌리 24Patchouli

---

[5] '시프레'는 지중해의 키프로스섬을 뜻하는 프랑스어로 시트러스 노트, 재스민, 장미 같은 플로럴 노트, 그리고 오크모스, 랍다넘, 파촐리 등 나무와 이끼, 파우더리한 향이 베이스로 어우러진 향 계열을 말한다.

24' 등 강하고 무거운 느낌의 향수에 주로 쓰인다.

Aromatherapy

파촐리 에센셜 오일은 정맥과 림프 순환을 개선하는 데 도움이 되기에 다리가 붓는 하지 부종, 하지 정맥류와 같은 증상에 효과가 있어 다리 마사지용으로 많이 활용된다. 또한, 피부 세포의 재생을 촉진하고 염증을 완화하는 소염 효과가 있어 여드름이나 습진 같은 피부 트러블 완화에도 사용한다. 다만 향이 강하고 후각 취향에 따른 호불호가 있기 때문에 다른 에센셜 오일과 블렌딩할 때는 소량만 사용하는 것이 좋다.

Roman Chamomile

로먼 캐모마일
땅에서 자라는 사과

Plants

로먼 캐모마일은 20~30cm 크기의 작은 꽃을 피우는 국화과 식물로 영국, 프랑스, 이탈리아 등 남서부 유럽과 미국에서 자란다. '땅에서 자라는 사과'라는 뜻의 카마이멜론Chamaimēlon이라 불리다가 1598년 요아킴 카메라리우스Joachim Camerarius가 로마 근처에서 이 식물이 풍부하게 자라는 것을 보고 '로먼 캐모마일'이라고 명명하면서 지금의 이름이 붙여졌다. '땅에서 자라는 사과'라는 이름을 갖게 된 것은 고대 그리스인들이 로먼 캐모마일이 자라는 곳을 지나가면 싱그러운 사과 향을 맡을 수 있었던 데서 유래한다. 이로 인해 로먼 캐모마일의 학명에도 '사과'가 포함됐다. 로먼 캐모마일의 학명은 *Chamaemelum nobile*로 속명인 Chamaemelum에는 고대 그리스어로 '땅'을 뜻하는 Chamae와 '사과'를 뜻하는 Melum이 합쳐져 '땅 위의 사과'를 의미한다. 종명 Nobile은 라틴어로 '고귀한'을 뜻하는 Noble에서 파생된 것으로, 이는 이 식물이 고대부터 다양한 약용 효능으로 인해 그 가치를 높이 평가받았기에 붙여진 이름이다.

Roman Chamomile vs. German Chamomile

로먼 캐모마일과 저먼 캐모마일은 이름이나 생김새가 비슷해 혼동하기 쉽지만 에센셜 오일의 경우 화학 성분과 효능이 전혀 다르다. 로먼 캐모마일은 에스테르Esters 성분이 대부분이기 때문에 불안, 스트레스를 완화하는 효능이 뛰어날 뿐 아니라 경련을 멈추고 통증을 완화하는 데 도움을 준다. 반면 저먼 캐모마일은 카마

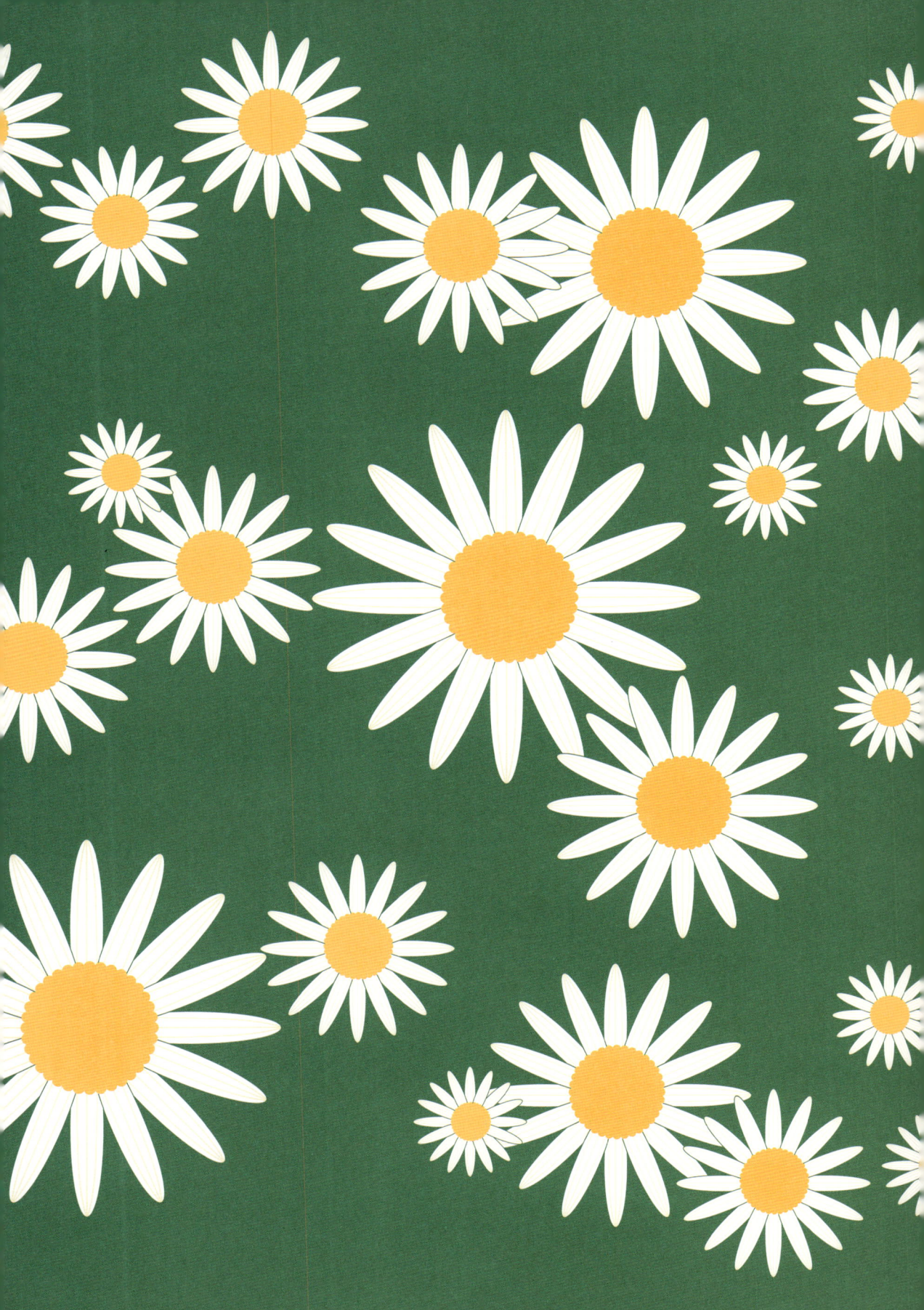

줄렌Chamazulene과 알파 비사보롤Alpha-Bisabolol 성분을 함유하고 있어 염증과 알레르기 완화에 효과가 뛰어나다. 향에도 차이가 있다. 로먼 캐모마일은 사과 향과 은은한 꽃 향이 나는 반면 저먼 캐모마일은 보다 강한 허브 향과 약재 특유의 냄새가 특징이다.

History

수천 년 전 고대인들도 로먼 캐모마일의 효능을 높이 평가했다. 고대 이집트 현자들은 이 식물이 열을 내리는 효능에 감명을 받아 태양신 '라Ra'에게 로먼 캐모마일 꽃을 바쳤다고 전해지며, 열병과 여성 질병, 신경 안정 등의 치료에 사용됐으며 꽃을 분쇄해 화장품으로 활용하거나 미라의 방부 처리에도 이용했다. 특히 이집트의 가장 유명한 파라오 중 한 명인 람세스 2세의 미라 보존에도 로먼 캐모마일이 쓰였다. 중세에서도 로먼 캐모마일은 약용 식물로 널리 사용됐다. 1741년 뷔르템베르크 약전Württemberg Pharmacopoeia[6]에는 이 식물이 통증 완화, 이뇨, 구풍 작용이 있는 약재로 기록되어 있다. 이후 유럽 각국의 약전에는 복부 통증, 소화 불량, 피부 질환 완화 등에 효과가 있는 약재로 기록됐으며, 현재 유럽을 포함한 여러 국가의 약전에서 그 효능이 공식적으로 인정받고 있다.

Aromatherapy

프랑스와 벨기에의 유명 에센셜 오일 브랜드인 프라나롬Pranarōm의 설립자 도미닉 보두Dominique Baudoux는 로먼 캐모마일 에센셜 오일을 12가지 필수 오일 중 하나로 손꼽았을 정도로 아로마테라피에서 매우 중요한 위치를 차지하고 있다. 이는 어떤 에센셜 오일로도 대체할 수 없는 뛰어난 효능을 가졌기 때문인데 로먼 캐모마일 오일은 피부 트러블이나 일광 화상을 가라앉히는 피부 진정

[6] 1741년에 제작된 이 약전은 독일 지역에 위치한 뷔르템베르크 공국의 표준으로 사용됐으며 당시 가장 현대적인 약전으로 평가받았다. 처방전, 약품의 가격 등이 포함되어 있었으며 당시 궁정 의사인 요한 알브레히트 게스너Johann Albrecht Gesner와 요한 벤델 빌핑거Johann Wendel Bilfinger가 주로 참여했다.

과 뛰어난 진통 및 경련 완화 효과까지 있어 소화 장애, 피부 질환, 불안, 스트레스 등 다양한 증상에 폭넓게 사용된다. 특히 로먼 캐모마일 오일에 40% 정도 함유되어 있는 이소부틸 안젤레이트 Isobutyl Angelate 성분은 경련 완화뿐만 아니라 신경 긴장으로 인한 증상을 완화하고 안정을 시키는 효과가 뛰어나다. 따라서 불안이나 신경과민과 같은 증상이 나타날 때 로먼 캐모마일 오일 향을 깊이 흡입하면 빠른 진정에 도움이 된다.

Wintergreen 윈터그린

인디언의 만병통치약

Plants

윈터그린은 생명력이 매우 강한 식물로 해발 1,500~2,500m 정도의 고지대에서도 자라는 15~20cm 크기의 상록 관목이다. 톱니 모양의 잎과 하얀색의 꽃 그리고 붉은색 열매를 지니고 있으며 이 식물의 잎 부분이 겨울에도 푸르름을 유지해 '윈터그린'이라는 이름이 붙었다. 이외에도 체커베리Checkerberry, 이스턴 티베리Eastern Teaberry등의 이름으로 불리는 윈터그린은 두 가지 식물종이 있는데 하나는 동부 캐나다와 미국이 원산지인 *Gaultheria procumbens*이며 다른 하나는 네팔에서 자라는 *Gaultheria fragrantissima*이다. 두 종 모두에서 윈터그린 에센셜 오일이 생산되며, 이 둘의 화학 성분 또한 유사하다. 학명이 매우 독특한데 속명 Gaultheria은 1748년 식물학자이자 퀘벡지역에서 의사로 활동했던 장 프랑수아 고티에Jean François Gaultier의 이름에서 유래된 것으로, 그는 캐나다의 주요 박물학자 중 한 명이자 캐나다 최초로 기상 관측소를 설치했던 인물이다. 1749년 칼 린네Carl von Linné의 제자이자 식물학자였던 페르 칼름Pehr Kalm이 고티에와 함께 퀘벡 주변의 식물 표본을 수집했다. 이때 칼름이 고티에를 위해 윈터그린에 Gaultheria라는 속명을 붙였다고 한다.

History

강한 파스 향이 특징인 윈터그린은 아메리카 원주민들이 오래전부터 류마티스 관절염이나 근육통, 염증성 질환, 해열, 독감 등 다양한 증상에 마법처럼 사용해 온 허브이다. 아메리카 원주민 부

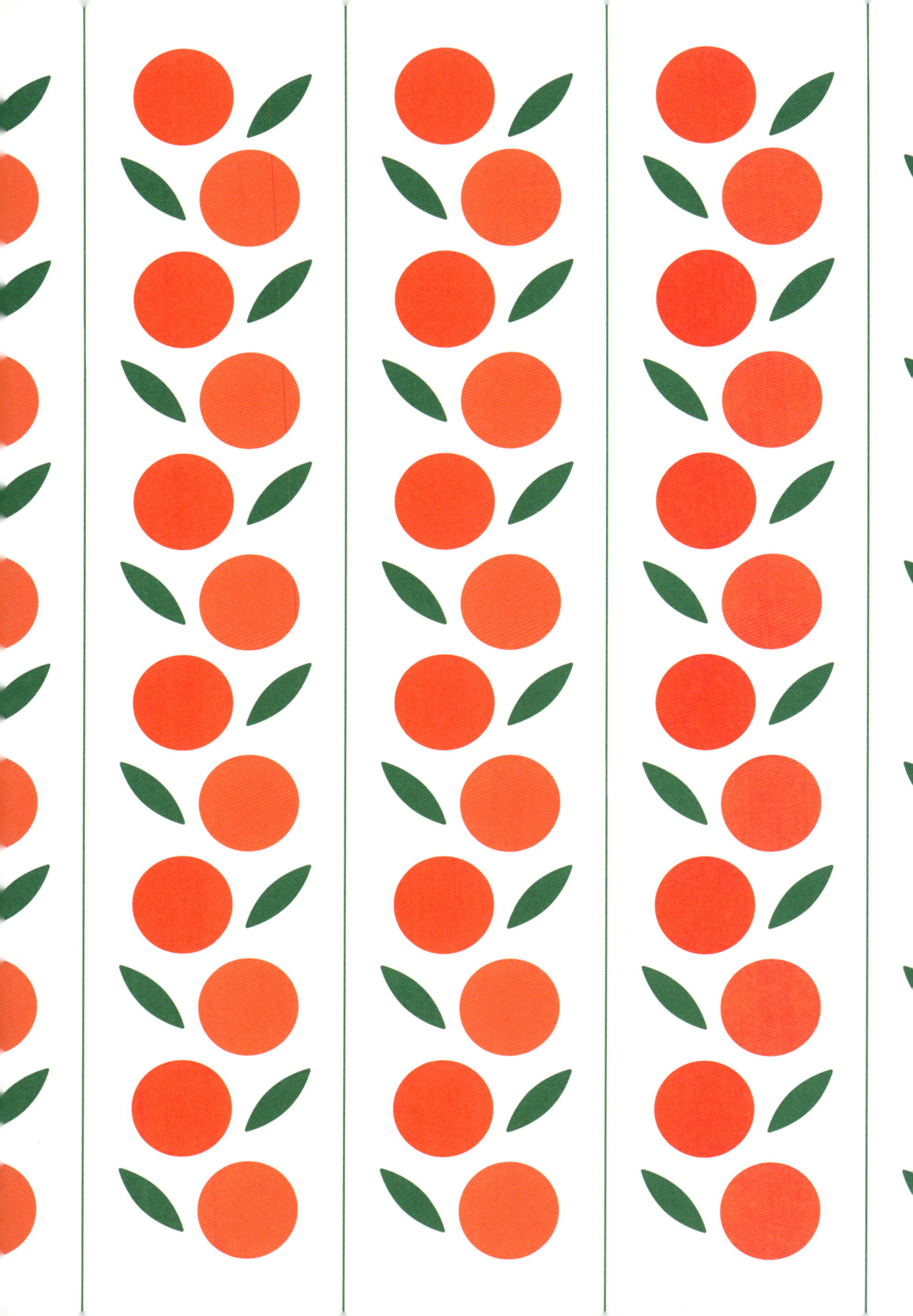

족 중 이로쿼이족과 북극의 원주민인 이누이트족은 관절염이나 근육통, 해열을 위해 윈터그린의 잎을 달여 차를 마시거나 찜질 했다. 19세기 초, 프랑스의 의사인 보이보Boyveau는 당시 미국에서 만병통치약으로 각광받던 스웨임스 파나세아Swaim's Panacea에서 영감을 받아 만든 약, 로브 라펙퇴르Rob de Laffecteur를 판매해 큰 성공을 거두기도 했다. 이 두 가지 약 모두에 윈터그린이 주요 성분으로 포함되어 있었다.

오늘날 윈터그린은 식물 자체를 사용해 잼이나 사탕, 시럽 등의 요리 재료로 사용될 뿐만 아니라, 치은염·치주염 예방 치약, 차, 탄산음료 등에 광범위하게 이용되고 있어 산업적으로 중요한 가치가 있는 허브다. 또한 윈터그린 잎 추출물에는 풍부한 산 성분과 메틸 살리실레이트Methyl Salicylate, 폴리페놀Polyphenol이 풍부하게 함유되어 있어 피지 제거, 피부 개선, 활력 부여 등의 목적으로 스킨케어 제품에도 널리 사용된다. 수백 년 전에는 인디언들의 치료제로 사용된 윈터그린은 오늘날까지 현대인의 치료제로 사용되며 예나 지금이나 매력적인 아로마 식물로 평가받는다.

Chemical

윈터그린 에센셜 오일에는 염증 억제, 진통, 경련 완화에 효과가 있는 메틸 살리실레이트가 95% 이상 풍부하게 함유되어 있다. 메틸 살리실레이트는 미국 식품의약국 FDA에서 승인한 안전하고 효과적인 성분으로 약효가 뛰어나 의약품에서 다양하게 사용된다. 2022년 발간된 기사에 따르면 우리나라에 메틸 살리실레이트의 주요 성분을 함유한 제품은 69개로 확인됐으며 특히 파스에 많이 포함되어 있다. 대표적인 제품으로는 '멘소래담', '안티푸라민 로션' 등이 있다.

Aromatherapy

오늘날에도 윈터그린 에센셜 오일은 뛰어난 진통과 염증 억제 효과로 프랑스 아로마테라피에서는 관절 통증, 근육통, 관절염 완화를 위한 블렌딩이나 제품에 꼭 들어가는 주요 성분이다. 살리실산염은 복용 시 중독이 일어나거나 인체에 해로운 성분이 생성될 수 있기 때문에 복용보다는 피부에 바르는 용도로만 제한해 사용하는 것이 좋다. 다만 원액을 직접 사용하면 피부에 자극이 될 수 있으므로 캐리어 오일에 섞거나 연고 형태로 만들어 패치 테스트 후 사용하는 것을 추천한다. 또한 윈터그린 오일은 혈액 응고를 방해할 수 있어 수술 후나 혈우병 등 출혈 장해가 있는 사람은 사용을 피하는 것이 좋다.

Spicy

Anise
Black Pepper
Cardamom
Cinnamon
Clove
Coriander
Ginger
Juniper
Sweet Fennel
Tarragon

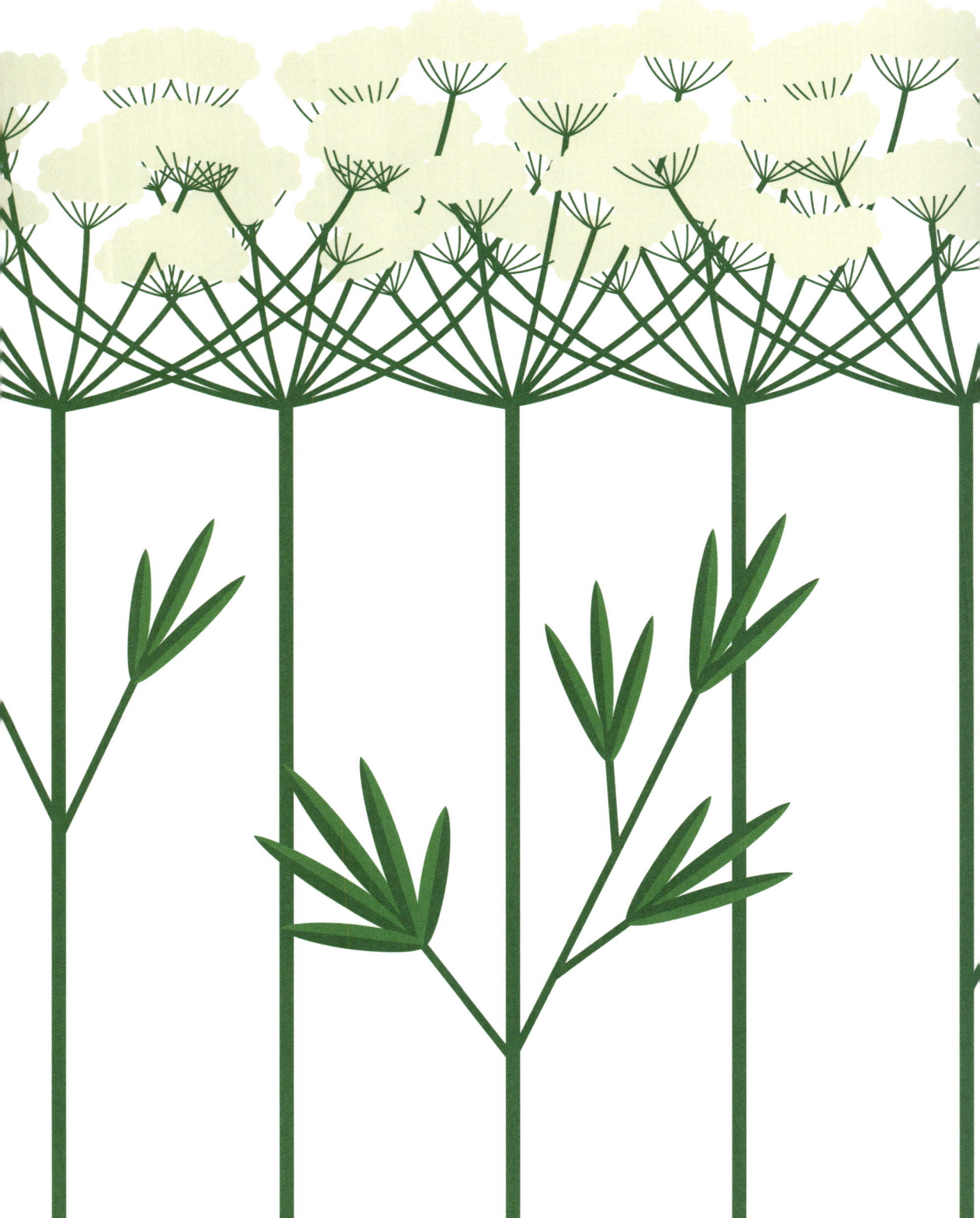

Anise

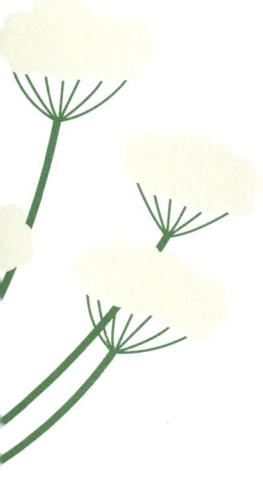

아니스
달콤한 허브의 향

Plants

최대 0.7m까지 자라는 1년생 허브인 아니스는 흰색의 작은 꽃과 열매를 맺는다. 아니스의 학명은 *Pimpinella anisum*으로 속명인 Pimpinella의 어원은 분명하지 않다. '2개의 깃털'을 의미하는 라틴어 Bipenne에서 유래했다는 설과 잎이 덩굴처럼 생겨 '포도 덩굴'을 의미하는 라틴어 Pampinus에서 변형됐다는 두 가지 설이 있다. 종명의 Anisum은 그리스어 Anison에서 유래했으며 아니스 식물 자체를 의미한다. 아니스의 원산지는 지중해 지역으로 현재는 남유럽, 러시아, 중동, 북아프리카, 중국 등 다양한 지역에서 재배되고 있다.

History

아니스는 약 4000년 전 고대 이집트에서 처음 재배된 것으로 알려져 있으며, 이후 아랍을 통해 로마와 그리스로 전파됐다. 고대 이집트 의학 문서 중 가장 오래되고 권위 있는 기록인 《에버스 파피루스Ebers Papyrus》에는 아니스의 효능에 대해 언급되어 있으며 당시 이집트인들은 아니스를 복부 질환과 치아 치료에 활용한 것으로 전해진다. 또한 정치인이자 《박물지Natural History》의 저자인 대★ 플리니우스Plinius는 그의 저서에서 포도주에 아니스를 섞어 독사에 물린 상처를 치료하거나, 입냄새를 없애고 식욕을 돋워주는 효과가 있다고 기록했다. 이외에도 아니스는 민간의학에서 이뇨제, 거담제, 모유 분비 촉진제, 경련 방지제 등 다양한 질환 치료에 쓰였다.

Star Anis

아니스와 스타 아니스Illicium verum는 이름, 향, 맛, 화학 성분이 비슷하지만 전혀 다른 식물이다. 스타 아니스는 붓순나무과의 상록수로 최대 10m까지 자라며, 5~10개의 별 모양의 씨가 중심축에 붙은 형태의 열매를 맺는다. 우리나라에서는 '팔각', '대회향', '팔각회향'으로 불리며 '중국 아니스', '중국 스타 아니스'로도 알려져 있다. 스타 아니스의 원산지는 중국 남부, 베트남 북부 등이며 현재는 중국, 베트남, 인도 등에서 주로 재배된다. 특히 중국은 스타 아니스의 주요 생산국으로, 3000년 전부터 이를 설사나 장염 등 소화기 질환의 치료 약재로 사용해왔다. 현재 스타 아니스는 중국을 대표하는 다섯 가지 향신료 중 하나로 고기의 잡냄새를 제거하는 오향장육이나 동파육 등의 요리에 쓰인다.

Aromatherapy

아니스에서 에센셜 오일을 추출하는 부위는 씨앗으로, '아니스 씨에서 난 에센셜 오일'이라는 뜻인 '애니 시드 에센셜 오일'이라 부른다. 애니 시드 오일은 우리가 알고 있는 감초의 향과 유사해, 달콤하고 깔끔한 향을 지니고 있다. 애니 시드 오일에는 에테르Ethers 계열에 속하는 트랜스-아네톨Trans-Anethole이 80% 이상 함유되어 있다. 트랜스-아네톨은 경련을 완화하고, 염증을 억제하는 강력한 소염 작용을 지닌다. 또한 여성 호르몬인 에스트로겐Estrogen과 유사한 작용을 하여 모유 분비 촉진 효과가 뛰어나며, 무월경 및 폐경기 증상 완화에 도움이 된다. 이외에도 식욕을 촉진하고, 소화 불량이나 설사, 복통 등 소화 기능 개선에 효과적이다. 그러나 영유아 및 임산부, 유방암 같은 여성암 환자는 사용을 피하는 것이 좋다.

Black Pepper

블랙 페퍼
고대의 무역품, 세계인의 향신료

Plants

우리나라에서 '후추'라고 불리는 향신료의 왕, 블랙 페퍼는 4m 이상 자라는 다년생 덩굴 식물로, 꽃이 진 뒤 작은 포도송이처럼 생긴 열매를 맺는다. 이 열매는 성숙도에 따라 밝은 초록색에서 붉은색으로 익으며 수확한 뒤 건조 및 가공 과정을 거치면 우리에게 익숙한 블랙 페퍼의 형태가 된다. 블랙 페퍼의 학명은 *Piper nigrum*으로 속명 Piper는 산스크리트어에서 '열매'를 뜻하는 단어 Pipali에서 유래됐으며 Nigrum은 라틴어로 '검은색'을 의미한다. 블랙 페퍼의 원산지는 인도 남서부의 말라바르 지역이며 현재는 인도, 베트남, 말레이시아, 인도네시아, 마다가스카르 등에서 주로 생산된다.

History

블랙 페퍼는 다양한 고대 문명에서 의학적인 용도로 사용됐다. 기원전 6세기부터 전해지던 인도의 외과 의사 수슈루타Susruta의 의학서 《수슈루타 상히타Susruta Samhita》에는 블랙 페퍼가 눈과 귀 질환 치료에 사용됐다는 기록이 남아 있다. 또한, 인도의 전통 의학인 아유르베다Ayurveda에서는 블랙 페퍼가 소화기를 자극하고 호흡기 질환을 치료하는 데 활용됐으며 체온을 높여 독소 배출을 돕고, 생식기를 따뜻하게 하는 효능이 있어 최음제로도 사용했다. 또한 블랙 페퍼는 아유르베다에서 널리 알려진 약제 '트리카투Trikatu'[1]의 주요 재료로 사용되며 다양한 질환 치료에 쓰였다. 야생에서 채취되어 이란 상인들을 통해 주요 무역품으로 자리 잡

1 세 가지 매운 향신료인 블랙 페퍼, 롱 페퍼, 진저로 만든다.

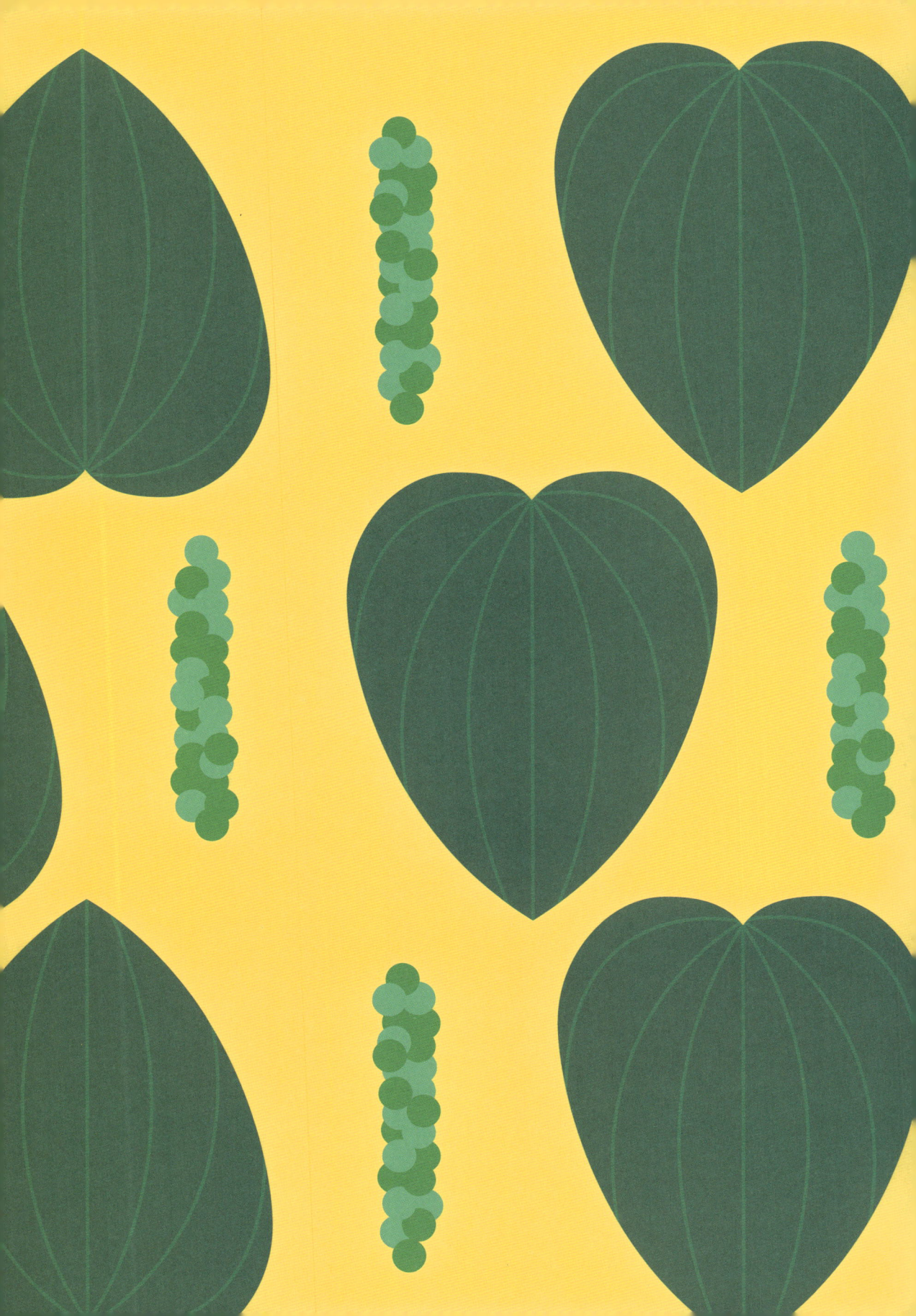

은 블랙 페퍼는 인도네시아 등 다양한 지역으로 확산됐다. 기원전 4세기경 유럽에 전해진 블랙 페퍼는 유럽인들에게 큰 인기를 끌었다. 수요 증가로 인해 가격이 급등하면서 낱알 단위로 거래되며 '검은 황금'이라는 별칭을 얻었다. 한때 영국에서는 화폐 부족 문제를 해결하기 위해 통후추인 페퍼콘Pepper corn을 임대료와 세금 납부 수단으로 사용하기도 했다. 이후 유럽인들은 황금을 낳는 향신료인 블랙 페퍼를 찾아 아시아로 눈을 돌렸고 1492년과 1498년에는 크리스토퍼 콜럼버스Christopher Columbus와 바스쿠 다 가마Vasco da Gama가 블랙 페퍼를 찾아 항해에 나섰다.

중국에는 기원전 3세기 전한 시대에 전해졌으며 '오랑캐의 산초'라는 뜻의 '호초胡椒', 한국에서는 '후추'로 불리며 조선 초기 김수가 지은 《수운잡방》, 전순의 《산가요록》 등 여러 고문서에 귀한 향신료로 기록됐다. 조선 시대 성종은 블랙 페퍼 모종을 구하기 위해 외국 사신과 여러 차례 협상을 시도했으나, 끝내 구하지는 못했다고 전해진다. 선조 20년인 1587년, 일본의 사신 다치바나 야스히로橘康廣가 연회 자리에서 일부러 블랙 페퍼 한줌을 바닥에 던지자, 기생과 악공들이 이것을 줍느라 연회가 엉망이 됐다는 기록이 《징비록》에 남아 있다. 또한 블랙 페퍼는 약용으로도 쓰였는데, 《동의보감》에 따르면 위장을 따뜻하게 하여 소화를 돕고, 가래를 제거하며, 복통을 치료하는 데 사용했다. 이외에도 조선 시대 궁중에서는 동짓날 추위를 이겨내고 음귀陰鬼를 쫓으며 임금의 기력을 북돋아주는 음식인 '전약煎藥'에 대추, 생강, 정향과 함께 후추를 사용했다.

Aromatherapy

블랙 페퍼 에센셜 오일은 특유의 매운 향이 매력적인 오일로 몸의 혈액 순환을 개선하고 염증을 줄이는 데 효과적이다. 이 오일에는 캐리오필렌Caryophyllene과 후물렌Humulene 같은 다양한 세스퀴테르펜Sesquiterpene 성분이 풍부하게 함유되어 있으며 이러한 성분은 염증과 통증을 억제하는 데 도움을 준다. 따라서 근육통과 관절염을 비롯한 각종 근골격계 통증 완화에 효과적이다. 또한 식욕을 촉진하고 메스꺼움을 완화하는 효능이 있어 소화계 문제에도 활용되고, 흡연과 같은 중독 증상 완화에도 도움을 줄 수 있다. 다만 원액을 직접 피부에 바를 경우 자극을 유발할 수 있어 캐리어 오일 또는 알로에베라 젤에 최대 1:1 비율로 희석해 사용하는 것이 바람직하다.

Cardamom

카다멈
세계인이 사랑하는 향신료

Plants

카다멈은 생강과에 속하는 여러해살이 식물로, 이 식물의 짙은 갈색 씨앗을 향신료로 사용한다. 우리에게 다소 생소한 향일 수 있지만 중동, 유럽, 특히 북유럽 스칸디나비아 지역에서는 디저트에 으깨 넣어 맛과 향을 더하는 역할을 한다. 조향사 파스칼 시용 Pascal Sillon은 카다멈을 '그 자체가 향수'라 평가하며, 시트러스 계열의 상큼한 향과 스파이시한 향이 조화를 이루는 매력적인 향을 가진 식물로 꼽았다. 원산지는 인도 남부와 스리랑카의 우림 지역이며 현재는 인도네시아, 인도, 과테말라, 스리랑카 등에서 주로 재배된다. 카다멈의 학명은 *Elettaria cardamomum*으로 속명인 Elettaria는 남인도에서 카다멈 '씨앗'을 부르던 Elettari에서 유래됐으며, 종명인 Cardamomum은 그리스어 Kadamōmomn에서 파생된 단어로, '후추풀'을 뜻하는 Kardamon과 인도 향신료인 Amōmon의 합성어이다. 우리나라에서는 '소두구小荳蔲'라는 이름으로도 불린다.

History

세계에서 가장 오래된 향신료이자 약재로 알려진 카다멈은 고대 아시리아 왕국 시기부터 향신료, 향수, 종교 의식 등에 사용됐다. 고대 이집트와 로마에서는 치아 미백과 구강 관리, 연회 후 소화를 돕는 데 사용했다. 이후 아랍 상인들에 의해 유럽에 소개됐으며 바이킹들을 통해 스칸디나비아 지역까지 전파됐다. 인도의 전통 의학인 아유르베다Ayurveda에서는 카다멈이 '엘라Ela'라는 이름

으로 여러 차례 언급되며, 피부 질환 치료, 두통 완화, 출혈 및 출산 후 케어, 뱀에 물렸을 때 등 다양한 용도로 활용됐다. 또한 아유르베다의 핵심 개념 중 하나인 '뜨리도샤Tridosha'[2]의 세 가지 체질을 모두 진정시키는 효능이 있다고 평가되기도 했다. 중국에서는 카다멈을 소화계 문제를 치료하는 데 활용했으며 오늘날까지도 소화 관련 약재로 널리 사용되고 있다. 한국에서도 '까스활명수', '까스활' 같은 소화제의 원료로 쓰인다.

Food

카다멈은 바닐라, 사프란과 함께 세계 3대 향신료로 꼽히며, 가격이 매우 높은 고급 향신료이다. 특유의 강렬하고 이국적인 향 덕분에 음식의 맛과 풍미를 한층 깊게 해주는 재료로 활용된다. 인도와 네팔에서는 가람 마살라Garam Masala[3]의 주요 재료 중 하나로 쓰이며 홍차 베이스 음료인 차이 티Chai Tea의 필수 재료로 사용된다. 세계에서 가장 많은 카다멈을 소비하는 스칸디나비아 지역에서는 빵이나 케이크와 같은 디저트와 술에 카다멈을 첨가한다. 한편, 아랍 지역에는 커피를 만들 때 카다멈, 정향과 같은 향신료를 추가하는데 이 독특한 아랍식 커피는 오랜 역사를 지니고 있어 유네스코의 무형문화유산으로도 등재됐다.

Perfume

상쾌하면서도 강렬한 향을 지닌 카다멈은 다양한 향수에 활용된다. 대표적으로 조 말론JO MALONE의 '미모사 앤 카다멈Mimosa & Cardamom', 러쉬LUSH의 '카다멈 커피Cardamom Coffee'가 있다. 또한 스위스의 럭셔리 시계 및 주얼리 브랜드로 알려진 쇼파드Chopard에서 만든 향수 '네롤리 아 라 카다멈 드 과테말라Neroli à la Cardamom de Guatemala', 메종 마르지엘라Maison Margiela의 '어텀 바이브Autumn

---

[2] 아유르베다에서는 개인의 체질을 바타Vata, 피타Pitta, 카파Kapha 세 가지 도샤로 나누어 설명하는데 이를 통칭하는 말이 뜨리도샤다. 도샤는 우리 몸의 생리적, 심리적 특징을 나타내는 에너지를 일컫는 말로, 각 도샤는 우리의 몸과 마음의 기능을 조절하며 개개인의 체질을 형성한다.

[3] 인도, 파키스탄, 방글라데시, 네팔 등의 남아시아 요리에서 사용하는 배합 향신료를 뜻한다.

Vibes'에도 카다멈이 탑 노트로 포함된다. 프랑스의 저명한 조향사이자 에르메스HERMÈS의 전속 조향사였던 장 클로드 엘레나Jean-Claude Ellena는 2008년 향신료를 주제로 한 향수 '자르뎅 아프레 라 무쏭Jardin après la Mousson(장마 후의 정원)'에 카다멈을 활용해 화제가 되기도 했다.

Aromatherapy

카다멈 에센셜 오일은 에스테르Ester 성분이 약 40%, 1,8-시네올 1,8-Cineole 성분이 약 30% 함유되어 있다. 에스테르 성분이 풍부해 설사나 위경련과 같은 소화계 경련을 진정시키는데 탁월하고 복부 팽만감, 메스꺼움 완화에 효과가 있다. 또한 1,8-시네올 성분은 감기나 독감 등 호흡기 질환을 완화하는 데 효과적이며 코막힘과 거담 작용에도 도움을 준다.

Cinnamon

시나몬
중세 유럽의 후각을 사로잡다

Plants

겨울과 가장 잘 어울리는 향을 지닌 시나몬나무는 250여 가지가 넘는 품종이 있으며 그중 가장 유명한 시나몬은 *Cinnamomum verum*이라는 학명을 지닌 '실론 시나몬'이며, 다른 하나는 *Cinnamomum cassia*라는 학명을 지닌 '카시아 시나몬'이다. 에센셜 오일로 사용되는 실론 시나몬의 학명 중 종명인 Verum은 '진짜'라는 뜻을 지닌다. 그래서 종종 실론 시나몬을 '트루 시나몬True Cinnamon'이라고 부른다. 실론 시나몬을 검색하면 *Cinnamomum zeylanicum*이라는 학명도 나오는데, 이는 과거에 사용되던 학명이며 종명인 Zeylanicum은 시나몬나무의 기원지이자 옛 스리랑카의 이름인 '실론Ceylon섬'을 뜻한다. 또한 영어 이름인 '시나몬'은 그리스어로 시나몬을 뜻하는 kinnamōmon에서 유래됐으며 고대 로마에서는 Cinnamomum, 고대 프랑스에서는 Cinnamome으로 불렸다. 실론 시나몬의 원산지는 스리랑카의 옛 지명인 실론과 인도 남서부의 말라바르 해안, 미얀마 등이며 오늘날에는 스리랑카가 최대 생산지이다. 카시아 시나몬은 베트남, 인도네시아, 중국에서 주로 생산된다.

Classification

실론 시나몬과 카시아 시나몬은 서로 다른 특징을 지닌다. 실론 시나몬은 스리랑카에서 자라는 시나몬나무의 수피를 말린 것으로 시나몬 특유의 향을 지니며, 껍질이 얇고 부드러운 것이 특징이다. 반면 카시아 시나몬은 육계나무 수피를 말린 것으로 '중국

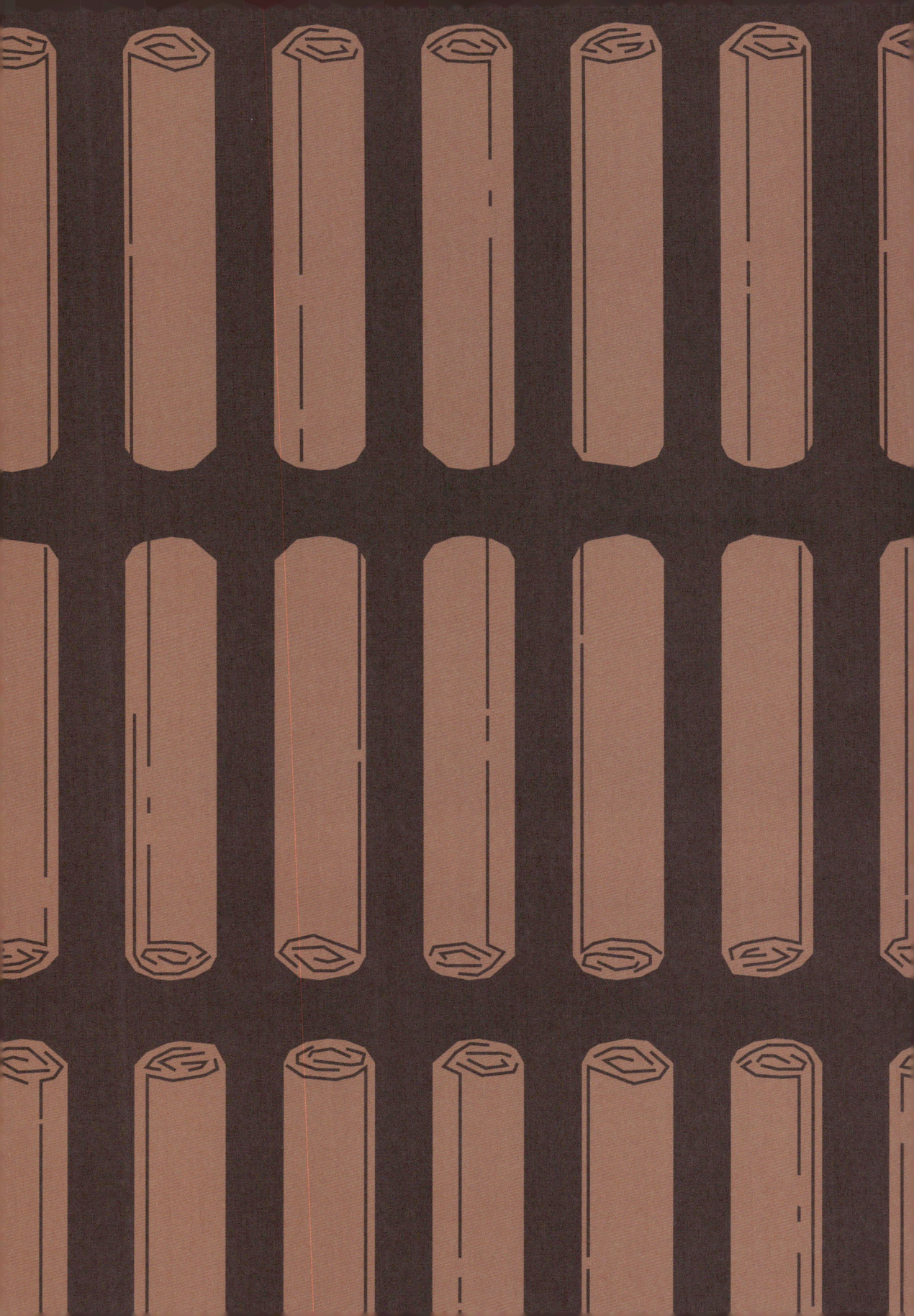

시나몬' 또는 우리나라에서 흔히 말하는 '계피'에 해당한다. 카시아는 실론보다 매운 향과 맛이 강하고, 껍질이 두껍고 단단하며 색도 더 짙은 갈색을 띤다. 두 종류 모두 에센셜 오일로 활용되며 화학 성분은 유사하지만 성분의 비율 차이로 인해 향과 효능에 미묘한 차이를 보인다. 실론 시나몬의 경우 쿠마린Coumarin의 함량이 낮지만, 카시아 시나몬은 쿠마린 함량이 높아 장기 섭취 시 간 독성 위험이 있어 주의가 필요하다.

History

시나몬은 특유의 달콤하고 스파이시한 향이 매력적인 허브로 인류가 가장 오랫동안 사용해 온 약재이자 향신료이다. 고대 이집트, 중국, 인도 등 세계 주요 문명 곳곳에서 시나몬을 사용한 흔적이 발견되며, 그 역사는 매우 깊다. 기원전 3000년경 고대 이집트에서는 시나몬을 미라 보존용 방부제나 종교 의식에 활용했다. 또한, 인도의 전통 의학인 아유르베다Ayurveda에서는 시나몬이 호흡기, 소화기, 부인과 질환 치료에 뛰어난 효능이 있다고 평가했다. 인류의 가장 오래된 약물 기록 중 하나인 중국의 《신농본초경》에서도 시나몬은 몸이 냉한 사람을 치료하는 데 좋은 약재로 기록되어 있다. 성경에도 시나몬은 성유聖油를 만들 때 사용하는 등 여러 차례 등장한다.

중세 아랍과 유럽에서는 요리의 풍미를 더하기 위한 향신료로 널리 사용됐다. 1226년에 출판된 아랍 요리책 《키탑 알 타비크Kitab al-Tabikh》에는 페퍼, 시나몬 등의 다양한 향신료가 소개되어 있다. 유럽에서는 십자군 전쟁 이후 시나몬, 넛맥, 클로브 등을 본격적으로 요리에 활용하기 시작했는데 중세 유럽의 한 요리 책에는 200여 가지의 요리 중 125개 가량의 요리법에 시나몬이 사용된 것으로 기록되어 있다. 이는 당시 시나몬에 대한 관심과 수요가 얼마나 높았는지를 짐작하게 한다. 오늘날 시나몬은 다양한 음료에 활용되며, 유럽에서 겨울철 감기 예방을 위해 마시는 뱅쇼Vin Chaud나 인도의 국민 음료인 마살라 차이Masala chai에 필수 재료로 사용된다. 실론 시나몬이 주로 사용되는 외국의 음료들과 달리, 우리나라의 전통 음료인 수정과에는 카시아 시나몬이 들어간다.

Perfume

달콤하면서 스파이시한 향이 매력적인 시나몬은 진저, 블랙 페퍼 같은 스파이시나 시트러스한 향들과 잘 어우러지는 향으로 평가받는다. 향수의 원료로도 다양하게 활용되는데, 대표적으로 디올DIOR의 '돌체 비타Dolce Vita', 남성 향수로 유명한 파코 라반Paco Rabanne의 '원 밀리언1 Million', 그리고 이브 생 로랑YVES SAINT LAURENT의 전설적인 향수 '오피움Opium' 등이 있다.

Aromatherapy

시나몬 에센셜 오일은 시나몬나무의 수피와 잎에서 추출되며, 추출 부위에 따라 시나몬 바크와 시나몬 리프 에센셜 오일로 나뉜다. 시나몬 바크 에센셜 오일은 시나몬 특유의 강렬한 향이 특징이며 아로마 알데하이드Aroma Aldehyde계열 성분인 신남알데하이드Cinnamaldehyde를 60~75% 함유하고 있다. 이 성분은 항균 효과가 뛰어나며 심신에 활력을 불어 넣는 강장 효과를 주어 남성 발기 부전뿐만 아니라 심한 무기력감이나 우울감 완화에도 도움을 준다. 반면, 시나몬 리프 에센셜 오일에는 페놀 계열 성분인 유제놀Eugenol이 풍부하게 함유되어 있어 클로브와 비슷한 향을 지닌다. 또한 소독, 항균, 항곰팡이 등의 작용으로 감염성 질환에 효과가 있다. 시나몬 오일은 추출되는 부위에 따라 향과 효능, 화학적 특성이 다르기에, 사용 목적에 따라 적절한 제품을 선택해야 한다.

다만 시나몬 바크와 리프 오일 모두 피부 자극이 강하기 때문에 원액 사용을 피하고 캐리어 오일이나 알로에베라 젤 등에 전체 용량의 10% 이하로 희석해 사용하는 것이 바람직하다. 또한 민감성 피부, 알레르기 체질일 경우 사용 전에 반드시 패치 테스트를 진행한 후 사용하는 것을 추천한다.

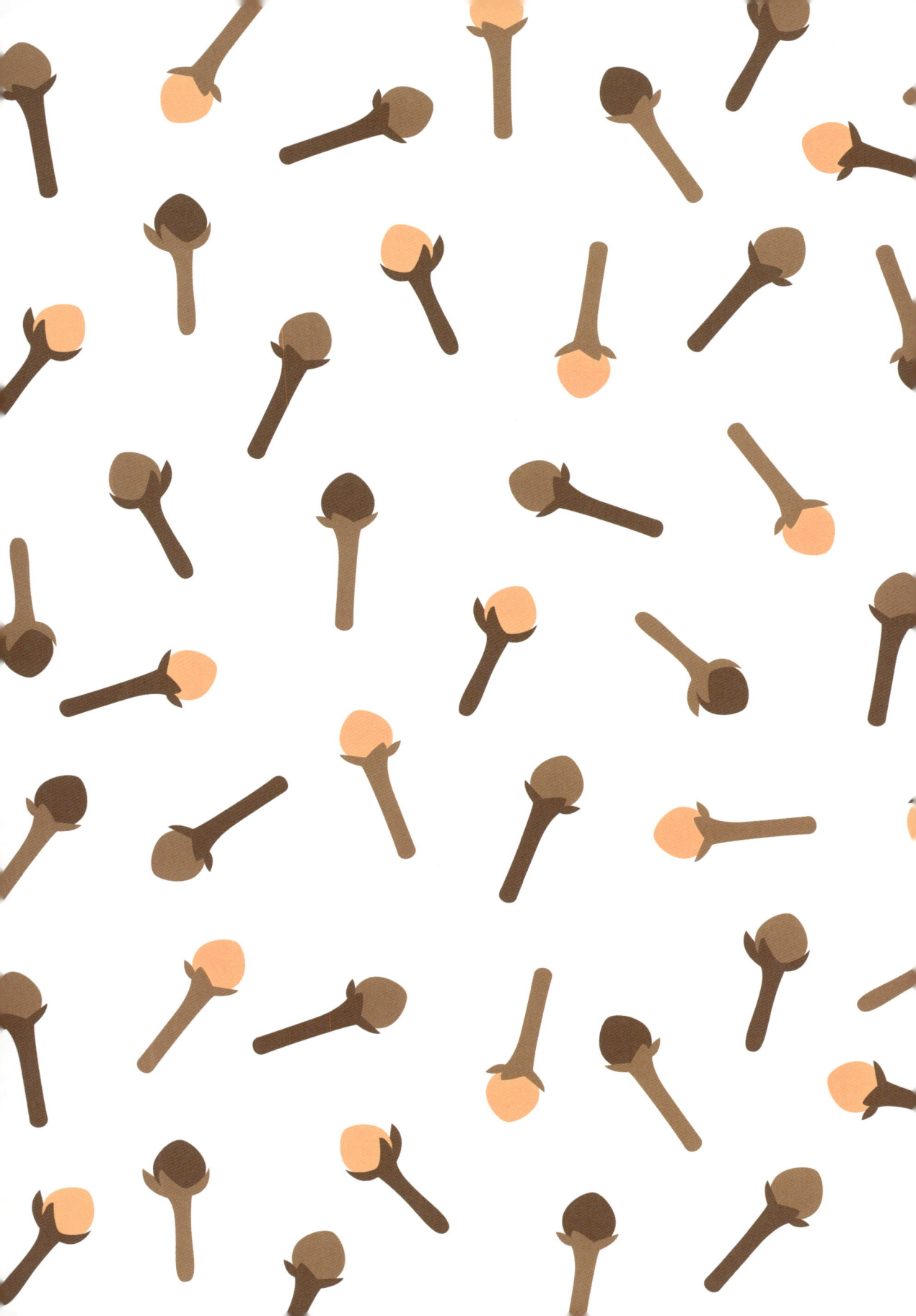

Clove

클로브
욕망의 대상이 된 허브

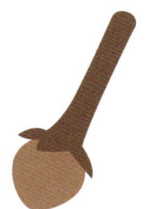

Plants

클로브는 높이 약 8~12m까지 자라는 상록 교목으로, 두껍고 광택이 있는 잎과 원통형의 꽃받침, 향기로운 붉은색 꽃이 특징이다. '클로브'라는 영어 이름은 꽃봉오리의 모양이 못을 닮아, '뾰족한 못'을 뜻하는 라틴어 Clavus에서 유래됐다. 한자로는 '정향 丁香'이라 부르는데, 여기에서도 한자 '못 정丁'이 사용됐다. 학명인 *Syzygium aromaticum*에서 속명 Syzygium은 '쌍으로 된'이라는 뜻을 지닌 그리스어 Syzygos에서 유래됐으며, 종명 Aromaticum은 '향기로운'이라는 뜻을 가진다. 클로브의 원산지는 과거 '스파이스 제도'라고 불렸던 인도네시아의 말루쿠 제도이지만, 현재 최대 생산지는 인도네시아와 마다가스카르, 탄자니아의 잔지바르이며, 최대 수입국은 흥미롭게도 인도네시아와 인도이다. 즉 인도네시아는 최대 수출국이자 수입국인 셈이다.

History

과거 클로브나무의 작은 꽃봉오리는 재산 목록에 오를 만큼 귀한 향신료로 여겨졌으며, 이를 둘러싼 유럽의 여러 나라가 무역과 생산을 독점하기 위해 치열한 무역 경쟁을 벌였다. 이러한 역사적 흔적은 오늘날 인도네시아와 탄자니아의 화폐에서도 찾아볼 수 있다. 그렇다면, 인도네시아가 원산지인 클로브가 어떻게 머나먼 아프리카의 탄자니아까지 전해지게 됐을까? 16세기, 포르투갈을 물리치고 인도네시아 말루쿠 제도를 점령한 네덜란드는 넛맥과 클로브 생산을 독점하기 위해 인접 섬을 제외한 다른 지역의 클로브나무를 모두 없애는 극단적인 방법을 선택한다. 그러나 이 계획은 프랑스의 식물학자 피에르 푸아브르Pierre Poivre에 의해 실패로 돌아가게 된다. 푸아브르는 클로브 씨앗과 묘목을 당시 프랑스의 식민지였던 아프리카 모리셔스에 옮겨 재배에 성공했고, 이후 클로브는 프랑스와 영국의 식민지를 중심으로 빠르게 확산됐다. 그 결과 탄자니아의 잔지바르, 펨바, 마다가스카르 등에 대규모 클로브 농장이 조성됐고, 수백 년간 이어진 '향신료 전쟁'도 막을 내리게 됐다.

클로브가 약재로 처음 역사에 등장한 것은 중국의 한나라 시대 문헌으로 궁정 관리들이 황제를 알현하기 전에 구취 제거를 위해 클로브를 씹었다는 기록이다. 치과를 떠올리게 하는 독특한 향을 가진 클로브는 실제로 치통을 완화하는 효과가 뛰어나 오랫동안 치과 치료에 활용됐으며, 독일의 공식 약용 식물 평가 기관인 독일 위원회에서도 클로브를 구강 및 인두 점막의 염증 치료와 국소 마취에 사용할 수 있는 약재임을 공식적으로 인정했다. 또한, 인도의 전통 의학인 아유르베다Ayurveda에서는 클로브가 몸을 따뜻하게 하고 통증을 완화하는 데 도움이 된다고 기록되어 있다. 이외에도 소화 불량, 헛배부름, 설사 등 소화계 문제 치료에 쓰였으며, 오늘날까지도 클로브는 치통 완화와 소화 건강 개선을 돕는 목적으로 널리 사용되고 있다.

Perfume

클로브는 향을 처음 맡았을 때 치과를 떠올리게 하는 매콤한 향과 따뜻한 느낌을 주는 매력적인 향을 갖고 있어, 오리엔탈 계열이나 스파이시 플로럴 계열의 향수에 주로 사용된다. 대표적으로 샤넬CHANEL의 '코코COCO', 에스티 로더ESTEE LAUDER의 '유스 듀 Youth Dew', 우비강Houbigant의 '휘기에 누와르Figuier Noir', 이브 생 로랑

YVES SAINT LAURENT의 '오피움Opium'에 클로브가 향료로 포함되어 있다.

Aromatherapy

클로브 에센셜 오일은 꽃봉오리에서 추출되어 '클로브 버드 에센셜 오일'이라 부른다. 주요 성분은 유제놀Eugenol이 80%를 차지하며 이외에도 베타-캐리오필렌Beta-Caryophyllene, 유제닐 아세테이트 Eugenyl Acetate 등 다양한 성분이 함유되어 있다. 특히 유제놀은 페놀 화합물의 일종으로 신체에 강장 효과를 주어 기운을 북돋아 주고 피로 해소 및 면역력 강화에 도움을 준다. 항균 효과도 뛰어나 입안의 소독, 여드름 치료, 바이러스 감염 완화 등 다양한 목적으로 활용된다. 파인이나 스프루스 에센셜 오일과 함께 블렌딩 해 향을 맡거나 허리 윗부분을 마사지해주면 신체적, 정신적 피로 해소에 도움이 된다. 다만 클로브 버드 오일은 원액을 직접 사용할 경우 피부 자극을 유발할 수 있으므로 반드시 캐리어 오일, 알로에베라 젤 등에 20% 이하로 희석해 사용하는 것을 추천한다.

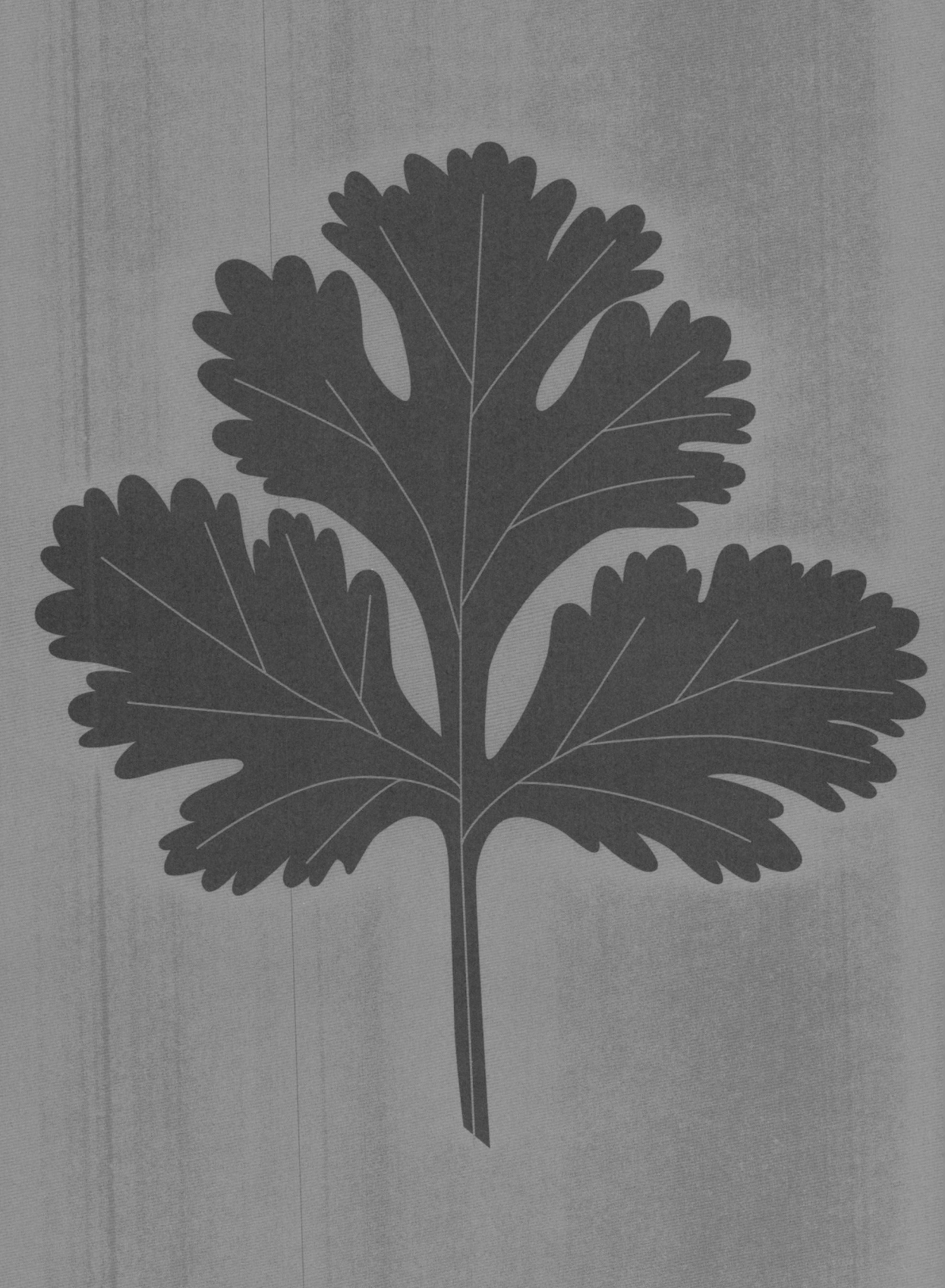

Coriander

코리앤더
인류의 오래된 향신료

Plants

실란트로Cilantro, 팍치Phak chi, 고수, 빈대풀 등 다양한 이름으로 불리는 코리앤더는 특유의 비릿하고 오묘한 향으로, 호불호가 극명하게 갈리는 허브다. 미나리과에 속하는 한해살이풀인 코리앤더는 높이 30~60cm까지 자라며 잎은 물론 씨앗과 줄기까지 식물 전체를 식용으로 활용할 수 있다. 코리앤더의 학명은 *Coriandrum sativum*이며 속명 *Coriandrum*는 그리스어 Koris에서 유래된 단어로 빈대 냄새와 같은 '고약한 향이 난다'라는 의미를 담고 있다. 원산지는 지중해 지역이지만 현재 러시아, 유럽, 아시아 등 다양한 지역에서 재배가 되고 있으며, 특히 인도, 러시아, 멕시코 등이 주요 생산국이다.

History

코리앤더는 인류가 가장 오랫동안 사용해 온 향신료이자, 약용 식물 중 하나다. 고대 로마인들은 빵에 향을 더하거나 고기, 생선 요리에 코리앤더를 활용했으며 히브리인들은 음료에 넣어 마시기도 했다. 약용 식물로서의 기록은 고대 이집트 의학 문서인 〈에버스 파피루스Ebers Papyrus〉와 성경에서 찾아볼 수 있다. 변비와 두통 치료에 사용됐다고 하며, '행복의 비밀'이라는 이름의 최음제로 활용됐던 기록도 남아 있다. 중국 전통 의학에서는 코리앤더 씨앗을 소화 불량, 식욕 부진, 구취 제거 등에 사용했고 우리나라의 《동의보감》에 의하면 코리앤더는 성질이 따뜻해 소화를 돕고 식중독으로 발생한 장내 출혈을 치료한다고 기록되어 있다. 이외에도 기침, 가슴 통증, 관절 통증 완화에 쓰였으며, 씨앗을 으깨서 관절 부위에 발라 해당 부위의 통증을 줄여주는 용도로 활용하기도 했다.

Food

코리앤더는 오늘날에도 여러 나라에서 향신료로 널리 사용된다. 특히 태국을 비롯한 동남아시아에서는 쌀국수나 샐러드 등에 풍미를 더하는 데 쓰인다. 인도에서는 강황, 시나몬, 블랙 페퍼, 카다멈 등과 함께 '가람 마살라 Garam Masala'의 주요 재료로 쓰인다. 중동과 북아프리카 지역에서는 넛맥, 강황과 함께 '라스 엘 하누트 Ras el-Hanout'[4]를 만들어 구이나 스튜 요리에 사용한다. 우리나라에서는 황해도 지역에서 코리앤더를 하룻밤 동안 물에 담가 특유의 맛과 향을 줄인 뒤, 황석어젓이나 조개젓을 넣어 김치를 담그거나, 코리앤더를 돌돌 말아 초고추장에 찍어먹는 '고수 쌈'으로 즐겼다. 또한 '고수를 먹을 줄 알아야 스님 노릇을 할 수 있다'는 말이 있을 정도로 코리앤더는 사찰 음식에 많이 활용됐는데, 이는 코리앤더가 승려에게 섭취가 금지되어 있는 오신채五辛菜에 해당되지 않고 심신 안정에 도움이 된다고 여겨졌기 때문이다.

Perfume

신선하면서도 달콤한 향이 느껴지는 코리앤더 에센셜 오일은 향수의 원료로 종종 사용된다. 대표적으로 4711의 '아쿠아 콜로니아 화이트 피치 앤 코리앤더 Acqua Colonia White Peach & Coriander', 구찌 GUCCI의 '구찌 러쉬 Gucci Rush', 이브 생 로랑 YVES SAINT LAURENT의 '라 콜렉션 재즈 La Collection Jazz' 등이 있다.

---

[4] 중동의 혼합 향신료로 재료의 구성이나 배합 비율은 다양하다.

Aromatherapy

코리앤더의 씨앗에서 에센셜 오일을 추출하기 때문에 아로마테라피에서는 '코리앤더 시드 에센셜 오일'로 부른다. 신선한 고수 향이 느껴지는 이 오일은 정신적 피로를 느낄 때 사용하면 진정 효과를 기대할 수 있으며, 전통적으로 쓰였던 효능과 비슷하게 소화 불량이나 복부 팽만 등 소화계 문제 완화에 널리 활용된다. 또한 코리앤더 시드 오일에 60~80% 정도 함유된 리날룰Linalool 성분은 진통 효과가 있어 관절염이나 류마티스 질환으로 인한 통증 완화에 도움을 줄 수 있다.

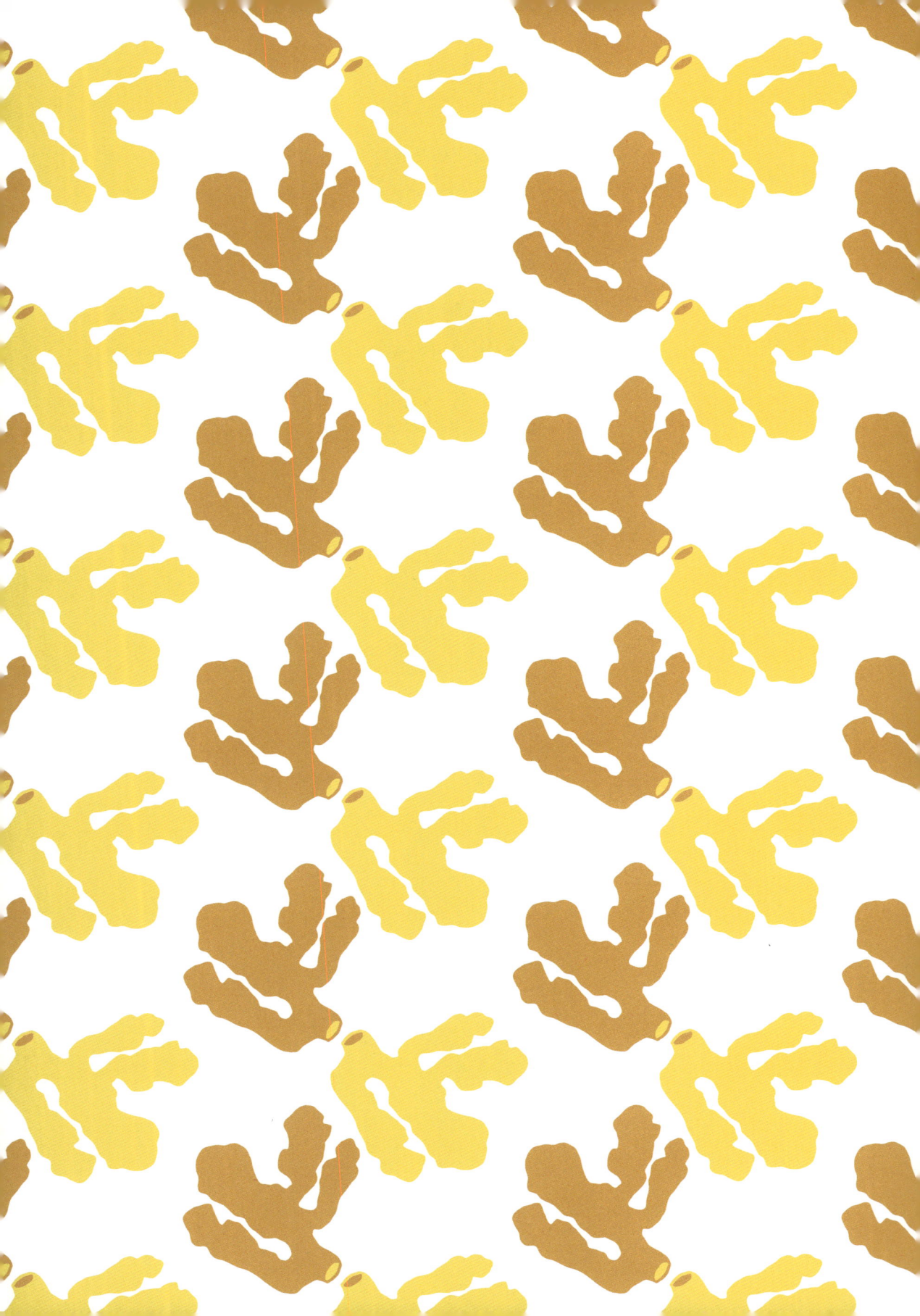

Ginger

진저
위대한 약

Plants

진저는 생강과에 속하는 다년생 초본 식물로, 특유의 맛과 향을 지닌 뿌리줄기를 가지고 있다. 땅속의 강인한 에너지를 품은 진저는 5000년 전부터 아시아, 특히 인도와 중국에서 널리 사용됐다. 우리나라에서는 '생강', 사투리로 '새앙', '새양'이라고도 불린다. 학명은 *Zingiber officinale*이며, 속명 Zingiber는 고대 인도의 언어였던 팔리Pali어로 진저를 뜻하던 siṅgivēra에서 유래됐다. 또한 종명인 Officinale은 라틴어로 '약용 식물'을 의미하며, 전통적으로 약재로 사용되어 온 식물에 붙는 명칭이다. 진저의 원산지는 인도, 말레이시아 등 동남아시아 지역이며, 현재 주요 생산국은 인도, 중국, 네팔, 인도네시아 등이다.

History

진저는 아시아에서 수천 년 동안 약재로 사용되어 왔으며, 인도에서는 '위대한 약'이라는 뜻의 '마하우샤디Maha-Aushadi'로 불렸다. 인도의 전통 의학인 아유르베다Ayurveda에서는 구충, 소화 촉진, 배앓이 방지, 복통, 피부 질환, 비만, 출산 후 출혈 등의 치료에 활용됐다. 중국에서도 진저는 2000년 이상 약재로 사용됐으며 《논어》 〈향당 편〉에는 공자가 즐겨 먹던 음식으로 기록되어 있다. 이에 훗날 주자朱子는 '생강은 정신을 맑게 하며 나쁜 기운을 없앤다'라는 주석을 남겼다. 이외에도 《의학입문》, 《신농본초경》, 《본초강목》 등 많은 의학서에도 진저가 오심惡心, 두통, 감기, 관절염 등 다양한 질환 치료에 효과가 있다고 언급됐다. 우리나라에서는 고려 시대 문헌인 《고려사》에 처음 등장하는데, 1018년 북쪽 변방 전투에서 전사한 장수와 병졸의 가족에게 생강과 차, 베를 보내 위로했다고 기록되어 있다. 조선 시대에는 진저가 귀한 물건으로 여겨져 뇌물로 사용되기도 했는데, 실제로 이를 청원군 심종이 진저를 뇌물로 받은 일로 인해 유배를 가는 사건[5]이 벌어지기도 했다. 또한 조선의 왕들은 감기 증상이 있을 때 생강차를 즐겨 마셨으며 소화가 잘되지 않을 때에는 약재로 활용했다.

이처럼 아시아의 귀한 약재로 여겨졌던 진저는 고대 이집트 시기에 아랍을 거쳐 유럽으로 전파됐다. 로마 시대에 활약한 약물학자 디오스코리데스Dioscorides는 《약물지De Materia Medica》에서 진저가 소화를 돕고 장을 부드럽게 한다고 기록했으며, 당시 로마의 귀족들은 진저를 정력제로 믿고 약재로 사용했다. 이 생각은 중세까지 이어져 당시 유럽 최고의 의학 교육 기관인 살레르노 의과대학에서도 진저를 소화제이자 최음제로 소개하기도 했다.

Food

오랫동안 약재로만 사용됐던 진저는 중세 시대로 접어들면서 블랙 페퍼, 클로브 버드, 시나몬 등과 함께 대표적인 향신료로 자리 잡게 된다. 1486년 인쇄된 프랑스 최초의 요리책 《타유방의 요리서Le Viandier de Taillevent》에는 진저를 활용한 조리법이 소개됐으며, 중세 역사학자이자 투르대학교 교수인 브루노 로리우Bruno Laurioux는 중세 프랑스와 영국 요리법 중 1/4에 진저가 활용됐다고 이야기한 바 있다. 오늘날 유럽에서 진저는 크리스마스 시즌에 즐겨먹는 디저트인 진저브레드와 진저비어 등을 비롯해 다양한 음식과 음료 등에 향신료로 사용되며 여전히 많은 이들에게 사랑받고 있다.

[5] 《조선왕조실록》에 실리기도 한 이 사건은 태종 14년, 태조의 부마인 청원군 심종이 이방간에게 생강을 받고 임금에게 아뢰지 않아 사헌부에서 상소를 올리며 시작됐다.

Aromatherapy

특유의 따뜻한 스파이시 향과 약간의 흙 내음을 지닌 진저 에센셜 오일은 세스퀴테르펜Sesquiterpene 성분이 약 60~70%, 모노테르펜Monoterpene 성분이 약 15%를 차지하며, 이 외에도 알데하이드Aldehyde, 세스퀴테르펜 알코올Sesquiterpene Alcohol 등의 성분이 소량 포함되어 있다. 세스퀴테르펜이 풍부한 진저 오일은 염증을 억제하고 정맥과 림프 순환을 촉진하는 효과가 뛰어나 관절염이나 류마티스와 같은 근골격계 통증은 물론 하지 정맥류, 부종 완화에도 널리 사용된다. 또한 소화 불량이나 복부 팽만, 식욕 부진, 변비와 같은 소화계 문제에도 탁월한 효능을 지닌다. 진저 오일의 효능은 함유된 화학 성분만으로 설명하기는 어렵지만, 흥미롭게도 이 오일은 발기 부전 완화를 위한 블렌딩에도 사용된다.

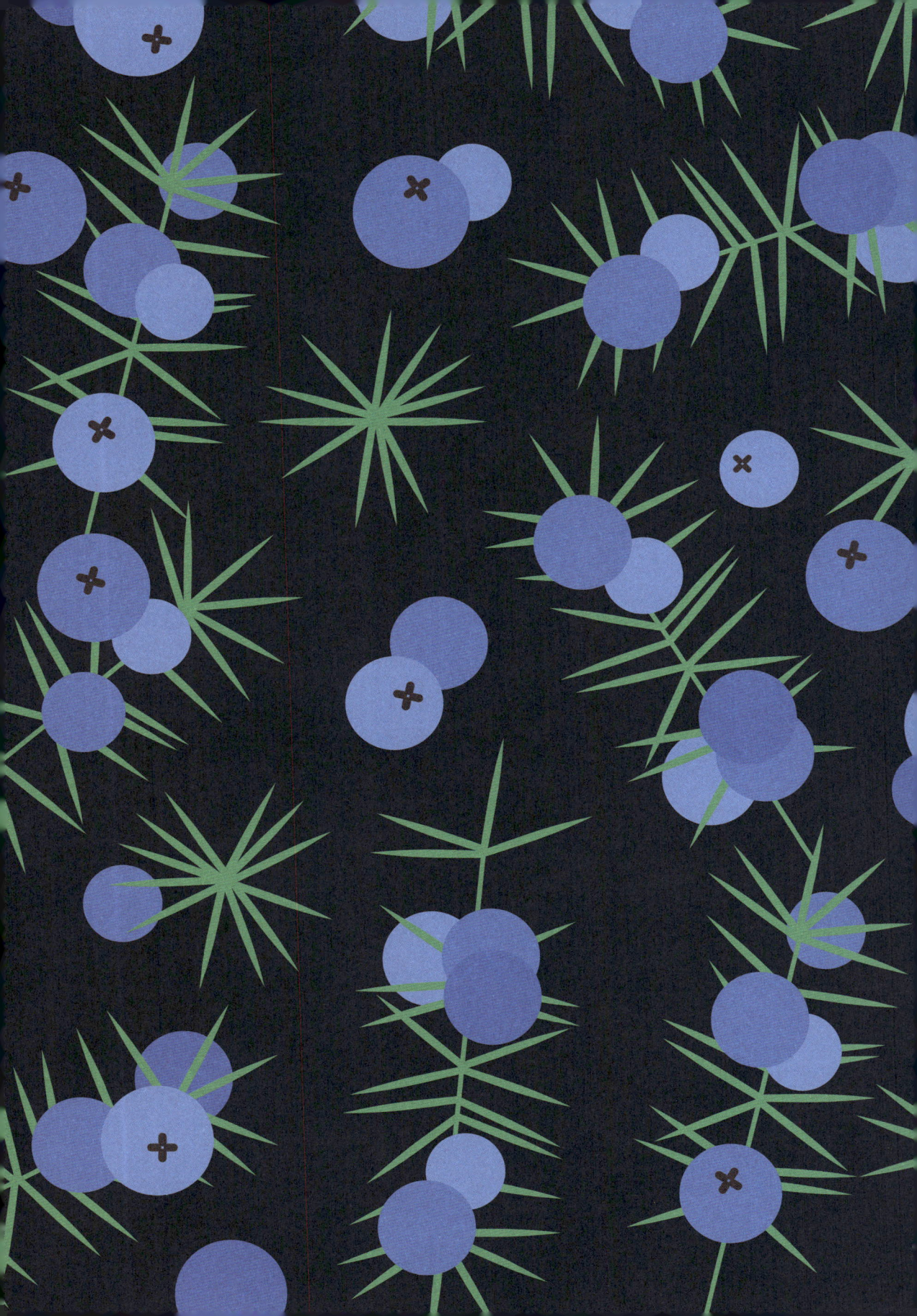

Juniper

주니퍼
병과 부정을 모두 정화하다

Plants

우리나라에서 두송杜松으로 불리는 주니퍼는 측백나무과에 속하는 상록성 침엽수로, 바늘 모양의 잎이 나선형으로 배열된 것이 특징이다. 암수딴그루 식물로, 암나무에서만 열매가 열리며 녹색이던 열매는 성숙하면서 짙은 파란색 또는 검은색으로 변한다. 주니퍼는 키가 작은 관목부터 20m 이상 자라는 나무까지 다양한 크기를 가지며, 전 세계에 50종 이상이 분포하는 식물이다. 대표적인 종으로는 커먼 주니퍼*Juniperus communis*, 버지니아 주니퍼 *Juniperus virginiana*, 히말라야 블랙 주니퍼*Juniperus indica* 등이 있다. 에센셜 오일은 커먼 주니퍼의 열매에서 주로 생산되며, 이 종의 학명은 *Juniperus communis*이다. 속명의 어원에 대해서는 확실하게 밝혀지지 않았으나 주니퍼나무를 의미하는 라틴어 Juniperus에서 유래됐다고 하며, 종명인 Communis는 '흔하다', '일반적인'이라는 의미를 담고 있다. 실제로 주니퍼는 유럽, 아시아, 북미 등 지구 북반구의 온대, 한랭 지대에 널리 퍼져 자생하며 주니퍼 잎과 열매는 새, 사슴, 고라니 등 크고 작은 동물의 중요한 먹이가 되기도 한다.

History

주니퍼나무를 활용한 목재나 열매 사용 흔적이 선사 시대 거주지 중 한 곳이었던 스위스 호수에서 발견되면서 주니퍼는 인류가 최초로 사용한 식물들 중 하나로 알려졌다. 고대 메소포타미아 문명의 기록에는 주니퍼가 위장 통증 완화에 사용됐다는 내용이 남아있으며, 이후 고대 그리스 의사 히포크라테스Hippocrates는 출혈이 있는 상처를 치료하거나 전염병을 퇴치하기 위해 주니퍼나무를 태워 훈증하는 방법을 활용했다고 한다. 고대 로마인들은 주니퍼나무를 이뇨제로 사용했으며, 세계 최초의 백과사전인 《박물지Natural History》를 집필한 로마 시대 학자 대★ 플리니우스Plinius는 주니퍼가 류마티스 통증을 완화하는 효과가 있다고 기록했다. 이외에도 주니퍼는 복통, 가슴 통증, 헛배부름, 감기 치료 등에 사용됐다. 약용의 목적 외에도, 주니퍼나무는 종교적 의미에서 정화를 목적으로 사용됐는데, 중세 유럽에는 주니퍼가 악령을 쫓고 마녀를 막는 신성한 식물로 여겨졌으며, 아메리카 원주민들은 중요한 종교 의식에 주니퍼를 태우며 안위와 행운을 기원했다. 같은 시기에 독일에서는 죽은 이의 관에 주니퍼 가지를 넣거나 제사를 지낼 때 사용해 그 신성성을 표현했다. 오늘날에도 주니퍼의 열매는 고대 시대에 알려진 효능을 입증하듯 따뜻한 물에 차로 우려 마시며 소화 질환과 비뇨기 건강 관리에 널리 활용되고 있다.

Food

17세기 네덜란드 라이덴대학교의 교수, 실비우스Sylvius는 알코올인 주정에 주니퍼 열매를 넣어 발효시킨 뒤, 약용 목적의 리큐어를 만들었다. 이후 이 술은 '쥬네브르Genièvre'라는 이름으로 알려지게 됐고 당시 암스테르담에서만 400개가 넘는 쥬네브르 증류소가 생겨날 정도로 인기가 높았다. 네덜란드 병사들을 통해 영국으로 전해진 이 술은 '진Gin'이라는 새로운 이름을 갖게 된다. 이후 진은 런던에서 폭발적인 인기를 끌었는데, 당시 연간 소비량이 5천만L에 이르렀다. 이후 진은 영국의 대표적인 주류 중 하나로 자리잡게 된다.

Aromatherapy

주니퍼에서 에센셜 오일은 열매에서 추출하기에 '주니퍼 베리 에센셜 오일'이라 부른다. 스파이시하면서도 가벼운 우디 향이 어우러져 복합적인 매력을 지닌 주니퍼 베리 오일은 알파-피넨 Alpha-Pinene, 사비넨Sabinene, 베타-미르센Beta-Myrcene 등의 모노테르펜 Monoterpene 성분이 풍부하게 함유되어 있다. 주니퍼 베리 오일은 부종이나 셀룰라이트와 같은 순환계 문제 개선에 효과적이며, 관절 통증 완화 및 소화 촉진에도 도움을 줄 수 있다. 그러나 일부 모노테르펜 성분의 경우 지나치게 많은 양을 장기간 복용할 경우 신장 내 네프론Nephron[6]에 염증을 유발할 수 있다. 따라서 신장 질환이 있는 경우 많은 양을 장기간 복용하는 것은 피해야 한다. 반면, 체내 흡수량이 적은 피부 도포나 향 흡입은 안전하게 사용할 수 있다. 피부에 발라 직접 사용할 경우에는 원액을 피부에 바르기보다는 호호바나 아프리콧 같은 캐리어 오일이나 알로에베라 젤 등에 희석해 사용하는 것을 추천한다.

---

[6] 콩팥의 기본 단위.

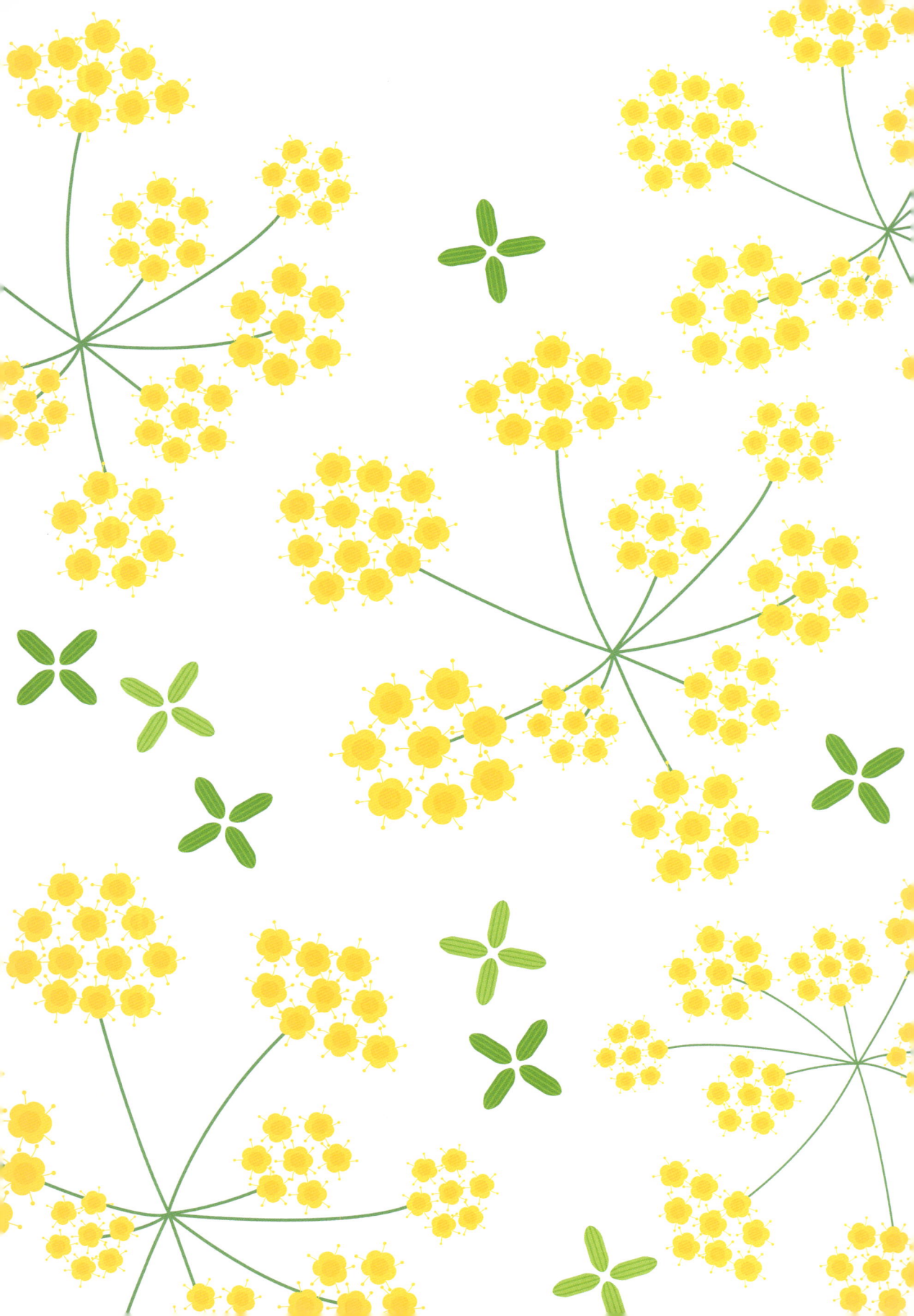

Sweet Fennel

스위트 펜넬
소화와 호르몬 균형의 식물

Plants

식물의 모든 부분을 사용할 수 있는 스위트 펜넬은 미나리과 식물로 최대 2.5m까지 자라며 속이 빈 줄기를 가진 것이 특징이다. 학명은 *Foeniculum vulgare var. dulce*로 속명 Foeniculum은 라틴어로 '건초'를 뜻하는 Foenum에서 유래됐다. 이는 펜넬의 잎에서 나는 향이 건초 냄새와 유사하기 때문이다. 스위트 펜넬은 그리스어로 '마라톤Marathon'이라 부르는데, 이는 고대 그리스의 마라톤 평원에서 펜넬이 풍부하게 자랐기 때문이다. 이 지역은 페르시아와 그리스 연합군 사이의 전투인 '마라톤 전투'가 벌어진 곳이기도 하며, 오늘날 마라톤 경주의 이름이 유래된 지명이기도 하다. 한자로는 '회향茴香'으로 불리는 스위트 펜넬의 원산지는 지중해 남부로 현재는 유럽, 아시아, 북미 등 다양한 지역에서 재배되고 있으며, 특히 펜넬 에센셜 오일은 인도와 스페인 등 유럽 연합EU에서 가장 많이 생산되고 있다.

Classification

펜넬 에센셜 오일은 크게 비터 펜넬*Foeniculum vulgare. var. amara*과 스위트 펜넬*Foeniculum vulgare. var. dulce* 두 가지로 분류된다. 비터 펜넬은 잠재적인 독성이 있어 아로마테라피에서는 거의 사용하지 않으며 스위트 펜넬이 주로 사용된다. 따라서 펜넬 오일을 구입할 때는 반드시 학명과 이름을 확인한 후 구매해야 한다.

Myth

펜넬은 그리스 신화의 프로메테우스와 연관성이 있는 식물이다. 신화에 따르면 프로메테우스는 인간을 위해 올림포스에서 신들의 불을 훔쳐 이를 펜넬의 빈 줄기 안에 숨겨 운반했다. 그는 인간들에게 불을 선물하며, 불을 사용하는 방법과 몸을 따뜻하게 하는 법 등을 알려주었다. 하지만 이 사건으로 인해 제우스를 비롯한 신들의 분노를 사게 됐고, 결국 프로메테우스는 코카서스 산맥의 바위에 묶인 채, 제우스가 보낸 독수리에게 간을 영원히 쪼아 먹히는 형벌을 받게 된다.

History

펜넬은 전통 의학에서 오랜 세월 다양한 질병 치료에 활용된 약초다. 특히 고대부터 펜넬 씨앗은 입안의 악취를 제거하거나 모유 수유를 촉진하기 위해 사용됐다. 그리스인들은 올림픽 출전을 앞두고 체중 조절을 위해 향이 강한 펜넬 씨앗을 섭취했으며, 로마 군인들도 행군 중 배고픔을 달래기 위해 씨앗을 먹었다고 한다. 중세 시대에는 카롤루스 대제 Carolus Magnus가 〈Capitular de Villis(제국 영지운영과 관리에 대한 법령집)〉에 따라 다양한 작물 재배를 장려했는데, 그중 펜넬이 포함되어 있다. 이를 통해 펜넬이 당시 얼마나 중요한 약초였는지를 알 수 있다. 또한 중세 독일의 수녀이자 약초학자인 힐데가르트 폰 빙엔 Hildegard von Bingen은 펜넬 씨앗을 매일 섭취하면 가래가 줄고 구취가 사라지며 눈이 맑아진다고 했다. 이와 비슷하게 인도, 파키스탄, 인도네시아 등에서는 펜넬을 시력 개선을 위한 약용 식물로 활용해 왔다. 한편 중세 유럽에서는 펜넬을 주술적인 상징을 지닌 식물로 여겨 악마와 악령을 쫓는 부적처럼 집 문에 걸어 두기도 했다.

Food

스위트 펜넬은 프랑스 남부, 특히 마르세유 지역에서 사랑받는 술인 '파스티스Pastis'의 주요 재료로 활용된다. 물에 희석해 마시는 이 술은 식사 전에 즐기는 식전주로 특유의 허브 향과 치약을 연상시키는 맛 때문에 호불호가 강하게 갈린다. 우리나라에서는 다소 생소한 술이지만, 전 세계에서 가장 많이 판매되는 술 중 하나이다. 또한 스위트 펜넬은 이탈리아 요리에서도 중요한 식재료로 활용되는데 대표적으로 생선의 비린내를 없애는 데 효과가 있어 시칠리아의 정어리 파스타를 만들 때 사용한다. 한편, 인도에서는 펜넬 씨앗을 요리 재료로도 사용하지만 식후 입가심을 위한 용도로도 섭취한다.

Aromatherapy

스위트 펜넬 에센셜 오일에는 에테르Ethers 계열의 성분인 트랜스-아네톨Trans-Anethole이 풍부하게 함유되어 있다. 이 성분은 에스트로겐Estrogen과 유사한 작용을 해 생리통이나 폐경 증상을 완화하고 모유 생성 촉진 등에 도움을 준다. 또한 생리를 촉진하는 통경 작용을 해 생리 불순 개선에도 효과적이다. 뿐만 아니라 소화계에도 뛰어난 효능이 있어 소화 불량, 위통, 복부 팽만 등이 느껴질 때 유용하게 활용할 수 있다. 그외에도 심장이 빠르게 뛰는 증상인 심계항진으로 인해 불안감이나 불쾌한 기분을 느낄 때도 도움이 된다. 단 스위트 펜넬 오일은 영유아나 임신 중인 여성에게는 사용을 권장하지 않는다.

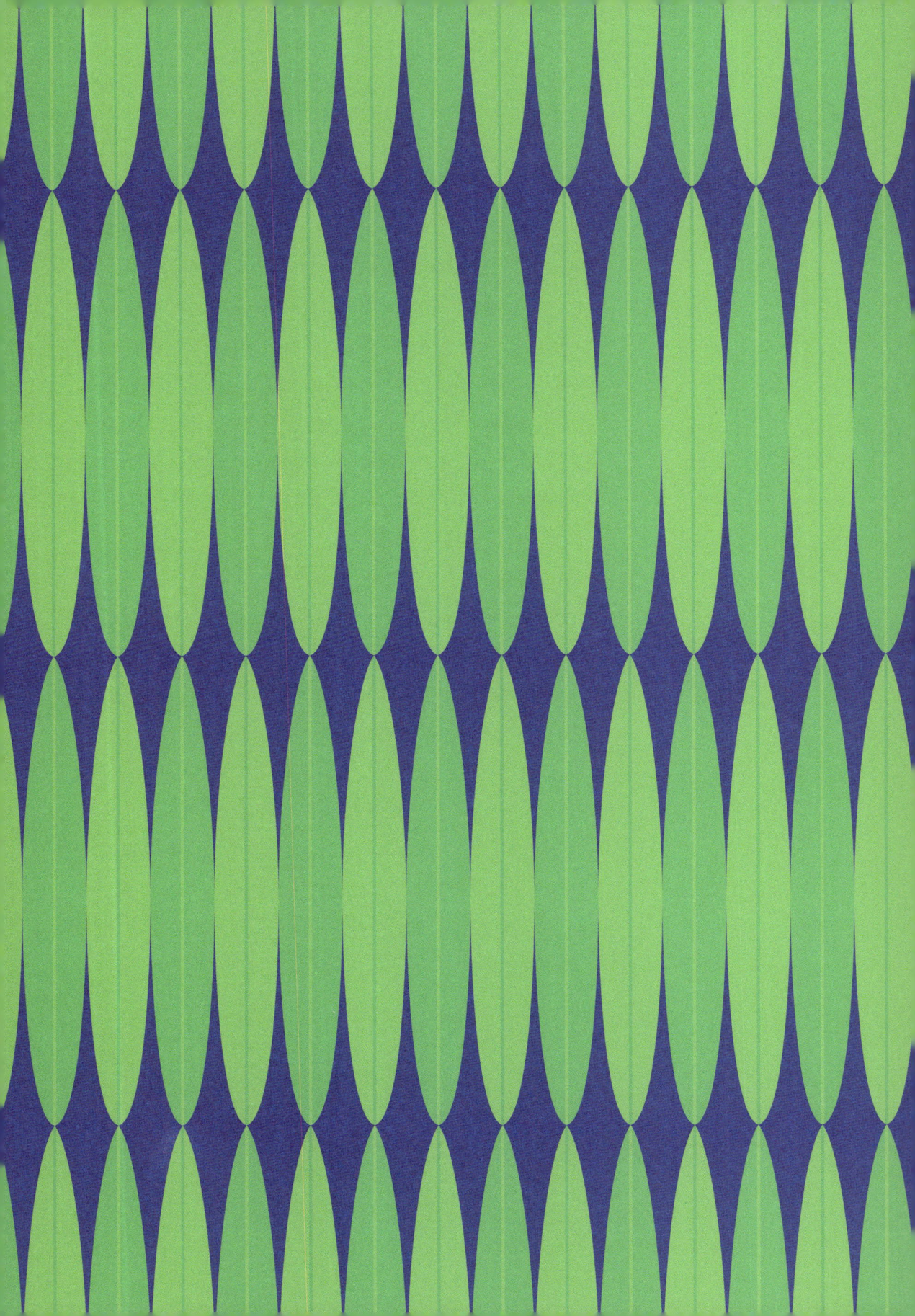

Tarragon

타라곤
용의 혀를 닮은 낯선 허브

Plants

한국인에게는 다소 낯선 허브인 타라곤은 상쾌하면서도 독특한 맛을 지닌 여러해살이풀로, 최대 60cm까지 자란다. 타라곤이라는 영어 이름은 그리스어로 '뱀' 또는 '용'을 뜻하는 Drakon에서 유래했다. 잎은 길고 가늘어 그 모양이 용의 혀를 닮았다 여겨져 '용의 풀'이라는 별칭으로 불리며, 뿌리가 길고 얽힌 모습 또한 뱀이나 작은 용을 연상시킨다는 점에서 이와 같은 이름이 유래했다는 설도 있다. 타라곤의 학명 *Artemisia dracunculus* 역시 '용'과 관련된 어원을 지닌다. 속명인 Artemisia는 그리스 여신 아르테미스에서 유래했으며, 종명인 Dracunculus는 라틴어로 '작은 용'을 의미하는 단어에서 비롯됐다. 타라곤의 원산지는 중앙아시아, 몽골, 시베리아로 12~13세기 십자군 전쟁 이후 유럽에 소개됐다. 초기에는 약초로만 사용됐으나, 향신료로 인기를 얻으며 현재는 미국, 아시아, 유럽 등 여러 국가에서 널리 재배되고 있다.

Classification

타라곤은 크게 두 가지 종류로 나뉜다. 프렌치 타라곤*Artemisia dracunculus*과 야생 타라곤이라 불리는 러시안 타라곤*Artemisia dracunculus var. inodora*이다. 프렌치 타라곤은 30~50cm 정도 자라는 소형 품종으로 추위에 약하지만 강한 향과 매콤 쌉쌀한 맛이 특징이다. 이러한 풍미 덕분에 요리에 널리 사용되며, 에센셜 오일 추출에도 주로 이 품종이 활용된다. 프렌치 타라곤은 씨앗으로 번식이 거의 불가능해 꺾꽂이 등의 방법으로 재배해야 한다. 반면 러시안 타라곤은 씨앗으로 쉽게 번식할 수 있으며 성장 속도가 빠르다. 그러나 풍미가 프렌치 타라곤에 비해 약해 식재료로는 크게 주목받지 않으며, 허브 티 블렌드나 샐러드에 은은한 향을 더하는 용도로 종종 사용된다.

Food

매콤하고 쌉싸름한 향과 맛을 지닌 타라곤은 기원전부터 아랍 지역에서 향신료로 사용됐으며 러시아, 스페인, 슬로베니아 등 다양한 유럽 국가에서도 전통적인 향신료로 활용되어 왔다. 특히 프랑스 요리에서 많이 사용하는 허브로, 와인, 샬롯, 달걀, 버터 등을 넣어 만드는 프랑스 전통 소스인 베어네즈 소스Bearnaise Sauce의 주요 재료로 쓰인다. 이 소스는 고기나 생선 요리를 비롯한 프랑스의 다양한 가정 요리에 널리 활용된다.

History

유라시아와 시베리아 지역이 원산지인 타라곤은 고대부터 식욕을 자극하고 소화를 돕는 것은 물론 기침, 감기, 통증, 생리통 치료에도 민간요법으로 널리 사용되어 온 허브다. 인도의 전통 의학인 아유르베다에서는 회충증, 장 경련, 다양한 원인의 발열에 효과적이며 월경 주기 조절에 도움을 준다고 기록되어 있다. 중세 아랍의 의사이자 과학자인 이븐시나Ibn Sina는 《The Canon of Medicine(의학 정전)》에서 맛과 향이 쓴 약을 먹기 전에 타라곤을 먼저 씹으면 도움이 된다고 평가했다. 또한 중세 아랍 약사이자 식물학자인 이븐 알 바이타르Ibn al-Baytar는 '타라곤은 숨을 달콤하게 하고 숙면을 촉진한다'고 평가했다. 한편 중세 유럽에서는 순례자들이 오래 걷기 위해 신발 속에 타라곤을 넣었다는 기록이 남아 있으며 이란 전통 의학에서는 뇌전증(간질) 치료를 위해 타라곤을 복용했다고도 전해진다. 그외에도 중세 아랍에서는 타라곤을 뱀에 물린 상처에 사용했다.

Aromatherapy

타라곤 에센셜 오일은 우리나라에서 널리 쓰이는 오일은 아니지만 경련 완화와 진통 효과가 뛰어난 메틸 차비콜 Methyl Chavicol 성분이 60~70%정도 함유되어 있다. 이 성분은 아로마테라피 화학 이론에서는 에테르 Ethers 카테고리로 분류되며 딸꾹질, 경련성 설사, 복통 등의 소화계 근육 경련은 물론 자궁 근육 경련인 생리통을 완화하는 데도 효과적이다. 이외에도 메스꺼움, 신경성 틱 Tic, 알레르기, 공황 발작, 그리고 소화 촉진에 도움을 준다. 엑조틱 바질 Exotic basil 에센셜 오일과 효능 및 화학 성분이 비슷해 대체제로 사용할 수 있다. 타라곤 오일 원액을 피부나 점막에 사용할 경우 자극을 유발할 수 있어 호호바, 아프리콧 같은 캐리어 오일 또는 알로에베라 겔 등에 희석해 사용하는 것을 권장하며 지나치게 많은 양을 복용하는 것을 주의해야 한다.

Woody & Balsam

Atlas Cedarwood
Cypress
Fir
Frankincense
Hinoki
Katafray
Myrrh
Pine
Sandalwood
Spruce

Atlas Cedarwood

아틀라스 시더우드
강인한 생명력으로 역사에 남다

Plants

아틀라스 시더우드는 줄기나 가지 주위에 여러 겹의 뾰족한 바늘 모양으로 자라는 회녹색 잎이 자라는 침엽수로, 높이는 30~40m 이상에 달하고 수령이 1000~2000년에 이를 만큼 장엄한 크기와 생명력을 지닌 나무다. 아틀라스 시더우드의 학명은 *Cedrus atlantica*로, 속명인 Cedrus는 그리스어로 '시더나무'를 뜻하는 단어 Kedros에서 비롯됐으며 종명 Atlantica는 북아프리카의 아틀라스 산맥에서 유래했다. 아틀라스 시더우드는 추위와 거친 바람을 이겨내며 꿋꿋하게 뿌리를 뻗어 자라는 특성이 있어, 성경에서는 왕의 권위, 신의 영광, 자손의 번성을 상징하는 나무로 자주 언급된다.

Classification

에센셜 오일을 추출하는 시더우드는 크게 세 종류로 나뉜다. 모로코의 아틀라스 산맥에서 자라는 아틀라스 시더우드Atlas Cedarwood, 히말라야 산맥에서 자라는 히말라야 시더우드Himalayan Cedarwood 그리고 북미 지역에서 자라는 버지니아 시더우드Virginian Cedarwood이다. 아틀라스 시더우드와 히말라야 시더우드는 식물학적으로 같은 과와 속이며 화학 성분 또한 케톤Ketone, 세스퀴테르펜Sesquiterpenes, 세스퀴테르펜 알코올Sesquiterpene Alcohol 등으로 유사해 비슷한 효능을 지닌다. 하지만 버지니아 시더우드는 위의 두 시더우드가 소나무과에 속하는 것과 달리 측백나무과에 속하며 에센셜 오일에는 케톤 성분이 없고 세스퀴테르펜과 세스퀴테르펜 알코올 성분이

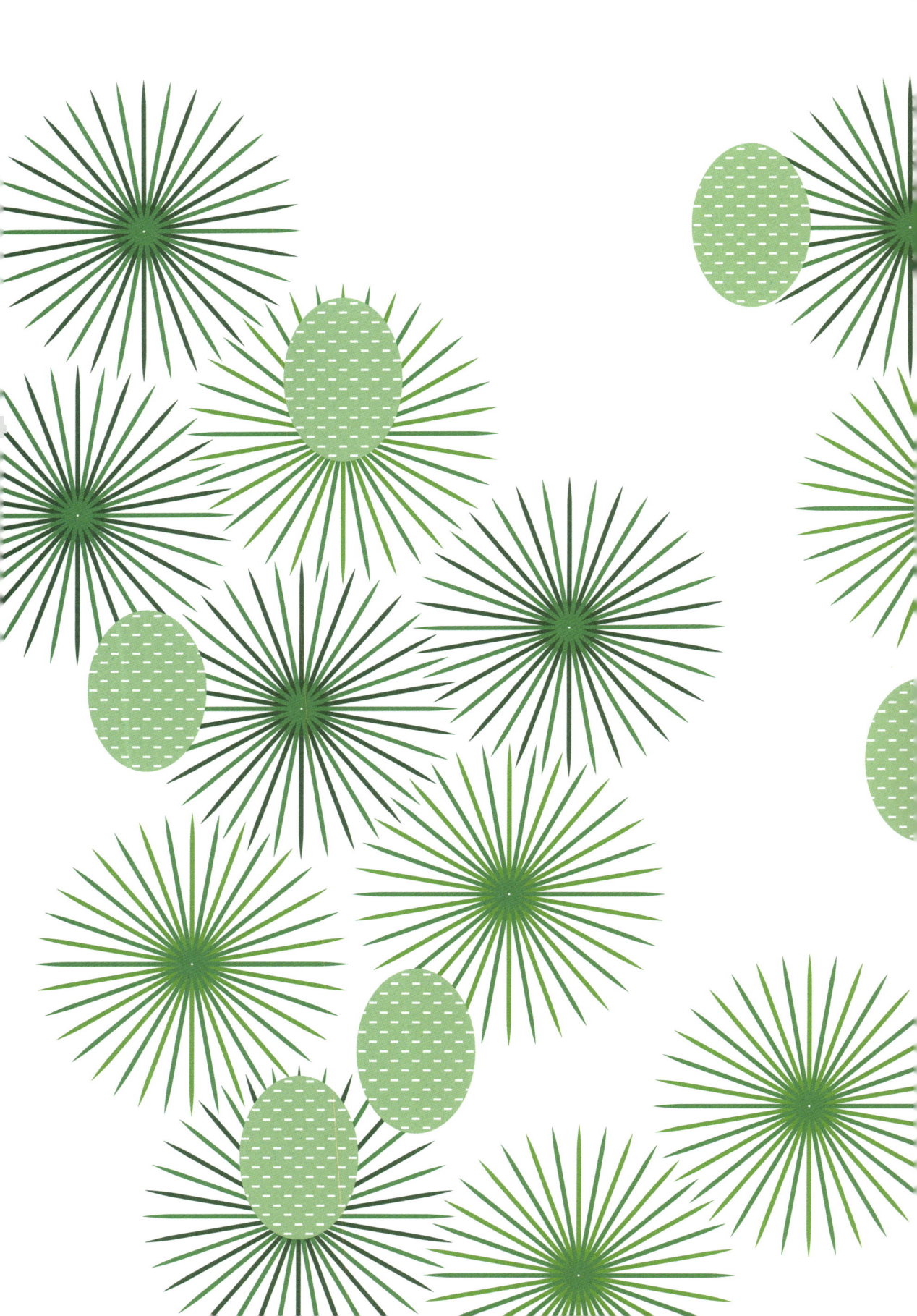

함유되어 있다. 각 오일의 화학 성분이 다르기 때문에 향과 아로마테라피 효과 또한 다르게 나타난다.

History

고대 역사 속에서 시더우드는 힘, 위엄, 용기의 상징으로 여겨지며 궁전, 사원과 같은 주요 건축물, 배, 가구 등을 만드는 데 사용됐다. 고대 페니키아인들은 시더우드로 배를 만들어 지중해를 항해했고 고대 이집트에서는 파라오가 사후에 타고갈 배를 제작하는 데도 쓰였다. 시더우드는 성경에서 70회 이상 언급될 정도로 중요한 나무였는데 '지혜의 왕' 솔로몬이 예루살렘 성전을 지을 때에도 시더우드와 잣나무를 주요 목재로 사용했다고 전해진다.

또한 시더우드는 수령이 길고 잘 썩지 않아 고대의 많은 철학자와 박물학자들 사이에서 '불멸의 상징'으로 찬사받았다. 2세기 철학자 오리게네스Origen는 '시더우드는 썩지 않으며, 집의 대들보를 시더우드로 만드는 것은 영혼을 부패로부터 보호하는 것이다'라고 기록했다. 로마의 박물학자 대★ 플리니우스Plinius는 그의 책 《박물지Natural History》에서 시더우드에 대해 '시더우드에서 생산되는 수지Resin는 매우 귀중하게 여겨졌으며 나무가 오래 유지되기 때문에 신상Statues of the Gods을 만드는 데 사용됐다'고 기록했다. 이러한 방부 특성에 착안해 고대 이집트에서는 미라의 부패 방지를 위해 시신에 시더우드나무 수지를 발라 처리하기도 했다.

Perfume

시더우드 에센셜 오일의 향은 호불호가 뚜렷하게 갈린다. 어떤 사람에게는 풍부하고 진한 나무 향으로 느껴지지만, 다른 사람에게는 지린내처럼 불쾌한 냄새로 느껴지기도 한다. 그럼에도 불구하고 시더우드 특유의 묵직한 우디 향은 여러 향수 브랜드에서 원료로 사랑받고 있다. 대표적으로 바이레도BYREDO의 '미스터 마블러스Mr. Marvelous', 겐조KENZO의 '옴므 오 드 뚜왈렛Homme Eau de Toilette', 발렌티노Valentino의 '발렌티노 우오모Valentino Uomo', 디올DIOR의 '디올 옴므Dior Homme' 등에 사용되며, 주로 남성 향수에 사용된다.

Aromatherapy

시더우드 에센셜 오일은 세스퀴테르펜과 세스퀴테르펜 알코올 성분이 함유되어 있어 림프와 정맥 순환을 돕는 효능이 뛰어나다. 이러한 특성 덕분에 셀룰라이트나 하지 정맥류 등의 증상을 완화하는 데 사용된다. 다만 아틀란톤Atlantone이라는 케톤Ketone 성분이 20% 정도 함유되어 있어 영유아나 임신부, 수유 중인 여성은 시더우드 에센셜 오일을 사용하거나 복용하면 안된다. 또한 피부 적용 시에는 반드시 캐리어 오일이나 알로에베라 젤 등에 희석해 사용해야 한다.

Cypress

사이프러스
죽음을 애도하는 늘 푸른 나무

Plants

유럽에서 정원수와 조경수로 사랑받는 사이프러스나무는 높이 25~45m까지 자라는 상록 침엽수로, 곧게 뻗어 자라는 형태가 특징이다. 주로 프랑스 남부, 이탈리아의 중부, 토스카나 지역 등 지중해 연안에서 재배되며, 건조한 환경에서도 강인한 생명력을 자랑한다. 이 나무의 학명은 *Cupressus sempervirens*로, 속명인 Cupressus는 그리스어 Kyparissos에서 유래했으며 종명인 Sempervirens는 라틴어로 '항상 푸른' 또는 '영원히 산다'는 뜻을 가진다. 이는 사시사철 푸른 상록수인 사이프러스의 특성과 잘 어울리는 이름이다.

사이프러스나무는 내구성이 뛰어나고 은은한 향을 지녀 목재로 인기가 높으며 문, 창문, 정원용 가구뿐만 아니라 관棺 제작에도 사용된다. 또한 생명력이 강해 척박한 환경에서도 잘 자라는 사이프러스나무는 사막화 방지와 토양 보호에 기여하며 생태학적으로도 중요한 역할을 한다.

Myth

목동 키파리소스는 태양신 아폴론의 사랑을 받던 미소년이었다. 그에게는 소중히 여기는 한 마리의 사슴이 있었는데 어느 날, 창을 가지고 놀던 중 실수로 사슴을 죽이고 만다. 깊은 슬픔에 빠진 키파리소스는 자신이 사슴의 죽음을 영원히 슬퍼할 수 있게 해달라고 아폴론에게 간청한다. 소년을 아끼던 아폴론은 그의 마지막 기도를 들어주었고, 결국 소년의 몸은 사이프러스나무로 변

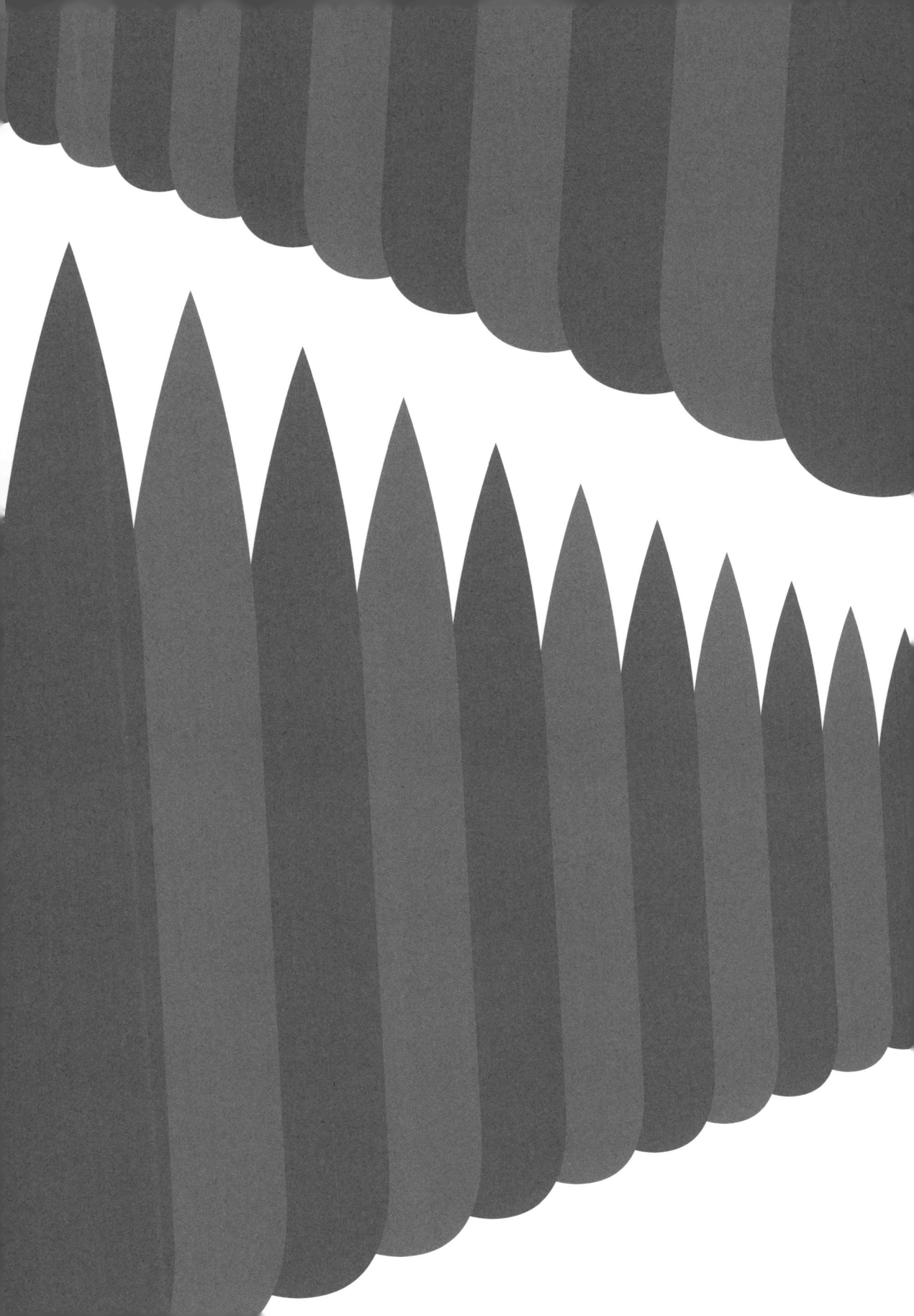

하게 된다. 이러한 유래로 인해 사이프러스나무는 영원한 슬픔과 애도를 상징하게 됐으며, 기독교와 이슬람교 등에서 무덤이나 묘지 근처에서 심어 그 의미를 이어갔다.

History

사이프러스나무는 인류 역사 곳곳에서 발견된다. 가장 오래된 기록은 고대 수메르 시대로 당시 사람들은 사이프러스를 건축 자재와 향유로 사용했다. 고대 이집트인들도 사이프러스를 가구나 유물 제작에 활용했는데, 그중 가장 유명한 유물은 뉴욕 메트로폴리탄 박물관에 소장된 '하트네페르의 의자'이다. 기원전 1492~1473년경 제작된 이 의자는 당시 고위 관료의 어머니였던 하트네페르 부인의 무덤에서 출토됐다.

이외에도 사이프러스는 고대 이집트에서 관의 재료로 사용되기도 했는데 이러한 전통은 현재에도 이어져, 2005년에 선종한 교황 요한 바오로 2세의 관 또한 사이프러스나무로 제작됐다. 한편, 사이프러스는 고대 그리스와 로마에서 약재로도 활용됐다. 고대 그리스 의사인 히포크라테스Hippocrates는 자궁 질환 치료에, 로마의 의학자 아우렐리우스 코넬리우스 켈수스Aulus Cornelius Celsus는 눈 질환 치료에 사이프러스를 사용했다는 기록을 남겼다.

People

사이프러스 하면 빼놓을 수 없는 인물이 바로 화가 '빈센트 반 고흐Vincent van Gogh'이다. 고흐는 정신 이상 증세를 호소하다 1889년 생레미의 정신병원에 입원하게 되는데 이 시기부터 사이프러스나무에 관심을 갖기 시작한다. 그는 동생 테오에게 보낸 편지에서 사이프러스나무는 대단히 흥미롭고, 정확하게 표현하기가 가장 어렵다며 지대한 관심을 보였다. 이후 고흐는 작품 속에 사이프러스를 주요 소재로 등장시키며 이를 강렬한 화풍으로 표현하기 시작한다. 〈별이 빛나는 밤〉, 〈사이프러스가 있는 밀밭〉, 〈사이프러스와 별이 있는 길〉 등 그의 여러 작품에서 사이프러스는 하늘을 향해 타오르는 듯한 모습으로 그려진다. 이는 마치 죽음을 앞둔 화가의 마지막 열정과 의지를 상징하는 듯하다.

Aromatherapy

사이프러스 에센셜 오일의 향은 신선한 우디 계열의 향이 특징으로 마치 숲속에 있는 듯한 상쾌한 느낌을 준다. 이 오일은 탁월한 진해 작용으로 기침을 멎게 하는 효과가 있어, 기침이 심한 호흡기 질환에 사용된다. 또한 모노테르펜Monoterpene 성분이 70%, 세스퀴테르펜 알코올인 세드롤Cedrol이 7% 함유되어 있어 정맥 및 림프 순환을 도와 치질, 셀룰라이트, 하지 정맥류, 붓고 무거운 다리 관리를 위한 블렌딩에 활용된다. 사이프러스의 강한 나무 향은 호불호가 나뉘지만, 이를 좋은 향으로 받아들이는 이들이 사용할 경우, 신경 및 정서적 피로를 완화하는 효과를 느낄 수 있다.

Fir

퍼
크리스마스를 밝히는 나무

Plants

퍼는 50여 종의 전나무속 전체를 통칭하는 말이다. 대표적인 종으로 발삼 전나무*Abies balsamea*, 유럽 전나무*Abies alba*, 시베리아 전나무*Abies sibirica* 등이 있으며 우리나라에서는 이를 통칭해 단순히 '전나무'라고 부른다. '젓나무'라는 이름도 있는데, 이는 한국의 식물학자 이창복 박사가 전나무에서 나오는 하얀색 수지를 보고 '젓나무'라 명명한 데서 비롯됐다. 퍼는 Abies란 속명을 가지고 있는데, 이는 고대 로마에서 전나무를 부르던 명칭에서 유래했다. 고대 북아메리카에서 기원한 퍼는 현재 유럽, 아시아 등에 널리 퍼져 있으며 우리나라에서도 흔히 볼 수 있는 수종이다. 퍼의 잎에서 추출하는 퍼 에센셜 오일은 발삼 전나무, 유럽 전나무, 시베리아 전나무, 자이언트 전나무*Abies grandis*, 히말라야 전나무*Abies spectabilis* 등 다양한 전나무에서 추출한다. 이들은 각기 다른 지역에 자생하며 나무의 크기와 형태, 내한성 등이 다르지만 에센셜 오일로 추출할 경우 화학 성분에 차이를 보이지만, 주로 호흡기 질환이나 스트레스 완화 등에 효능을 보인다.

Myth

켈트족에게는 퍼와 관련된 설화가 있다. 옛날 북유럽의 깊은 숲속에 한 나무꾼과 딸이 살고 있었다. 딸은 마음씨가 착했고 숲을 몹시 사랑하여 숲의 요정들과 어울리며 시간을 보냈다. 추운 겨울이 찾아와 숲에 나갈 수 없게 되자, 딸은 요정들을 위해 집 앞 퍼에 작은 촛불을 켜두곤 했다. 그러던 어느 크리스마스 이브, 나

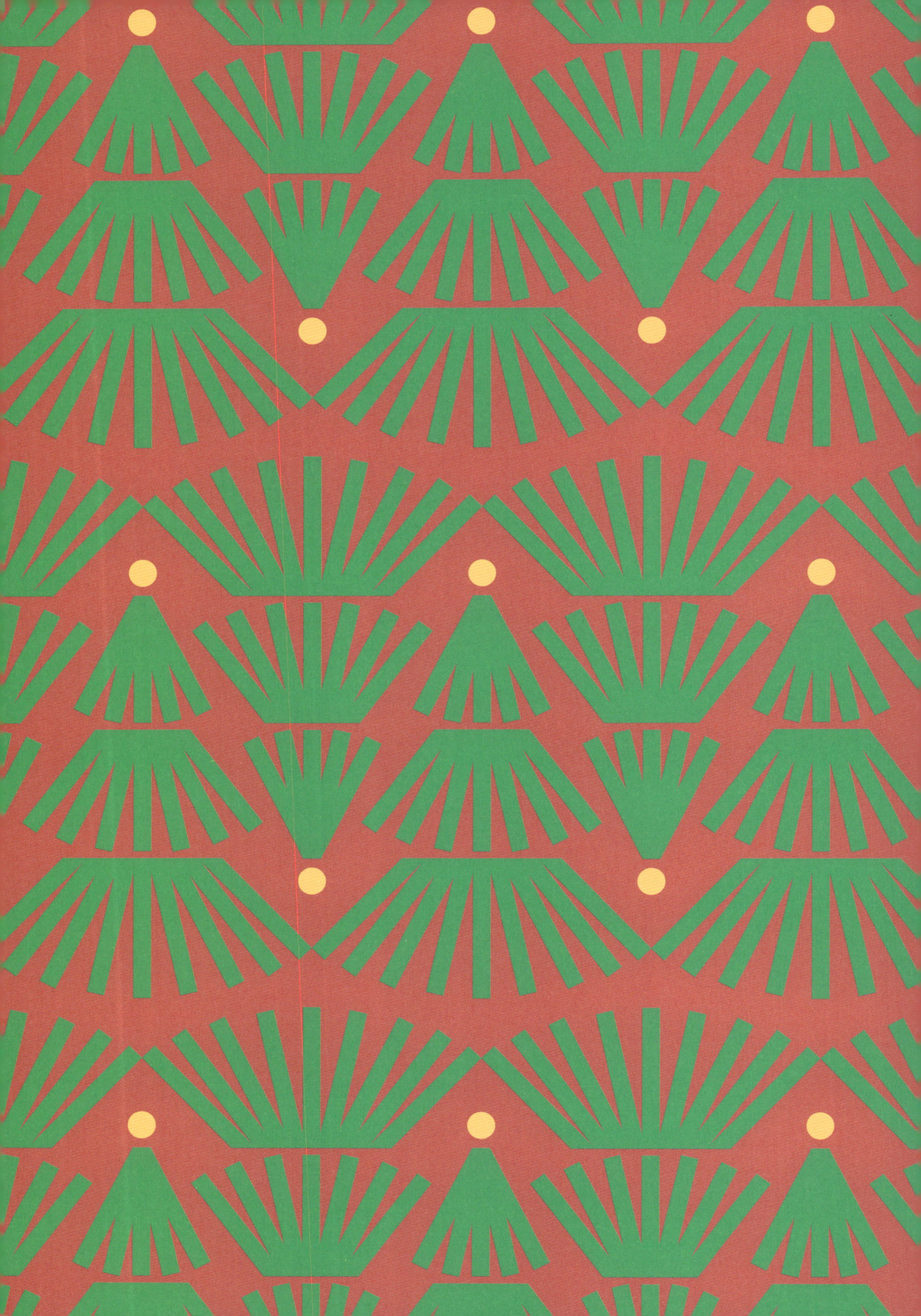

무꾼은 장작을 마련하기 위해 숲속으로 들어갔다가 울창한 나무들 사이에서 길을 잃고 말았다. 날이 점점 어두워지고 추위와 어둠 속에서 헤매던 그는 멀리서 희미한 불빛을 발견했다. 그 빛을 따라가 보니, 놀랍게도 자신의 집 앞에 켜둔 딸의 촛불 앞에 도착해 있었다. 그가 본 불빛은 딸의 친구인 숲의 요정들이 나무꾼을 인도해주기 위해 만들어 낸 것이었다. 이후로 독일에서는 귀한 손님을 맞이할 때 집 앞의 침엽수에 촛불을 밝혀 환영하는 풍습이 생겼다고 전해진다. 또한 이 전통은 시간이 흘러 새로 태어난 아기 예수를 영접하는 의미로 발전하여, 퍼에 조명을 달아 장식하는 크리스마스 트리의 문화로 이어졌다.

History

캐나다 원주민과 아메리카 인디언은 오랜 세월 동안 퍼를 약용으로 활용해 왔다. 이들은 수지를 직접 피부에 바르거나 물에 섞어 상처 치유와 염증 완화에 활용했다. 또한 퍼의 잎을 달여 차로 마시거나 복용해 소화 불량을 개선하고 체내 해독을 하는 데 사용했다. 휘어지지 않고 곧게 자라는 특성을 가진 퍼는 특히 건축 재료로 선호되어 집을 짓거나 가구를 만드는 목재로도 널리 쓰였으며, 사찰과 궁궐의 기둥이나 대들보로도 많이 사용됐다.

Korea

우리나라에서는 전북 내소사, 강원도 오대산 월정사, 경기도 포천 국립수목원에서 아름다운 전나무 숲을 볼 수 있다. 또한, 경남 합천 해인사에는 신라 시대의 유명한 문신이자 문학자였던 최치원과 관련된 전나무, '학사대學士臺'가 있었다. 전설에 따르면 최치원이 말년에 평소 애용하던 지팡이를 거꾸로 꽂았는데 이 지팡이가 자라 '학사대'라는 전나무가 됐다고 한다. 여기서 '학사'는 최치원이 맡았던 한림학사翰林學士라는 관직으로부터 비롯된 이름이다. 학사대는 수령이 250년 정도로 추정되며 수형이 매우 아름다워 역사적, 문화적 가치를 인정받아 한때 천연기념물로 지정됐다. 그러나 안타깝게도 2019년 태풍 링링의 피해로 인해 밑동이 부러지면서 문화재 지정이 해제됐다.

Aromatherapy

퍼 에센셜 오일에는 모노테르펜Monoterpene 성분이 60% 이상 함유되어 있으며, 종에 따라 에스테르Ester 성분도 5~40%까지 포함되어 있다. 모노테르펜은 공기를 정화하고 항바이러스 작용을 하며, 가래를 배출하도록 돕는 거담 작용이 있다. 이 때문에 모노테르펜이 풍부한 퍼 오일은 호흡기 질환 완화에 효과적이기에 디퓨저로 발향하거나 뜨거운 물에 오일을 떨어뜨려 증기를 흡입하는 방식으로 사용할 수 있다. 한편 에스테르 성분은 경련 완화 및 진통 작용이 있어 소화계 경련으로 인한 복통이나 설사를 완화하며, 근육통에도 도움이 된다. 이러한 특성 덕분에 퍼 오일은 국소 부위 마사지용 블렌딩 오일로 사용하기에 적합하다. 불안이나 스트레스 완화하는 용도로도 뛰어난 효과가 있다.

Frankin-cense

프랑킨센스
아로마 역사를 담다

Plants

프랑킨센스는 보스웰리아Boswellia속 나무의 수지Resin에서 채취되는 향료로, 이름은 두 개의 언어에서 유래됐다. 프랑스어로 '고귀한', '진정한'을 의미하는 Franc과 라틴어에서 '향을 피우다'라는 의미의 Incensum이 결합된 단어로, 오랫동안 종교적 용도로 사용된 귀한 향료의 본질을 잘 나타낸다. 프랑킨센스는 지역과 문화에 따라 다양한 이름으로 불리는데 아랍어로는 '루반Luban'이라 불리며, 이 명칭은 특히 오만 도파르 주 살랄라 지역에서 주로 사용된다. 또 다른 명칭인 올리바넘Olibanum은 '레바논과 관련됐다'는 뜻의 고대 그리스어 Libanos에서 유래했으며, 이는 히브리어로 '유향'을 뜻하는 ləbhōnāh에서 비롯됐다. 한자로는 '젖 유乳'자에 '향기 향香'이 결합된 '유향'이라고 쓰는데 이는 프랑킨센스의 수지를 채취할 때 흘러나오는 유백색의 액체에서 유래한 것으로 보인다.

프랑킨센스는 보스웰리아속 나무의 줄기나 가지에 상처를 내어 분비된 수지가 굳어진 후 채집하는 방식으로 얻어진다. 이 방식은 수천 년 동안 거의 변하지 않았으며, 나무의 손상을 막기 위해 절개 횟수를 연간 13회 이하로 제한하기도 한다. 주로 소말리아, 에티오피아 등 '아프리카의 뿔' 지역에서부터 중동의 오만 남부, 예멘 그리고 인도에 이르기까지 건조하고 척박한 넓은 지역에서 생산된다. 오만에서는 품질에 따라 4가지 등급으로 분류하며 최상급 수지는 '후즈리Hoojri' 또는 '호자리Hojari'라고 부른다. 이 등급의 프랑킨센스는 밝은 색상을 띠고, 향이 우수한 것이 특징이다. 2등급 수지는 '나즈디Najdi', 그 아래 등급은 '샤타리Shathari'와 '샤

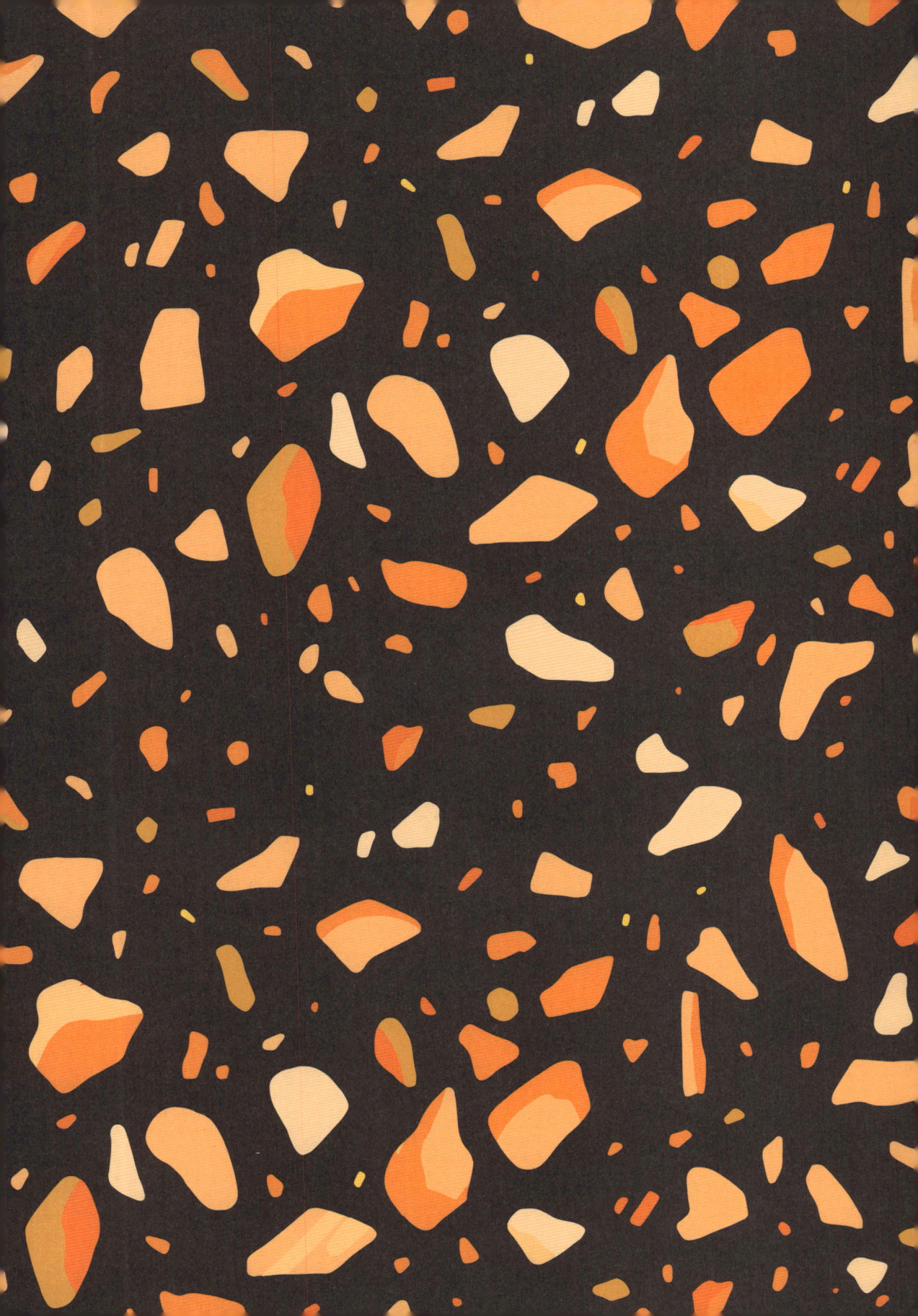

아비Shaabi'가 있으며 등급이 낮을수록 수지의 색이 어두워진다. 최상급 수지와 4등급 수지의 가격 차이는 5~6배에 이를 정도로 품질에 따른 차이가 뚜렷하다.

Bible

12월 25일, 성탄절은 예수 그리스도의 탄생을 기념하는 날로 프랑킨센스와 관련이 깊은 날이기도 하다. 〈마태복음〉 2장 11절에는 동방 박사들이 아기 예수를 찾아와 예물을 드리는 장면이 등장한다.

"(동박 박사들이) 집에 들어가 아기와 그의 어머니 마리아가 함께 있는 것을 보고 엎드려 아기께 경배하고 보배함을 열어 황금과 유향과 몰약을 예물로 드리니라." 여기서 유향은 프랑킨센스를 의미하며, 이 사실을 통해 당시 프랑킨센스가 황금과 함께 예물로 바쳐질 만큼 귀하고 신성한 향료로 여겨졌음을 알 수 있다.

History

프랑킨센스는 인류가 향을 사용하기 시작한 이래 오늘날까지 이어져 온 역사적인 오일로, 미르Myrrh와 함께 고대부터 인류가 사용해 온 향료다. 기원전 3세기부터 약 700년간 번영했던 고대 향료길Incense Road의 주요 무역품이었으며 이 길을 통해 그리스, 로마는 물론 중국까지 프랑킨센스가 전파됐다. 당시에는 에센셜 오일을 추출하는 기술이 발달하지 않아 프랑킨센스 수지를 직접 태우거나 가루를 내어 불 위에 던지는 방식으로 향을 피웠다. 고대 이집트, 그리스, 로마인들은 프랑킨센스 수지를 화장품과 향, 종교 의식 등에 사용했다. 고대 이집트인들은 프랑킨센스 수지를 신이 흘린 땀이 땅에 떨어진 것으로 생각해 신성시하며 아침에는 프랑킨센스 수지, 정오에는 미르, 저녁에 키피Kyphi라는 향을 태웠다. 또한 프랑킨센스는 미라를 보존하는 데도 사용됐으며 카다멈, 백합, 미르 등 다양한 향료와 혼합해 고체 향수를 만들었다. 이 향수는 머리 위에 얹어 사용했는데, 체온과 더운 온도에 의해 서서히 녹아내리며 온몸에 향기를 퍼뜨리는 역할을 했다. 고대에는 향을 신의 향기로 여겨 향을 얻는 것은 신에게 자신의 존재를 드러내는 신성한 의식으로 인식됐다. 그래서 프랑킨센스를 수확하는 일은 왕권과도 연결되는 특별한 권한이었으며, 특별히 임명된 가문만이 수확 할 수 있었다. 수지 자체가 신성한 것으로 여겨져 수확 중에는 채집자들의 불순한 행동을 금하는 규율도 존재했다. 그러나 시간이 흐르면서 프랑킨센스는 신성한 용도에서 벗어나 로마 시대에는 호화롭고 사치스러운 소비재로 변모했다. 1세기 기록에 따르면 한 해 3,000t의 프랑킨센스가 로마에 수입됐으며, 이는 제국 전역으로 퍼졌다. 특히 로마의 네로 황제는 아내 포파이아Poppaea의 장례식에서 아라비아 전체의 연간 생산량보다 더 많은 프랑킨센스를 태웠다고 전해진다. 이는 당시 프랑킨센스가 단순한 향료를 넘어 황실의 부와 권력을 과시하는 수단으로 사용됐음을 보여준다.

Aromatherapy

오랜 역사를 자랑하는 프랑킨센스는 오늘날에도 다양한 방식으로 활용된다. 현재 아로마테라피에서는 피부를 보호하고 염증을 억제하며, 통증을 완화하는 등 여러 용도로 쓰인다. 프랑킨센스는 복잡한 화학 성분으로 구성되어 있는데, 주요 성분을 크게 나누면 항균 효과가 뛰어난 모노테르펜Monoterpene이 60~70%, 염증을 억제하는 기능이 뛰어난 제르마크렌Germacrene과 같은 계열인 세스퀴테르펜Sesquiterpene이 20%로 구성되어 있다. 그러나 프랑킨센스 에센셜 오일의 효능은 화학 성분만으로는 설명하기 어려울 만큼 다양한 효능을 지니고 있다. 이 오일의 향은 심리적·정서적 안정을 도와 우울한 감정이나 불안을 가라앉혀 주고, 명상에도 도움을 준다. 또한 상처 치유 및 피부 재생을 도와 잘 낫지 않는 상처나 켈로이드 피부에도 유용하다. 프랑킨센스는 매우 안전한 오일이기 때문에 영유아, 임산부, 반려동물도 사용할 수 있다.

Hinoki

히노끼 편백
피톤치드의 향

Plants

히노끼는 측백나무과에 속하는 상록 침엽수로, 고대에는 이 나무를 문질러 불을 피웠다고 해서 '불의 나무'라고 불렸다. 영어로는 '히노키 사이프러스Hinoki Cypress', 혹은 '일본 사이프러스Japanese Cypress'로 불리며, 우리나라에서는 잎이 납작하다는 특징을 반영해 '납작할 편扁'자를 붙여 '편백나무' 또는 '노송나무'라고 부른다. 히노끼의 학명은 *Chamaecyparis obtusa*로, 속명 Chamaecyparis는 고대 그리스어에서 '작다'라는 뜻의 Chamai와 사이프러스나무를 뜻하는 Kiparissos가 결합된 단어이다. 종명인 Obtusa는 '끝이 뭉툭하다'는 뜻의 고대 라틴어 Obtusus에서 유래됐는데 이는 히노끼의 잎이 납작하고 둥근 형태를 띠는 특징을 반영한 것이다. 히노끼는 일본이 원산지로 바위산처럼 환경이 척박한 곳에서도 잘 자란다. 특히 일본의 기소 계곡은 우수한 품질의 히노끼가 자라는 곳으로 유명한데, 이 지역의 히노끼는 햇볕이 잘 들지 않는 가파른 경사면에서 천천히 성장하여 결이 단단하고 향이 특별하다고 한다. 우리나라에는 1904년경에 들어와, 주로 제주도와 전라남도를 포함한 남부 지방에서 자란다.

History

히노끼는 일본에서 가장 오래된 책인 《일본서기》에서 궁전을 짓기에 적합한 나무로 묘사되어 있다. 이 기록에 따르면 폭풍과 바다의 신 스사노오노 미코토가 자신의 몸에서 털을 뽑아 여러 종류의 나무를 만들었는데, 가슴의 털을 뽑아 날려 보낸 것이 히노끼가 됐다고 한다. 이처럼 신이 내린 선물인 히노끼는 고대부터 사찰과 신사, 궁궐을 짓는 데 중요한 건축 자재로 사용됐다. 그 대표적인 예가 세계에서 가장 오래된 목조 건축물인 호류지法隆寺이다. 이 사찰은 대부분 히노끼로 지어졌으며, 1300년이 지난 오늘날까지도 견고함을 유지하고 있다. 또한 히노끼는 일본의 3대 성城중 하나인 천수각天守閣, 서기 680년에 지어진 야쿠시지 사찰藥師寺, 일본 천황가의 신사인 이세 신궁伊勢神宮등 주요 건축물에도 사용됐다. 특히 이세 신궁은 20년마다 한 번씩 개보수를 해야 하는데, 이때 사용되는 히노끼는 기소 지역의 아카사와 자연휴양림에서 조림하여 공급된다.

Chemical

'히노끼'하면 떠오르는 단어는 바로 피톤치드Phytoncide다. '피톤치드'는 식물을 뜻하는 그리스어 Phytón과 '죽이다'라는 의미의 라틴어 Cide가 결합된 것으로, 식물이 외부 자극에 대응해 스스로를 보호하기 위해 내뿜는 천연 살균 물질을 의미한다. 피톤치드는 식물 자신을 보호하기 위해 다른 식물의 성장을 억제하거나 해충을 물리치기 위해 생성되는 물질이지만, 흥미로운 점은 피톤치드가 인간에게는 오히려 유익한 작용을 한다는 것이다. 20세기 초까지 폐결핵의 유일한 치료법 중 하나가 숲속 요양이었다고 하는데, 이는 삼림욕을 통해 숲에서 방출되는 피톤치드가 결핵균을 억제하는 데 도움이 됐기 때문으로 추측해볼 수 있다. 또한 피톤치드는 항균 효과뿐 아니라 심리적 안정 효과도 있다. 2016년 한국과학기술연구원KIST에서 발표한 연구에 따르면 피톤치드 성분 중 하나인 알파-피넨Alpha-Pinene이 진정 작용을 하며 수면의 질을 개선하는 데 효과가 있는 것으로 밝혀졌다. 그러나 피톤치드는 히노끼에서만 방출되는 것은 아니다. 히노끼에 피톤치드가 풍부하게 함유되어 있긴 하지만 전나무, 구상나무(한국 전나무), 화백나무 등 다양한 침엽수에도 피톤치드가 방출된다. 다만 피톤치드 배출량을 비교해 보면 히노끼 5.2~5.5, 구상나무가 3.9~4.8, 화백나무는 3.1~3.3 정도로 히노끼의 피톤치드 배출량이 가장 높다.

Uses

히노끼는 벌목 후에도 시간이 지날수록 내구성이 강해지는 독특한 특성을 지닌 목재로, 약 200년이 지나면 가장 견고해지고, 1000년이 지나야 비로소 서서히 약해진다고 할 정도로 수명이 긴 목재다. 목재 표면이 매끄럽고 숲에 온듯한 나무 향이 나기 때문에 도장이나 가공 없이 원목 그대로 가구를 제작할 때 자주 사용된다. 특히 히노끼는 물과 습기에 강한 특성을 지니고 있어 욕조, 도마, 물동이와 같이 물에 자주 노출되는 생활용품의 제작에도 적합하다. 일본에서는 히노끼를 고급 욕조 재료로 선호하는데, 물에 닿으면 히노끼 특유의 향이 더욱 진하게 퍼져 목욕을 하면서 자연스럽게 향을 즐길 수 있어 많은 이들이 선호한다.

People

우리나라 전남 장성 축령산에는 울창한 편백나무와 삼나무 숲이 조성되어 있다. 한 해 100만 명이 넘는 관광객이 방문하는 이곳은 '산림왕' 춘원 임종국 선생의 인생이 담겨 있다. 1955년, 당시 축령산은 한국 전쟁 이후 화전과 땔감 채취로 인해 산림이 무분별하게 벌목되면서 황폐한 민둥산으로 변했고, 이에 춘원 임종국 선생은 이곳에 나무를 심기 시작했다. 주변의 달갑지 않은 시선에도 그는 아랑곳하지 않고 전 재산을 들여 나무를 심었고, 나중에는 빚까지 내어가며 조림 사업을 이어갔다. 1968~1969년에 극심한 가뭄이 들자 그는 물지게를 짊어지고 직접 물을 퍼 나르며 나무를 살리기 위해 고군분투했다. 어깨가 부서져라 물을 나르는 그의 모습을 본 가족과 이웃들은 감동을 받아 나중에는 모두가 함께 물을 길어 날랐다고 한다. 그의 끈질긴 노력과 애정으로, 20년 동안 심은 나무가 무려 280만 그루에 달했다. 그의 노력이 결실을 맺듯, 2000년 산림청은 이 숲을 '22세기 후손에게 물려줄 아름다운 숲'으로 선정했다.

Aromatherapy

히노끼 에센셜 오일은 특유의 시원한 숲 향과 은은한 나무 향을 지닌 오일로, 앞서 언급한 피톤치드 성분 중 하나인 알파-피넨과 같은 모노테르펜 Monoterpene이 40~70% 정도로 풍부하게 함유되어 있다. 이 성분들은 스트레스를 감소시키고 신경 긴장을 완화하는 데 도움을 준다. 또한 모노테르펜은 공기 중에 분사하면 강력한 항균 및 소독 효과가 있어 우리나라에서는 침구 소독제나 공기 소독 용도로 주로 사용된다. 이외에도 히노끼 오일은 벌레 퇴치 효과뿐만 아니라, 호흡기 건강 개선에도 도움이 된다.

Katafray

카타프레이
새로운 에센셜 오일의 등장

Plants

카타프레이의 학명은 *Cedrelopsis grevei*로 마다가스카르에서는 '카타파Katafa', 또는 '카트라페이Katrafay'라고 불린다. 영문 이름은 마다가스카르어로 '쓴맛'을 의미하는 Katra와 '즙'을 의미하는 Fay가 결합된 단어이다. 카타프레이는 마다가스카르 남부와 서부 지역에서만 자생하는 희귀한 나무로, 보통 2~5m 정도의 작은 관목으로 자라지만 최대 15m까지 성장할 수 있다. 잎은 깃털 모양이며, 노란색 꽃이 피고 나무 껍질에서는 강한 향기가 난다. 카타프레이의 향을 처음 맡으면 보통 소나무나 샌달우드와 같은 일반적인 나무 향이 연상되지만, 실제로는 나무 껍질을 벗겼을 때 맡을 수 있는 독특한 향을 지닌다. 이 나무는 현재 국제적으로 희귀한 식물로 분류되며, 지속 가능한 보존과 활용 방안에 대한 관심이 필요한 식물이다.

History

카타프레이는 마다가스카르에서 오랜 시간 약용으로 사용됐던 식물로 기침, 천식, 폐렴, 설사, 복통, 두통, 피로 등 다방면에 사용됐다. 특히 씨앗은 씹어서 구충제로 사용하기도 했으며 나무 껍질을 끓인 물에 목욕을 하면 피로 회복과 통증 완화에 도움이 된다. 카타프레이는 여전히 마다가스카르에서 약용으로 사용되고 있으며 그외에 목재나 수공예품 등으로도 사용된다.

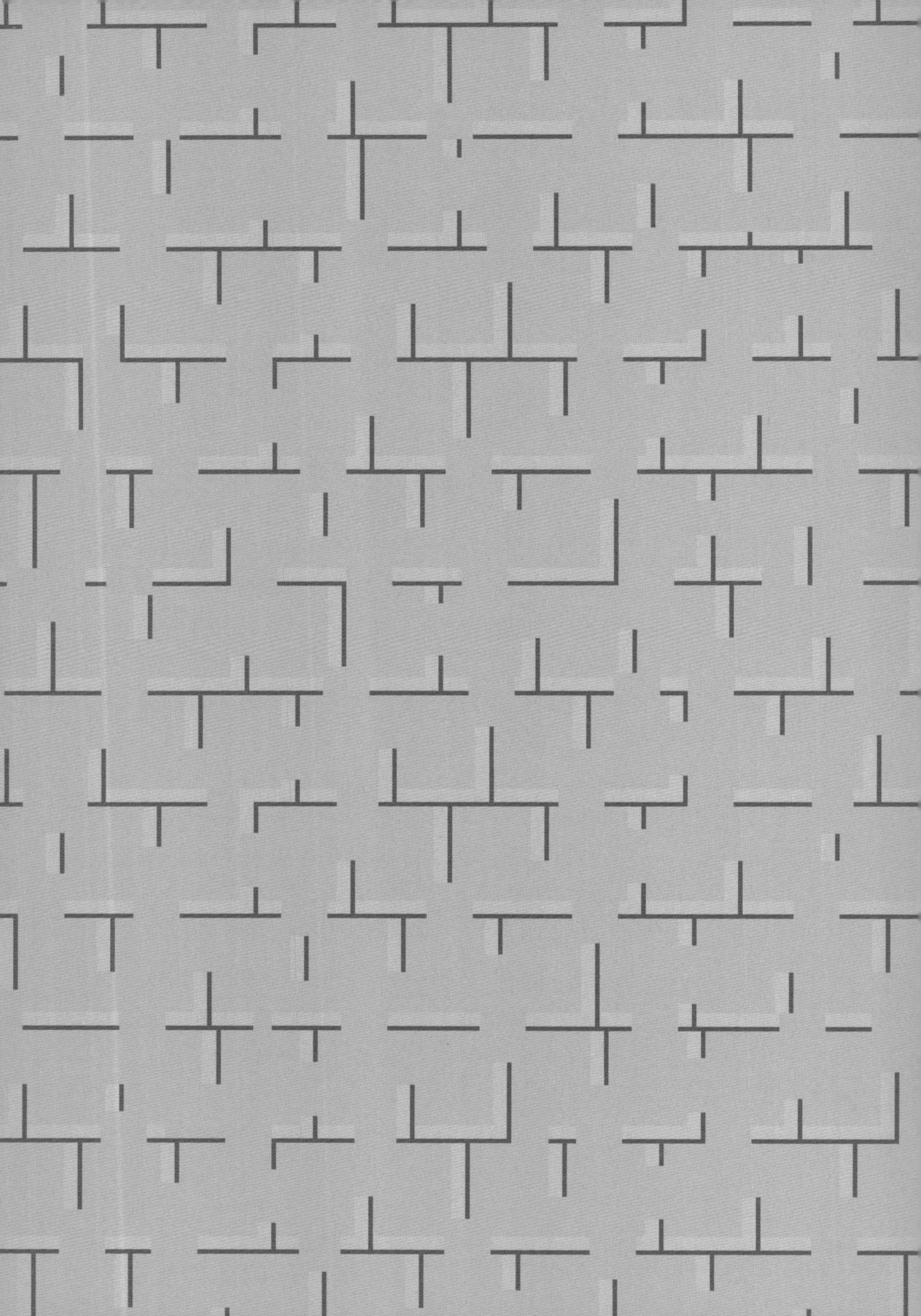

Aromatherapy

카타프레이 에센셜 오일은 비교적 최근에 사용되기 시작한 오일로 아직 대중에게 널리 알려지지는 않았다. 그럼에도 불구하고 이 에센셜 오일이 주목받는 이유는 다른 오일에서는 보기 힘든 '이슈와레인Ishwarane'이라는 독특한 성분을 함유하고 있기 때문이다. 프라나롬의 설립자이자 약사로 유명한 도미닉 보두Dominique Baudoux는 이슈와레인의 발견을 '놀라운 발견'이라 표현하며 그 중요성을 높이 평가했다. 이 성분은 염증을 억제하고 가려움증을 완화하는 데 효과적으로, 습진이나 아토피와 같은 피부 질환에 도움이 되는 것으로 알려져 있다. 또한 카타프레이 오일에는 세스퀴테르펜Sesquiterpene 성분이 50% 이상 풍부하게 함유되어 강력한 항염 작용과 정맥 순환 개선에 도움이 된다. 이러한 효과는 하지 정맥류나 다리 부종 완화에 특히 유용하다.

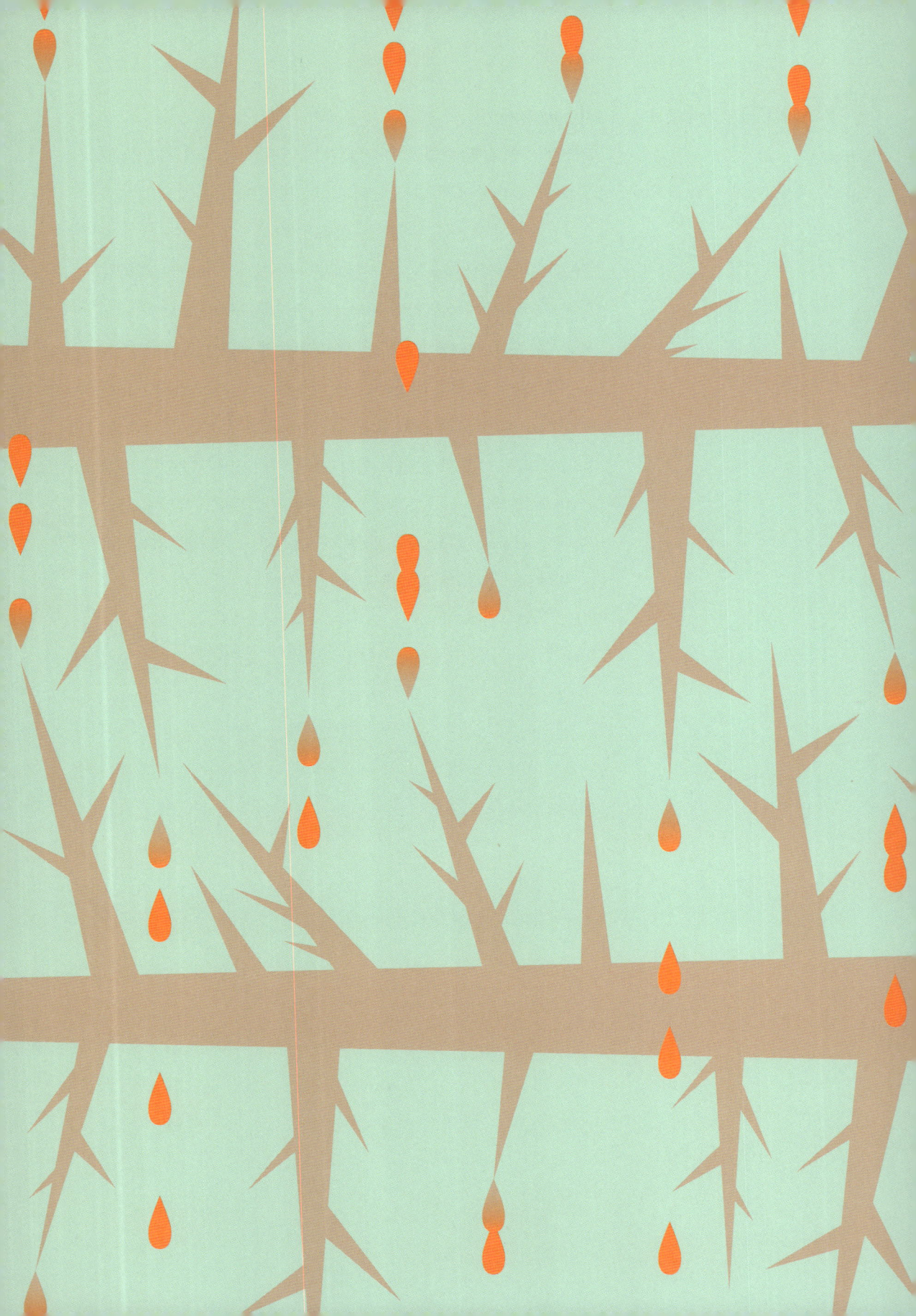

Myrrh

미르
공주가 흘린 참회의 눈물

Plants

성경에서 '몰약'으로 알려진 미르는 콤피포라Commiphora속 식물인 몰약나무에서 채취한 수지이다. 미르는 자연적으로 나무에서 분비되거나, 나무 껍질에 상처를 내면 끈적한 점성의 수지가 흘러나오는데, 이는 나무가 상처를 치유하거나 곤충, 외부의 균으로부터 자신을 보호하기 위해 생성하는 물질이다. 이 물질이 공기 중에서 굳으면 황금빛 또는 적갈색의 덩어리가 된다. 프랑킨센스와 미르는 모두 수지 형태의 천연 방향 물질이지만 미르는 강한 쓴맛과 함께 따뜻하고 스파이시한 향을 지닌다는 차이가 있다. 미르는 건조한 열대 기후에서 자라는 몰약나무Commiphora myrrha에서 가장 많이 채취된다. 3~5m 높이의 관목으로 나무 껍질이 거칠고 가시가 많으며, 줄기가 쉽게 갈라지는 특징이 있다. 이 나무의 속명인 Commiphora는 그리스어로 '고무'라는 뜻의 Kommi에서 유래했으며 종명인 Myrrha는 '쓰다'라는 의미를 담은 아라비아어 Murr에서 비롯됐다. 실제로 미르는 혀에 닿으면 강한 쓴맛이 느껴진다. 고대 이집트인들은 미르를 '푼트punt' 또는 '푼phun'이라고 불렀으며, 미르가 매의 머리를 한 태양신 호루스의 눈물에서 나왔다고 믿었다. 또한 소말리아 지역에서는 미르를 '몰몰Molmol'이라고 불렀는데, 이 명칭은 오늘날까지도 일부 지역에서 통용되고 있다. 미르를 생산하는 몰약나무는 주로 아라비아 반도와 동아프리카 지역에서 자생하며, 현재 주요 생산지는 예멘, 소말리아, 케냐 등지이다. 이 나무는 건조하고 척박한 환경에서도 놀라운 생명력으로 견디며 성장한다.

Myth

키프로스의 왕 키니라스에게는 미르라라는 이름의 아름다운 딸이 있었다. 어느 날 미르라는 자신의 외모가 미의 여신인 아프로디테보다 더 아름답다고 자랑했고, 이에 분노한 아프로디테는 미르라에게 저주를 내렸다. 그 결과, 미르라는 자신의 아버지를 사랑하게 되는 비극적인 운명에 빠지게 된다. 그녀는 아버지를 속여 동침하게 되고, 딸이 자신을 속인 데 격분한 키니라스는 딸을 죽이기로 결심한다. 이에 미르라는 9개월 동안 아버지를 피해 도망을 다니다 신에게 자신을 산 자와 죽은 자의 세계에서 추방해달라고 간청한다. 그녀의 간절한 기도를 들은 신은 그녀를 미르나무로 변하게 하였다. 그녀가 흘린 눈물이 나무에 스며들어 향기로운 수지인 미르가 됐다. 미르나무는 건조하고 척박한 땅에 외롭게 자라며 가시로 뒤덮여 있는 모습을 띤다. 이는 마치 산 자와 죽은 자의 세계 어디에도 속하지 못한 채 자신의 죄를 참회하듯 신들에게 기도하는 미르라 공주를 상징하는 듯하다.

History

미르는 프랑킨센스와 함께 인류가 사용해 온 가장 오래된 향료 중 하나로, 이집트의 상형 문자, 성경, 그리고 산스크리트어로 기록된 인도의 전통 의학인 아유르베다Ayurveda에서도 그 사용 기록을 찾아볼 수 있다. 고대의 귀한 무역품 중 하나였던 미르는 예멘 지역의 고대 국가인 시바 왕국과도 깊은 관련이 있다. '시바여왕'[1]은 미르와 프랑킨센스 무역을 통해 부를 축적했고 고대 이집트에서는 '신의 땅'으로 알려진 푼트 지역에서 미르, 금, 은, 목재 등을 수입했다는 기록이 남아있다. 특히 하트셉수트 여왕은 탐험대를 파견해 푼트에서 미르나무 31그루를 가지고 왔다는 기록도 전해진다. 또한 미르는 기독교에서도 상징적인 의미를 지닌 향료로 등

---

1 시바 왕국은 아라비아 반도의 남쪽 끝, 오늘날 예멘 지역에 위치했던 고대 왕국으로, 성경에도 등장하는 전설적인 국가이다. 전해지는 이야기에 따르면, 시바의 여왕은 솔로몬 왕의 지혜를 시험하기 위해 800마리 낙타에 금, 향료, 보석을 가득 싣고 이스라엘을 방문했다고 한다.

장하는데, 갓 태어난 아기 예수에게 동방 박사들이 바친 세 가지 예물 중 하나가 바로 미르였으며, 예수가 십자가에서 처형된 뒤에는 그를 따르던 바리새인[2] 니고데모Nicodemus가 미르와 침향을 섞은 향유로 장례를 준비했다고 전해진다. 이로 인해 미르는 예수의 탄생과 죽음을 함께한 향료로도 유명하다. 우리나라 성경에는 미르를 한자로 '몰약沒藥'이라 표기하고 있다.

한편, 미르는 인류 최초의 항균제 중 하나이기도 했다. 기원전 1100년경 수메르인들은 치아 감염과 장내 기생충 치료를 위해 미르를 사용했다. 고대 이집트인들은 미르의 항균, 방부 작용을 일찍이 인지하고 미라 제작에 천연 방부제로 활용했으며, 신성한 향료이자 약이었던 키피Kyphi의 재료로도 사용했다. 기원전 1550년경 작성된 인류 역사상 가장 오래된 의학 문헌 중 하나인 〈에버스 파피루스Ebers Papyrus〉에는 미르가 상처와 피부 궤양 치료에 사용됐다는 기록이 남아있다. 중세 이슬람 의학에서도 미르는 중요한 치료제로 쓰였다. 아랍의 대표적인 의사 알 라지Al-Razi는 신장 및 방광 질환, 복부 팽만감 치료에 미르를 사용했다고 기록하고 있다. 동양에서도 미르는 오랫동안 약재로 활용됐다. 조선 시대 의학서 《동의보감》에는 미르가 어혈을 풀고 통증을 완화하며, 타박상, 뼈와 힘줄 손상, 욕창 및 치루 치료에도 효과가 있다고 기록되어 있다. 이처럼 미르는 변변한 약이나 의료 기술이 부족했던 시대에 사람들에게 만병을 치유하는 약이었다.

Perfume

미르는 수지를 증류해 에센셜 오일을 추출거나 수지 자체에 직접 불을 붙여 발향하는 방식으로 사용된다. 묵직하면서도 스파이시한 향이 특징인 미르는 수천 년 전 고대인들이 사랑했던 것처럼 오늘날에도 여전히 다양한 제품에서 활용되고 있다. 특히 미르는

[2] 예수가 활동하던 제2성전기 레반트 지역에 존재했던 유대교의 경건주의 분파이다. '바리새파', '바리사이파'라고도 불린다.

오만 황실에서 탄생한 럭셔리 브랜드 아무아쥬AMOUAGE를 비롯해 톰포드TOM FORD, 조 말론JO MALONE, 디올DIOR 등 유명 향수 브랜드에서 중요한 원료로 사용된다.

미르는 프랑킨센스와 같은 과에 속하며, 유사한 점이 많은 식물로 수지를 채취하는 방식과 용도 또한 비슷하다. 하지만 두 향료의 가장 큰 차이점은 바로 향의 특성인데, 프랑킨센스의 향은 가벼운 발삼 향과 시트러스 계열의 상쾌한 느낌이 있고 미르의 향은 따뜻하고 묵직하며 건조한 느낌이 강하다.

Aromatherapy

미르 에센셜 오일은 50개 이상의 생화학 분자로 구성되어 있으며 다른 오일에 비해 점성이 강하다. 염증을 억제하는 효과가 뛰어난 세스퀴테르펜Sesquiterpene 성분이 전체의 90%를 차지하고 그 외에 케톤Ketone과 테르펜 알데하이드Terpene Aldehyde 성분도 포함되어 있다. 이러한 성분 조합 덕분에 미르는 욕창이나 궤양 등 오래된 상처 치유에 탁월한 효과를 나타낸다. 미르 오일에 함유된 푸라노유데스마-1,3다이엔Furanoeudesma-1,3-diene 성분은 모르핀Morphine과 유사한 분자 구조를 가지고 있어 진통 작용에 탁월하다. 또한, 감정의 균형을 잡아주는 효과가 있는데 특히 죽음을 앞둔 환자들이 경험할 수 있는 심리적 불안이나 행동 장애를 완화하는 데에도 도움을 준다.

Pine

파인
숲의 향을 담은 나무

Plants

파인은 산에서 흔히 볼 수 있는 나무로 소나무과에 속하는 상록 침엽수다. 전 세계적으로 100여 종 이상이 존재하며, 주로 북반구에 분포한다. 그중 에센셜 오일이 추출되는 종은 스카치 파인으로 학명은 *Pinus sylvestris*이다. 속명 Pinus는 라틴어로 '소나무'를 뜻하며 종명 Sylvestris는 '숲'을 의미하는 라틴어 Silva에서 유래했다. '스코틀랜드 소나무'라는 뜻을 지닌 스카치 파인은 과거 스코틀랜드 전역을 덮었던 칼레도니아 숲에서 자라는 소나무과의 대표적인 수종이다. 그러나 과도한 벌목, 방목, 농지 개간 등의 영향으로 서식지가 줄어들었고 현재는 스코틀랜드 북부 하이랜드 지역 일부에만 자생하고 있다.

우리나라에도 소나무속 식물은 자생종 7종과 외래 도입종 5종을 포함해 총 15종이 분포한다. 우리나라를 대표하는 나무이기도 한 파인은 중생대 백악기에 한반도로 퍼져 정착한 것으로 추정된다. 한때는 한국 전체 임야 면적의 50%를 차지할 정도로 널리 퍼져 있었다. 파인에 대한 기록은 《세종실록지리지》에 처음 등장한다. 기록에 따르면, 당시 파인은 경상도, 강원도 등 한반도 동쪽 지역에 주로 분포했다고 한다. 이후 전국으로 확산됐으나, 일제 강점기 동안 과도한 산림 벌채로 인해 자생 면적이 크게 줄어들었다. 이후 1970년대에 전국적인 파인 식재 정책이 추진되면서 그 면적은 다시 넓어졌지만 기후 변화의 영향으로 인해 앞으로 50~60년 후인 2100년경에는 한반도에서 파인을 보기가 어려울 수도 있다는 우려가 제기되고 있다.

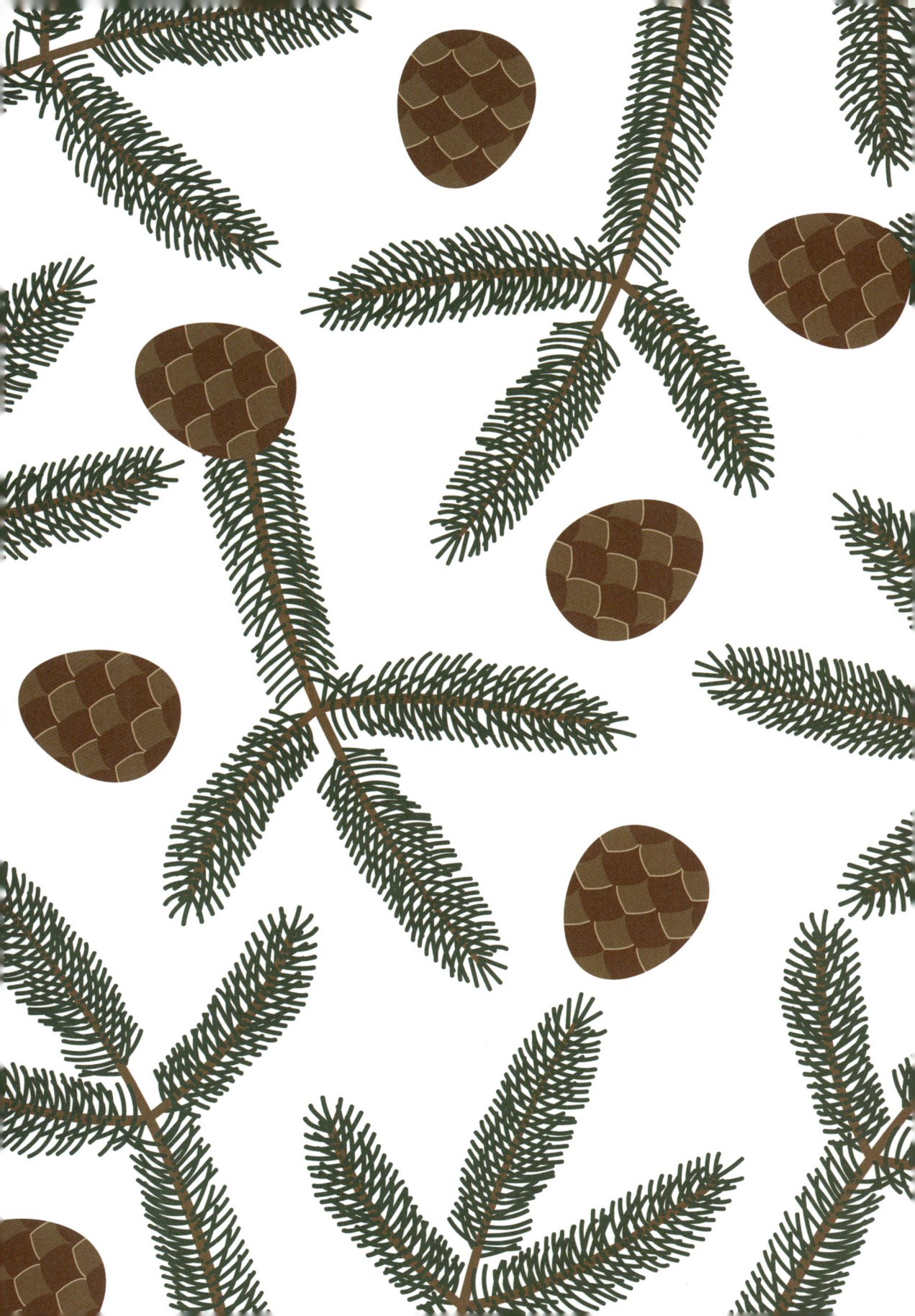

Myth

그리스 신화에서 판은 염소의 뿔과 다리를 가진 반신반수의 신으로, 자연과 목축의 수호자다. 어느 날 그는 아름다운 님프 피티스를 보고 한눈에 반하지만 피티스는 판을 피해 도망친다. 도망치는 그녀를 불쌍히 여긴 신들은 그녀를 파인으로 변신시켜 준다. 파인과 관련이 있는 또 다른 신은 술과 축제, 쾌락의 신인 디오니소스이다. 디오니소스는 '티르소스'라 불리는 지팡이를 들고 다니는데, 이 지팡이는 담쟁이 덩굴로 감싸져 있으며, 끝에는 솔방울이 달려 있다. 이는 디오니소스의 풍요와 자연의 힘을 상징하는 요소 중 하나로 여겨진다.

History

고대 그리스 시대에는 의학의 아버지라 불리는 히포크라테스Hippocrates를 비롯한 당대의 의사들이 호흡기 질환 치료에 파인을 사용했다. 이후에도 유럽 각국에서는 소나무속에 속하는 다양한 나무들을 호흡기 질환뿐만 아니라 종기, 상처와 같은 피부 질환 치료에 활용했다. 18세기 후반에서 20세기 초까지 발행된 합스부르크 제국과 오스트리아-헝가리 제국의 국가 약전에도 파인 유래 약물에 대한 기록이 남아있다. 이는 당시 파인이 의약적 가치를 지닌 나무로 인식됐음을 보여준다. 한편, 애국가에도 등장하는 파인은 우리나라에서도 특별한 의미를 지닌다. 2022년 국립산림과학원에서 조사에 따르면 한국인들이 가장 좋아하는 나무는 파인, 즉 소나무였다. 우리나라에서 파인은 정원수이자 신목神木으로 여겨졌으며 과거에는 아이가 태어나면 금줄을 치고 파인 가지를 매달아 나쁜 기운을 막는 풍습이 있었으나, 현재는 이러한 전통이 거의 사라진 상태다.

Food

1995년 '솔의 눈'이라는 음료가 국내에 출시됐다. 이 음료는 소나무 송진과 솔잎의 향을 연상시키는 독특한 향을 지녀, 출시 당시부터 호불호가 강한 음료로 꼽혔는데, 그럼에도 불구하고 20년이 지난 지금까지도 출시되는 걸 보니 우리나라 사람 중에는 솔 향을 좋아하는 사람들이 꽤 많은 듯하다.

음료 외에도 우리 주변에서 솔 향을 느낄 수 있는 대표적인 음식이 있다. 바로 송편이다. 송편이라는 이름 자체가 소나무 송松에 떡 편餠에서 유래된 만큼 송편과 솔잎은 떼려야 뗄 수 없는 관계다. 과거에는 추석을 앞두고 직접 송편을 빚어 솔잎을 깔고 찌는 풍습이 있었으나 오늘날에는 집에서 송편을 만드는 일이 거의 사라졌다. 그렇다면 왜 송편을 찔 때마다 솔잎을 가득 깔았을까? 솔잎을 까는 이유는 단순히 향을 더하기 위해서만이 아니라 떡이 서로 달라붙지 않도록 방지하며, 솔잎의 천연 살균 효과로 인해 떡이 변질되는 것을 막아주기 때문이다.

Aromatherapy

파인 에센셜 오일의 솔 향은 우리에게 매우 친숙한 향으로, 주성분은 모노테르펜Monoterpene 계열의 성분 피넨Pinene이다. 파인 오일의 약 50~70%를 차지하는 피넨은 피톤치드의 대표적인 성분이기도 하다. 따라서 파인 오일은 아로마테라피에서 호흡기 질환 완화에 널리 사용된다. 모노테르펜의 효능으로는 호흡기 점막의 충혈을 완화하고 가래를 배출할 수 있도록 돕는 거담 작용이 있다. 따라서 뜨거운 물에 파인 에센셜 오일을 한두 방울 떨어뜨리고 코로 깊이 들이마시면 증상 완화에 도움이 된다. 또한 파인 오일은 진통 효과가 있어 캐리어 오일에 희석해 피부에 바르면 관절이나 근육통을 완화하는 데 도움을 줄 수 있다. 무엇보다 파인 오일의 강력한 효과는 바로 향이다. 파인 숲에 있는 듯한 상쾌한 향은 심신을 안정시키고, 피로를 풀어주며 에너지를 회복하는 데 도움을 준다. 파인과 퍼 오일에 함유된 모노테르펜 성분이 부신에서 분비되는 코르티손Cortisone 호르몬과 유사한 작용을 하기 때문에 향을 맡거나 허리 위쪽에 부신이 있는 부위에 발라도 효과가 있다. 다만 파인 오일은 원액을 바르면 피부에 자극이 될 수 있으므로 반드시 캐리어 오일이나 알로에베라 젤 등에 1:1로 희석해 사용해야 한다.

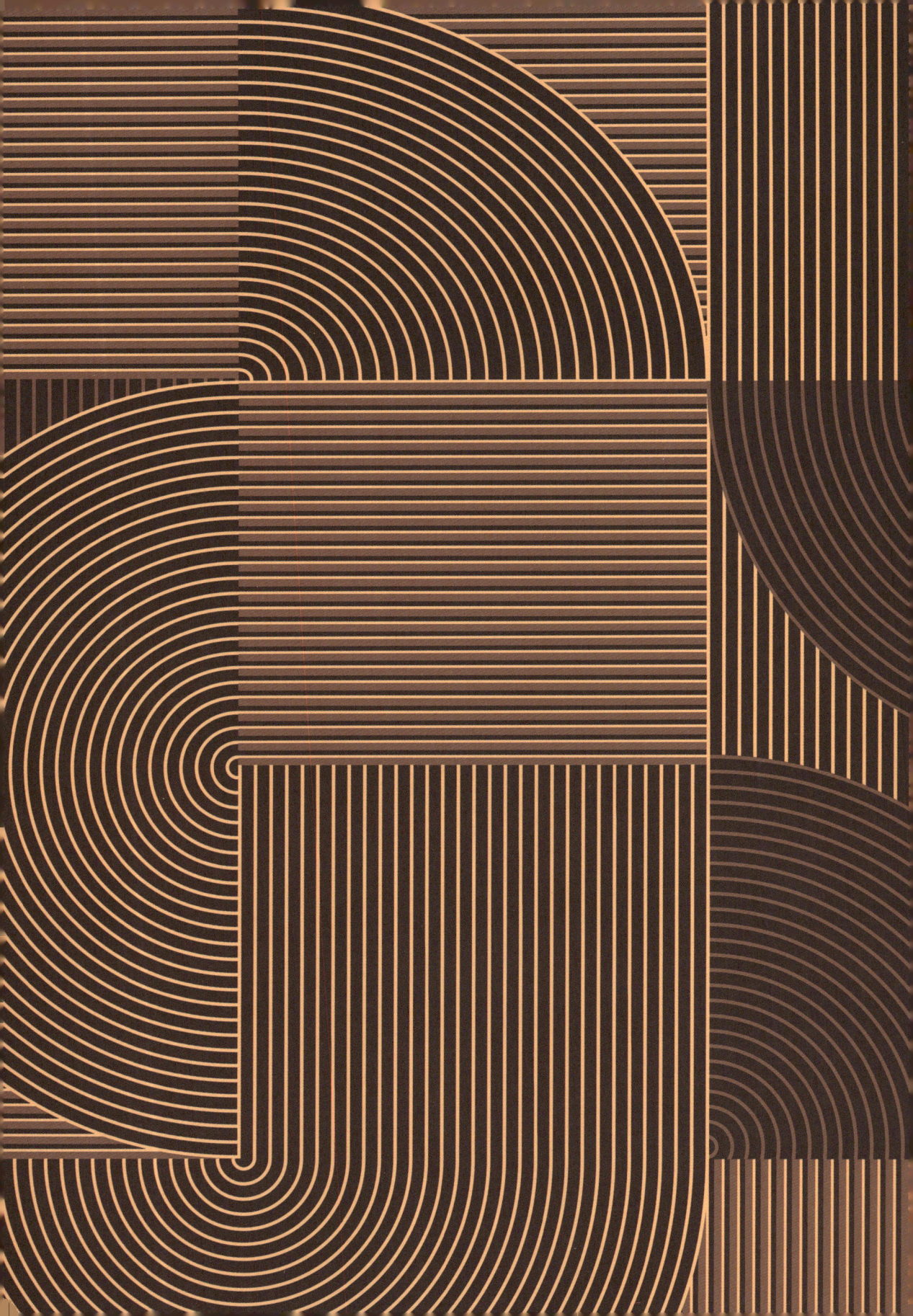

Sandalwood

샌달우드
마음이 편안해지는 깊은 나무 향

Plants

세계에서 가장 비싼 나무 중 하나로 알려진 샌달우드는 단향과에 속하는 반기생식물이다. 샌달우드는 싹이 튼 후 1년 동안 자생하다가 이후 주변의 다른 나무 뿌리에 기생해 숙주에게 해를 끼치지 않을 정도로만 영양분을 흡수하며 성장한다.

'샌달우드'라는 영어 이름은 산스크리트어로 샌달우드를 뜻하는 '찬다나Chandana'에서 유래됐다. 샌달우드의 학명은 *Santalum album*으로 Album은 라틴어로 '하얗다'라는 뜻의 Albus에서 파생된 단어다. 이는 나무 껍질 바로 아래 변재 부분이 흰색을 띤다는 특징을 반영한 것이다. 우리나라에서는 '단향목檀香木' 또는 '백단향白檀香'이라고 부르는 샌달우드는 프랑스에서는 '상탈Santal'로 알려져 있다. 이는 샌달우드를 뜻하는 라틴어 'Sandalum', 'Santalum'에서 유래된 단어이다.

현재 샌달우드나무는 국제자연보전연맹IUCN의 '취약' 리스트에 등록되어 있는데, 이는 수요가 공급을 초과하는 상황에서 불법 벌목과 거래가 만연했기 때문이다. 게다가 주요 원산지인 인도에서는 샌달우드를 고사시키는 스파이크병이 확산되면서 수백만 그루의 샌달우드가 피해를 입었다. 국제자연보전연맹IUCN에 따르면 지난 3세대 동안 샌달우드 개체수는 최소 30% 이상 감소한 것으로 추정된다. 이에 따라 인도 정부는 샌달우드를 법정 보호종으로 지정하고 재배를 장려하고 있다.

샌달우드는 인도, 스리랑카, 인도네시아가 원산지이지만, 최근에는 호주, 중국, 태국, 인도차이나 지역에서도 상업적으로 재배되고 있다. 특히 호주는 10,000ha(3,000만평) 이상의 마이소르 샌달우드 *Santalum album* 농장을 보유하고 있으며, 이곳에서는 540만 그루의 이상의 샌달우드가 자라고 있다.

Classification

현재까지 공식적으로 확인된 샌달우드 종은 약 15종 정도로, 이 중에서 상업적으로 중요한 종은 5~6개 정도다. 서식지에 따라 종과 향이 달라지는데, 그중 마이소르 샌달우드가 가장 고급으로 평가받는다. 16세기 인도 마이소르 지역을 다스리던 마하라자 왕조는 샌달우드를 독점하고 유럽에 수출하며 부를 축적했다. 그러나 제1차 세계 대전이 발발하면서 재정적인 타격을 입게 되자 크리슈나 라자 와디야르 4세 Krishna Raja Wadiyar IV는 직접 샌달우드 오일을 증류하기로 결심하고 1916년에 증류소를 설립한다. 이후 마이소르 샌달우드 오일은 우수한 품질로 국제적인 인기를 얻게 됐다. 현재에는 마이소르 지역의 샌달우드는 인도 정부가 관리하며, 특히 카르나카타주 정부의 엄격한 보호를 받고 있다. 이 지역에서 자란 샌달우드에서 추출한 오일은 세계 최고 품질의 샌달우드 오일로 인정받고 있다. 다만 공급량이 제한적이고 가격이 비싸기 때문에 호주 서쪽의 건조한 지역에서 자라는 호주 샌달우드 *Santalum spicatum*가 대체제로 사용된다. 이외에도 뉴칼레도니아와 바누아투가 원산지인 뉴칼레도니아 샌달우드 *Santalum austrocaledonicum*에서도 샌달우드 에센셜 오일이 생산되나, 향과 품질은 위 두 샌달우드 종에 비해 떨어지는 편이다.

History

샌달우드는 산스크리트어 사본에 가장 오래된 향수로 언급되며 사용한 역사는 무려 4000년 이상으로 추정된다. 기원전 1200년경 인도에서 샌달우드의 숲이 발견됐으며 고대 이집트에서는 시체의 방부 처리나 종교 의식에 사용됐다. 샌달우드는 내구성이 높아 고대 인도 제국에서는 목재나 공예 재료로도 활용했으며 특히 신상을 조각하거나 사원의 장식품 및 가구 제작에 사용됐다. 인도 전통 의학인 아유르베다Ayurveda에서는 샌달우드를 불안 치료제로 사용했다. 또한 샌달우드 가루와 장미수를 섞어 이마에 바르면 긴장성 두통에 효과적이고, 에센셜 오일로 두피를 마사지해주면 숙면을 유도한다고 전해진다. 8세기에서 10세기 사이에 쓰여 오늘날 개정·출간된 의약서 《Dhanvantari Nighantu(단반타리 본초서)》에는 샌달우드가 차가운 성질을 지니고 있으며, 피와 독을 제거하고 갈증을 해소하는 효과가 있다고 기록되어 있다. 불교와 힌두교에서도 샌달우드는 매우 중요한 역할을 했는데 불교에서는 우울증, 불안, 불면증 치료제로, 티베트 승려들은 명상 중 몸을 이완하고 정신을 집중하는 데 활용했다. 또한 힌두교에서는 샌달우드를 신에게 가까이 갈 수 있는 신성한 나무로 여겨 힌두교 경전인 《바마나 푸라나Vamana Purana》에서는 시바신을 숭배하는 데 필요한 나무로 기록되어 있다. 우리나라에서도 샌달우드는 조선 시대의 청량음료로 불리는 제호탕[3]의 원료로 쓰였으며, 단옷날 궁중 내의원에서 만들어 임금에게 진상되거나, 임금이 연로한 고위관료에게 하사했다고 한다.

Perfume

샌달우드의 깊은 향은 향수에서 다른 향을 붙잡아 두는 베이스 노트 역할을 한다. 우디하면서도 달콤한 향이 어우러지는 샌달우드 특유의 향은 다른 식물에서는 쉽게 찾아볼 수 없는 독특함을 지니고 있어 유명 향수 브랜드에서 많이 사용한다. 대표적으로 겔랑GUERLAIN의 '삼사라Samsara', 장 파투JEAN PATOU의 '조이Joy', 르

---

[3] 단오부터 여름까지 마시면 더위를 피할 수 있다는 의미가 담긴 음식으로 오매육烏梅肉·사인砂仁·백단향白檀香·초과草果 등을 곱게 가루로 만들어 꿀에 버무려 끓이고 냉수에 타서 먹는 음료이다.

라보LE LABO의 '샹탈 33Santal 33', 딥디크DIPTYQUE의 '탐 다오Tam Dao' 등이 샌달우드를 핵심 노트로 활용한 향수들이다. 천연 샌달우드 오일은 매우 높은 가격과 공급의 어려움으로 인해 화학자들은 샌달우드 특유의 향을 합성하여 대체하려는 연구를 지속적으로 진행했으나 매우 어려운 일이었다. 세계 1위 향료회사로 유명한 지보단Givaudan은 1947년, 이소보닐 시클로헥사놀Isobonyl Cyclohexanol 이라는 합성 향료를 개발했다. 이 화합물은 샌달우드 오일의 약 80%를 차지하는 산탈롤Santalol과 분자 구조는 유사하지만, 향에는 큰 차이를 보여 천연 샌달우드를 완전히 대체하기에는 어려웠다. 그럼에도 가격이 매우 저렴해 대체 원료로 널리 사용됐다. 이후 지보단은 자바놀Javanol, 산달로어Sandalore 등 다양한 합성 샌달우드 향료 개발에 성공했다. 이 합성 향료들은 샌달우드 특유의 향과 유사한 느낌을 주지만, 천연 샌달우드 오일의 깊고 부드러운 향을 완벽히 재현하는 데에는 여전히 한계가 있다.

Aromatherapy

샌달우드 에센셜 오일은 독보적인 향을 지녀, 대체할 만한 향을 찾기가 어려운 오일이다. 30년 이상 된 나무에서 가장 품질이 좋은 에센셜 오일을 얻을 수 있지만, 유일한 단점은 높은 가격이다. 따라서 샌달우드 오일 구매 시 섞음질된 가짜 오일이 아닌지를 잘 살펴봐야 한다. 샌달우드 오일의 주성분은 세스퀴테르펜 알코올 Sesquiterpene Alcohol 계열의 알파-산탈롤Alpha-Santalol과 베타-산탈롤 Beta-Santalol로 70% 이상 함유되어 있다. 이외에도 다양한 세스퀴테르펜 성분이 포함되어 있어 림프 및 정맥 순환을 촉진하는 역할을 한다. 또한 샌달우드는 신경을 안정시켜 스트레스를 완화하는 데 탁월한 효과가 있다. 또한 깊은 우디 향은 명상이나 사색을 도울 뿐만 아니라 정신적인 집중력을 높이는 데 도움을 준다.

Spruce

스프루스
소리를 만드는 나무

Plants

우리나라에서 '가문비나무'라고 불리는 스프루스는 소나무과에 속하는 침엽수로, 전 세계에 약 35종 이상의 다양한 종류가 있다. 스프루스라는 영어 이름은 '프러시아 Prussia'[4]에서 유래한 것으로, 이 나무가 그 지역에서 유래했다는 데서 이름 붙여졌다. 나무의 꼭대기가 뾰족해 크리스마스 트리로 사용되기도 하는 스프루스는 보통 15~50m 정도로 자라며, 추위에 강해 한랭한 기후의 지역에서 자생한다. 스프루스는 자라는 지역과 기후에 따라 다양한 종류로 나뉘는데 대표적으로 블랙 스프루스 *Picea mariana*, 노르웨이 스프루스 *Picea abies*, 화이트 스프루스 *Picea glauca* 등이 있다. 속명인 Picea는 소나무 수지에서 추출되는 '타르', '역청' 등을 의미하는 라틴어 Pix에서 유래했다. 우리나라에는 노르웨이 스프루스와 예조 스프루스 *Picea jezoensis*가 자생하며, 특히 덕유산 자연휴양림에서는 약 200여 그루의 노르웨이 스프루스를 볼 수 있다. 한편, 에션셜 오일의 원료로 많이 쓰이는 블랙 스프루스의 향은 일반적인 나무 향과는 다르다. 다른 나무 향들이 코를 탁 치고 들어오는 강한 느낌이 있다면 블랙 스프루스의 향은 부드럽고 조금 더 차분하다.

History

전통적으로 스프루스의 송진이나 잎, 껍질 등은 약으로 사용됐는데, 호흡기 건강을 위해 잎이나 껍질을 달여 차로 마시거나 상처난 부위에 송진을 발라 치료하기도 했다. 스프루스의 목재는 건

[4] 프로이센이라고도 하며 과거 발트해와 인접한 유럽 동북부와 중앙 유럽 일대를 부르던 지명.

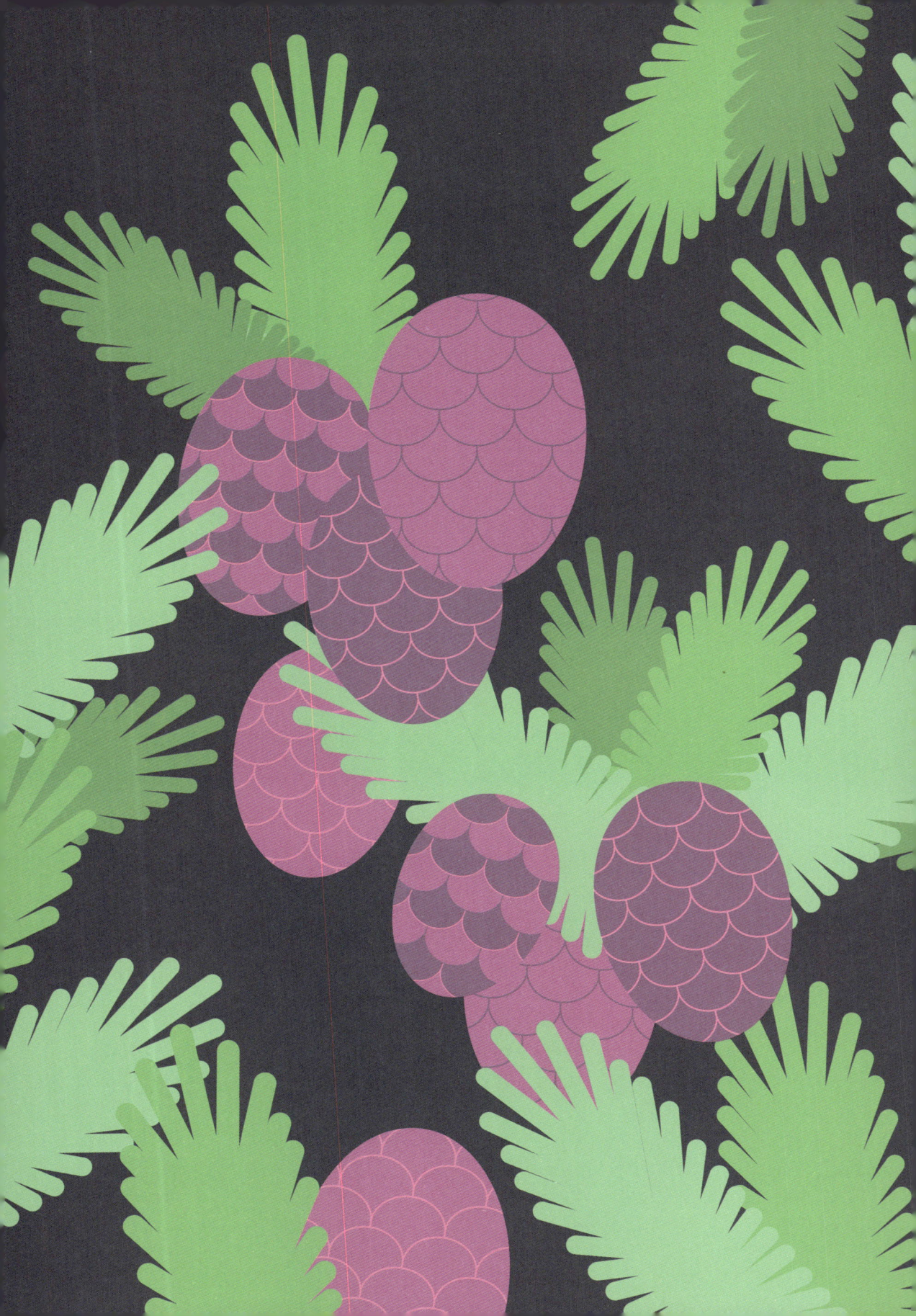

축물이나 다양한 용품을 만드는 데에도 활용됐다. 여러 지역에서 자라는 만큼, 품종과 환경에 따라 물성이 달라 그 활용법이 조금씩 달랐는데, 북미에 자생하며 습기에 강하고 유연한 특성을 지닌 블랙 스프루스는 카누 제작이나 썰매 등을 만드는 데 사용되었고, 유럽에 자생하며 다른 목재보다 밀도가 높고 가벼운 노르웨이 스프루스는 악기 제작에 적합했다. 블랙 스프루스와 자생 지역은 동일하나 상대적으로 자라는 속도가 빠르고 경도가 강한 화이트 스프루스는 건축재나 가구 재료로 주로 쓰였다.

People

스프루스는 전설적인 이탈리아 현악기 장인 안토니오 스트라디바리Antonio Stradivari가 바이올린을 제작할 때 사용한 주요 목재다. 이뿐만 아니라, 니콜로 아마티Nicolo Amati, 주세페 과르네리 델 제수Giuseppe Guarneri del Gesù 등 역사적인 현악기 제작 장인들 역시 스프루스를 사용했다. 특히 1650년대부터 1710년 사이, 태양 활동이 감소하면서 지구에 소빙하기Little Ice Age가 닥쳤는데 이 시기에 자란 스프루스는 조직이 더욱 치밀해지고 나무결의 밀도가 높아져 탄력성이 커지면서 공명에 적합했다. 이러한 특성 덕분에 이 시기에 스트라디바리가 스프루스로 제작한 바이올린은 공명 효과가 극대화되어 화려하고 깊은 소리를 지녔다. 그의 장인 정신과 최상의 재료가 결합된 덕분에 이 시기에 제작된 스트라디바리의 바이올린은 전 세계에서 가장 유명하고 값비싼 악기로 평가받고 있다. 현재도 이츠하크 펄먼Itzhak Perlman, 정경화 등 세계적인 음악가들이 그가 제작한 바이올린을 연주하고 있으며, 그 명성과 예술적 가치는 여전히 이어지고 있다.

Food

스프루스 맥주는 스프루스의 새순, 바늘잎, 수액 등을 이용해 풍미를 낸 음료로 알코올이 포함된 맥주와 무알코올 음료 모두를 포함한다. 북유럽과 북미 지역에서는 겨울철에 신선한 과일을 구하기 어려웠기 때문에 비타민C 결핍으로 발생하는 괴혈병을 예방하고자 전통적으로 이 맥주를 만들어 마셨다. 이러한 전통은 수백 년 동안 이어져 오늘날에도 스프루스 맥주는 하나의 독특한 맥주 스타일로 사랑받고 있다. 스프루스 맥주가 괴혈병 치료제로 주목받기 시작한 것은 18세기였다. 태평양을 일곱 차례 항해하며 하와이를 발견한 제임스 쿡 J. Cook 선장은 장기간 항해에서 선원들의 괴혈병 예방을 위해 다양한 항괴혈병제를 실험하게 된다. 그중에서도 스프루스 맥주는 괴혈병 예방에 탁월한 효과를 보였고, 쿡 선장은 이를 적극적으로 활용했다. 괴혈병 예방은 장기간 항해가 필수였던 제국주의 시대에 중요한 과제였으며 이를 해결한 스프루스 맥주는 영국이 '해가 지지 않는 나라'로 성장하는데 작지만 의미 있는 역할을 했다고 볼 수 있다. 현재 해군에서 스프루스 맥주를 마시는 전통은 사라졌지만, 그 독특한 향과 맛 덕분에 크래프트 맥주 양조장에서는 여전히 스프루스 맥주를 생산하고 있다.

Aromatherapy

스프루스 에센셜 오일 중 가장 널리 사용되는 것은 블랙 스프루스 에센셜 오일이다. 이 오일에는 생화학 성분인 모노테르펜 Monoterpene과 에스테르 Esters가 각각 50%, 35% 함유되어 있다. 이 오일은 공기 정화 및 살균 소독 효과가 뛰어나 특히 기관지염을 비롯한 호흡기 질환 완화에 유용하다. 또한 스프루스 등 일부 에센셜 오일에 함유된 모노테르펜은 부신에서 분비되는 호르몬인 코르티손Cortisone과 비슷한 역할을 한다. 코르티손은 코르티솔Cortisol로 전환되어 외부 스트레스에 대응하는데, 혈압을 상승시키고 포도당 수치를 높이는 등 신체의 에너지를 증진시키는 작용을 한다. 따라서 번아웃과 같이 신체의 에너지가 필요한 경우, 블랙 스프루스 또는 파인 에센셜 오일을 캐리어 오일에 희석해 허리 위쪽 부신이 있는 부위에 바르면 일시적인 활력 증진 효과를 볼 수 있다.

Carrier Oil

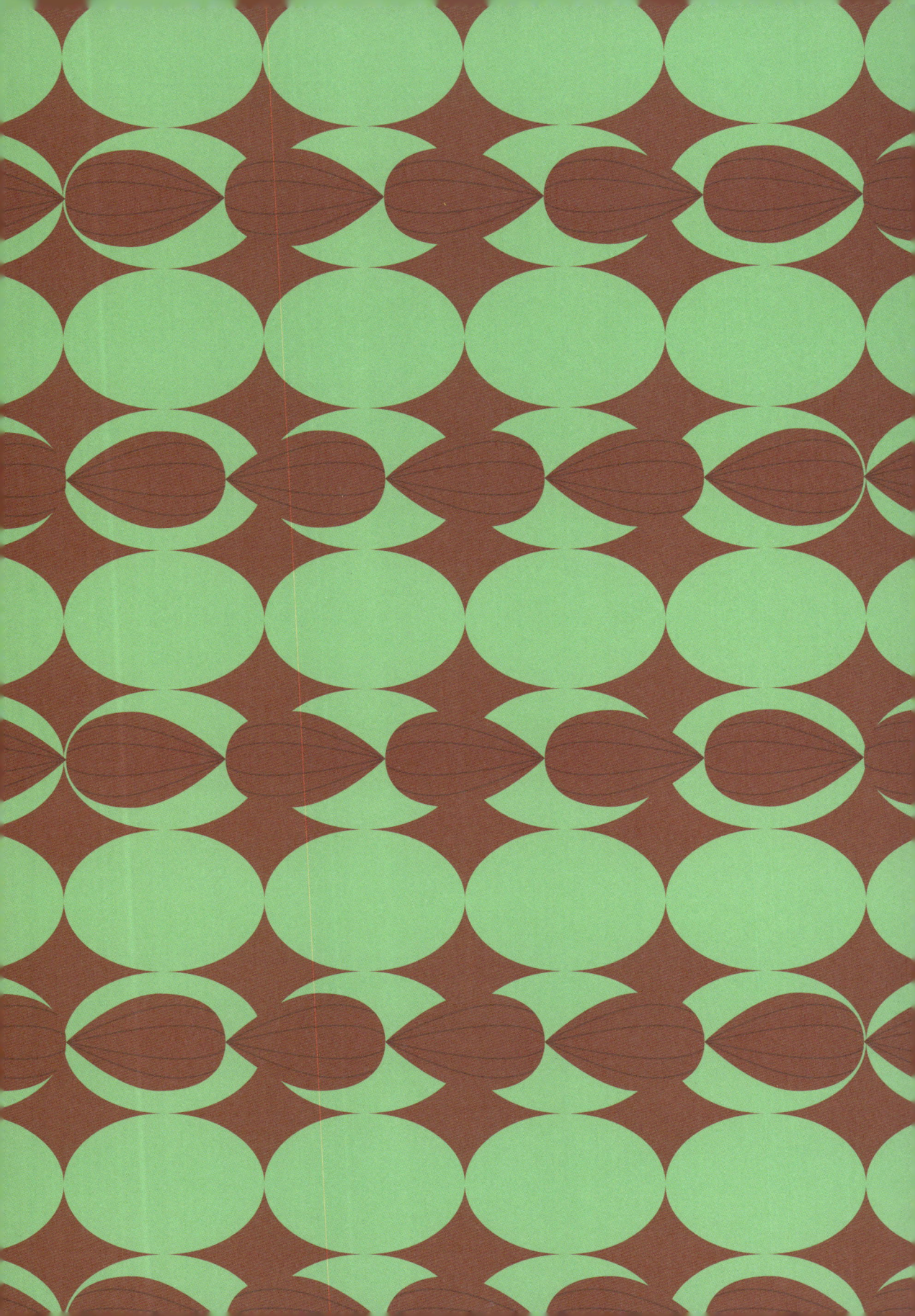

Almond

아몬드
건조함을 없애는 자연의 선물

Plants

수천 년 전부터 재배된 아몬드나무는 높이 최대 8m까지 자라며 2~4월경에는 분홍색이나 흰색을 띤 꽃을 피운다. 열매는 밝은 녹색에 잔털이 있으며, 이 열매 속 씨앗에서 오일이 추출된다. 우리에게 친숙한 '아몬드'라는 이름은 아몬드를 뜻하는 라틴어 Amygdala와 그리스어 Amygdalos에서 이름이 유래됐다. 아몬드는 스위트 아몬드와 비터 아몬드 두 가지 품종으로 나뉘는데, 비터 아몬드는 독성이 있어 스위트 아몬드가 주로 사용된다. 스위트 아몬드의 학명은 *Prunus amygdalus var. dulcis*로 속명 Prunus는 라틴어로 '자두나무'를 의미하며, 종명인 Amygdalus는 그리스어로 아몬드를 부르는 이름이었던 Amygdalos에서 유래되었다. Dulcis는 라틴어로 '달콤한', '부드러운'이라는 뜻을 가지고 있다. 아몬드의 원산지는 이란, 요르단, 이스라엘, 레바논 등 중동 지역이며, 주로 지중해성 기후에서 재배된다. 현재는 미국이 아몬드 최대 생산국이며 그 외에 스페인, 튀르키예, 호주, 모로코 등이 주요 생산국으로 꼽힌다.

Classification

우리가 일반적으로 견과류로 섭취하거나 오일로 사용하는 스위트 아몬드는 고소한 맛이 나 주로 식용으로 활용된다. 스위트 아몬드는 단백질, 식이 섬유, 비타민 E 등이 풍부해 건강 식품으로도 인기가 높다. 반면 비터 아몬드 *Prunus amygdalus var. amara*는 쓴맛과 강한 향이 특징이며, 독성이 있어 사용이 제한된다. 이 아몬드에는 아미그달린Amygdalin 성분이 3~5% 정도 함유되어 있는데 이 성분 자체는 무독성이지만, 체내에서 분해되면서 시안화수소(청산)로 변환되어 맹독성을 띠게 된다. 이 때문에 소량만 섭취해도 치사량에 이를 수 있어 일반적인 식용이 금지되어 있다. 다만 독성을 제거하는 가공 과정을 거친 후에는 식품 첨가물이나 향료, 화장품 원료 등으로 사용될 수 있다.

History

아몬드는 인류가 처음으로 재배한 과수 중 하나로 오랜 역사를 지닌 나무다. 최초로 등장한 야생 비터 아몬드는 독성이 있었지만 유전적 돌연변이를 통해 독성이 없는 스위트 아몬드가 나타나면서 본격적인 재배가 시작됐다. 기원전 3000~2000년경 청동기 시대 초기에 이미 재배된 것으로 추정되며, 고대 이집트인들은 아몬드를 투탕카멘 파라오의 무덤에 넣을 정도로 귀한 식물로 여겼다. 이후 중세 시대에 아몬드가 유럽으로 알려지면서 아몬드는 귀족들의 고급 식품으로 자리 잡았고, 상업적 재배가 시작되면서 북아프리카, 북미 지역까지 확산됐다. 아몬드는 약용으로도 널리 활용됐는데, 인도의 전통 의학인 아유르베다Ayurveda에서는 스위트 아몬드를 'Vatada'라 부르며 피부의 반점과 잡티, 건조한 피부와 입술 치료에 사용했다. 또한 복용 시 근력을 강화하고 기억력을 증진시키며 관절염 치료에도 효과가 있다고 믿었다.

풍부한 단백질, 비타민을 비롯한 건강에 좋은 지방과 풍부한 영양소를 함유하고 있는 아몬드는 오늘날까지 대표적인 슈퍼푸드로 사랑받으며 다양한 요리에 활용되고 있다.

Aromatherapy

아몬드 캐리어 오일은 스위트 아몬드에서 추출한 오일을 사용한다. 이 오일은 올레인산 Oleic Acid, 리놀레산 Linoleic Acid, 팔미트산 Palmitic Acid, 비타민 E 등이 풍부하게 함유되어 있어 피부 장벽을 강화하고 수분을 유지하는 데 도움을 준다. 덕분에 건조한 피부나 바디케어용으로 널리 활용된다. 또한 자극받은 피부를 진정시키고 갈라지거나 튼살 완화에도 효과적이다. 특히 스위트 아몬드 오일은 영유아 및 임산부도 안전하게 사용할 수 있다. 라벤더, 스위트 오렌지 등의 에센셜 오일과 함께 섞어 사용하면 효과적이다.

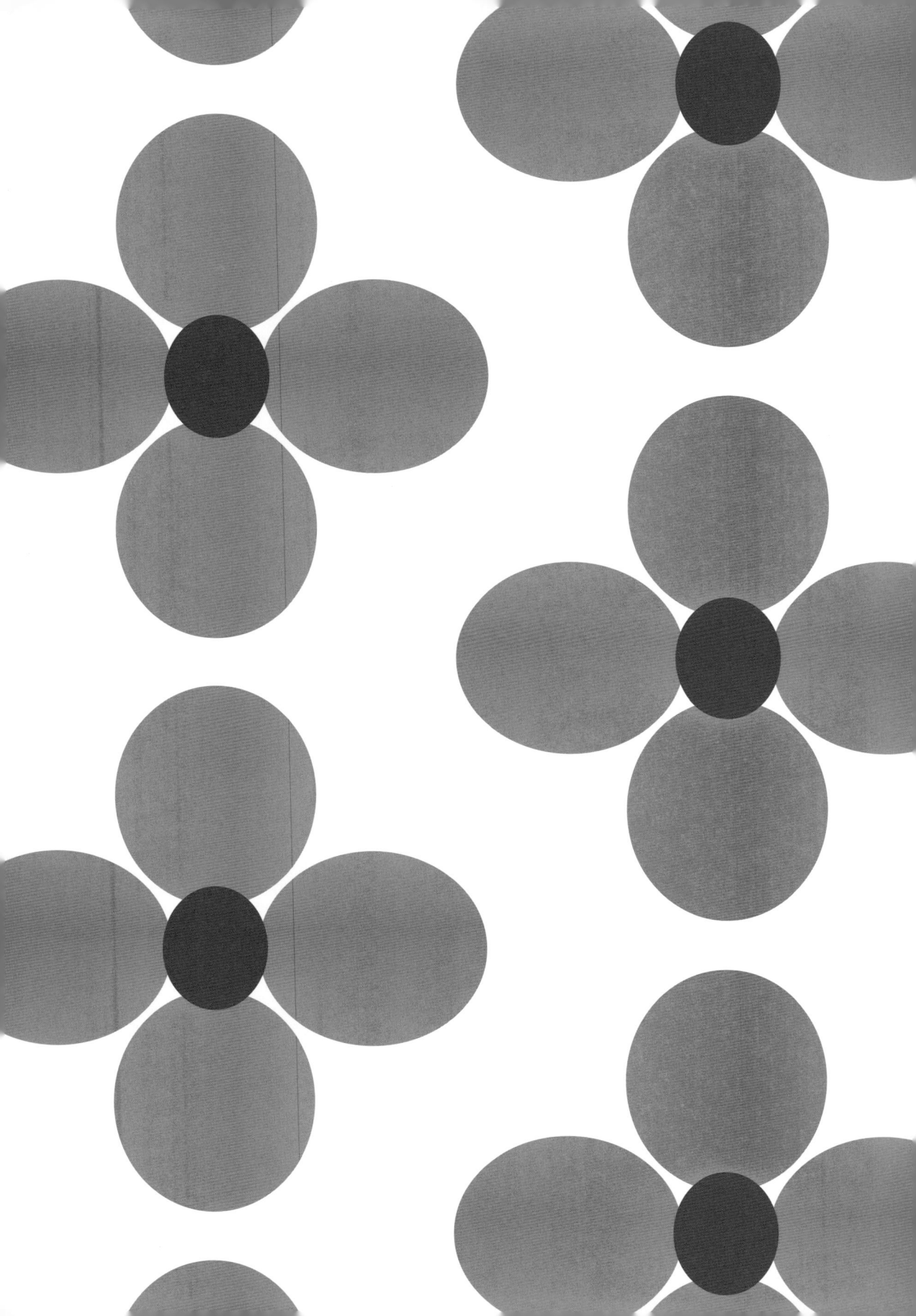

Apricot

아프리콧

가벼운 질감과 뛰어난 보습

Plants

아프리콧은 높이 약 6~8m까지 자라는 벚나무속 장미과 식물로 아몬드, 복숭아, 자두 등이 같은 과에 속한다. 4월이 되면 벚꽃과 비슷한 분홍색의 꽃을 피운다. 꽃이 지고 나면 열매가 맺히고 노랗게 익은 열매 속에는 씨앗인 핵과 Kernel가 있으며, 이 부분을 압착해 추출한 오일이 '살구씨 오일'이라 불리는 아프리콧 커넬 오일이다. 아프리콧의 학명은 *Prunus armeniaca*로 속명 *Prunus*는 라틴어로 '자두'를 뜻하는 Plum에서, 종명 Armeniaca는 중동의 아르메니아 지역 이름에서 유래됐다. 고대 로마인들은 아프리콧을 '조숙한 것'이라는 뜻의 Praecox라고 불렀는데, 이는 아프리콧이 다른 과일보다 일찍 익는 특성에 착안한 이름이다. 이 단어는 이후 여러 변형을 거쳐 영어의 Apricot이 됐다. 우리나라에선 순우리말로 '살구'라 불리며, 조선 시대에는 살구씨를 '행인杏仁'이라 불렀다. 아프리콧은 3000년 이상 재배된 역사를 지닌 과일로 원산지는 중국으로 추정된다. 이후 아르메니아 지역을 거쳐 지중해로 전파됐으며 현재는 튀르키예, 중국, 미국 등이 주요 생산국이다.

Allusion

살구나무와 연관된 고사성어로 '행림춘만杏林春滿'이 있다. 이 고사성어는 고명한 의술이나 명예를 칭송할 때 사용하는 대표적인 표현으로, 이외에도 '행림춘난杏林春暖', '예만행림譽滿杏林' 같은 고사성어 역시 같은 의미로 사용된다. 이러한 고사성어에서 유래해 우리나라의 의과 대학, 의학 전문 대학원, 한의과 대학에서 개최하는 축제에는 '행림제'라는 단어가 자주 사용된다. 행림춘만은 직역하면 '살구나무 숲에 봄이 가득하다'라는 뜻인데, 이 표현은 중국 삼국 시대 오나라의 의사 동봉董奉의 이야기에서 유래했다. 그는 환자를 치료한 후 치료비를 받지 않고 병이 심한 경우에는 살구나무 다섯 그루, 가벼운 치료는 한 그루의 살구나무를 심어달라 요청했다. 몇 년이 지나자 그의 집 주변에는 살구나무 숲이 우거지게 되었고, 사람들은 그 숲을 '동선행림董仙杏林'이라 불렀다. 동봉은 이 아프리콧으로 약을 만들어 쓰거나 팔아 곡식과 바꾸어 어려운 사람을 도왔다. 그는 평생을 사람들을 위해 헌신하며 살았고, 훗날 사람들은 그가 300세가 되어 세상을 떠나 신선이 되었다고 믿었다.

History

재배가 까다로운 아프리콧은 중세 및 르네상스 시기에는 왕족이나 귀족들이 주로 소유했는데, 이로 인해 아프리콧은 귀족 계층이나 부유한 상류층의 전유물로 인식됐다. 아랍인들은 아프리콧을 요리에 활용했는데 오늘날까지 전해지는 '미쉬미시야Mishmishya'는 양고기에 아프리콧과 다양한 향신료를 넣어 만든 요리이다. 이 외에도 아랍인들은 아프리콧을 활용해 달콤한 과자나 음료를 만들어 즐겼다. 중세 중동 지역의 식물학자이자 의사인 이븐 알 바이타르Ibn Al Baitar는 아프리콧을 담낭의 노폐물을 배출하고 위를 시원하게 하는 치료제로 사용했다. 우리나라의 《동의보감》에서는 개고기를 먹고 체했을 때 행인을 먹으면 속이 풀린다고 기록되어 있으며, 중국의 《본초강목》에도 비슷한 내용이 언급되어 있다. 오늘날에도 한의학에서는 아프리콧의 씨를 해열, 진해, 거담 등 호흡기 증상 완화에 효과적인 약재로 활용하고 있다.

아프리콧은 약재 외에도 다양하게 활용됐다. 특히 조선 시대에 그려진 〈책가도〉에는 아프리콧 꽃이 그려져 있는데, 이는 이 꽃이 지닌 상징성과 의미를 반영한 것이다. 중국에서는 '과거에 합격한 이들에게 아프리콧 꽃 아래에서 향연을 베풀었다'는 기록이 있는데 이를 통해 아프리콧 꽃이 과거 급제를 통한 입신양명의 상징이었음을 알 수 있다.

Aromatherapy

아프리콧 커넬 캐리어 오일은 은은한 견과류와 말린 과일 향이 나는 오일로, 오메가 9인 올레산 Oleic Acid이 60% 이상 함유되어 있으며, 오메가 6 리놀레산 Linoleic Acid 또한 20~30% 포함되어 있다. 이외에도 비타민 A, 피토스테롤 Phytosterol, 카로티노이드 Carotenoids 등의 성분이 풍부하게 들어있어 항산화 작용과 피부를 부드럽게 해주는 연화 작용에 탁월한 효과를 발휘한다. 또한 피부 깊숙이 흡수되는 특성 덕분에 아로마테라피에서 에센셜 오일을 희석할 때 많이 사용한다. 끈적임이나 잔여감 없이 빠르게 흡수되어 건성 피부, 노화 피부, 지성 피부 등 모든 피부 타입에 부담 없이 사용할 수 있다.

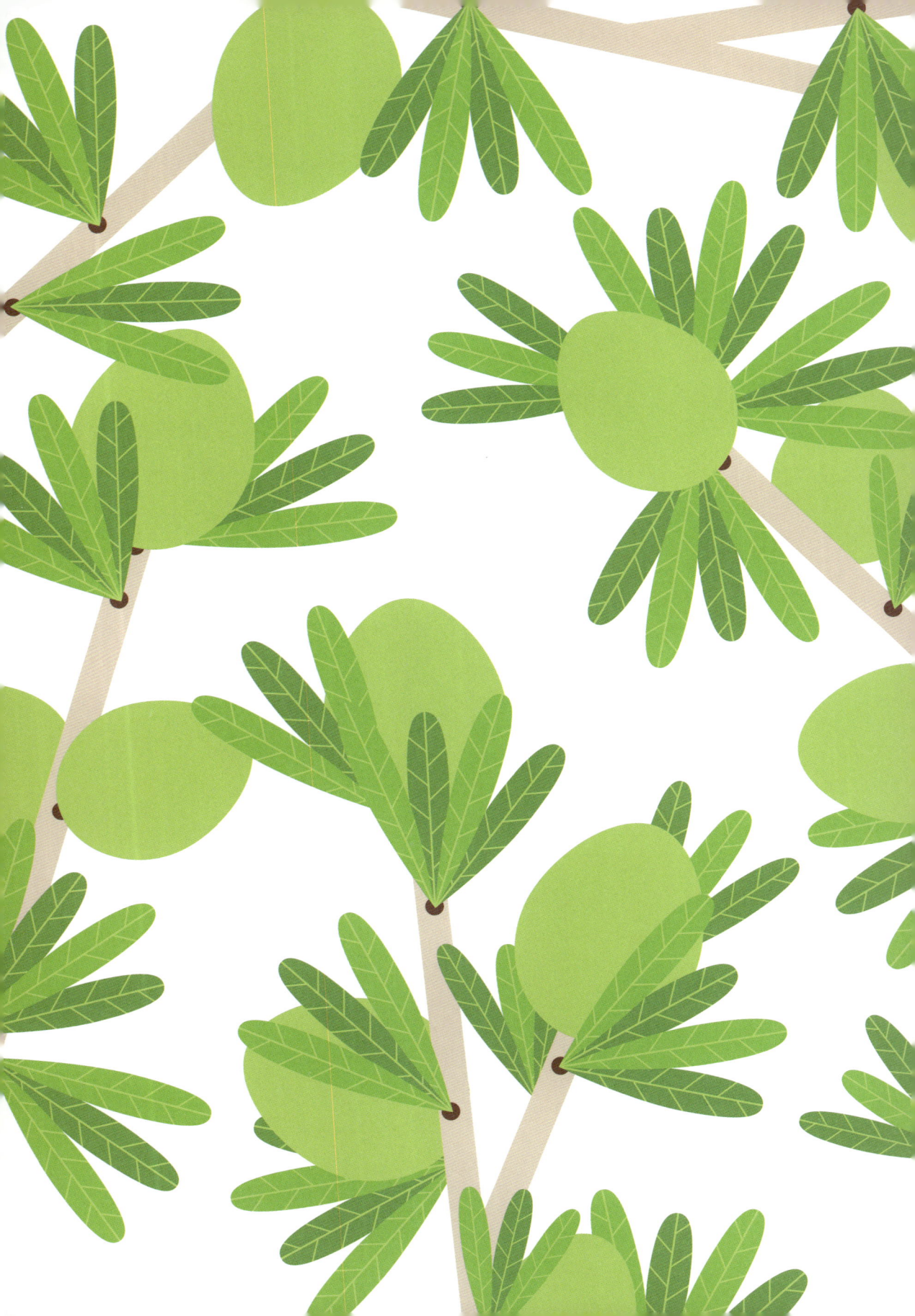

Argan

아르간
모로코의 황금

Plants

아르간나무는 최대 높이 10m까지 자라며, 잎이 작고 단단하다. 5~6월경에는 올리브 크기의 열매가 열리는데, 이 열매는 두꺼운 껍질로 싸여 있으며 그 안에 2~3개의 씨앗이 들어 있다. 아르간 오일은 바로 이 씨앗에서 추출된다. 이 나무는 모로코 일대에서만 자라는 희귀 식물로 알려져 있으며, 현재 약 2천만 그루가 자생하고 있다. 연간 강수량이 300mm도 못 미치는 건조한 지역에서도 생존할 수 있는데 그 이유는 특유의 뿌리 구조 덕분이다. 뿌리가 지하 35m까지 깊숙이 뻗어 있어 물을 효과적으로 흡수할 수 있다. 이러한 생존력 덕분에 아르간나무는 극심한 더위와 가뭄 속에서도 150~200년까지 생존할 수 있다. 아르간나무의 잎 주변과 가지에는 단단한 가시가 있는데 이러한 특성은 학명에도 반영되어 있다. 아르간나무의 학명은 *Argania spinosa*로, 종명은 라틴어로 '가시가 있는'이라는 뜻의 Spinosa에서 유래되었다. 최근 아르간나무의 DNA 분석을 통해 새로운 사실이 밝혀지면서 학명이 *Sideroxylon spinosum*으로 변경되었지만 여전히 기존 학명이 널리 쓰이고 있다. 또한 아르간나무의 줄기와 가지는 비틀리고 뒤얽힌 독특한 형태로 자란다. 모로코 지역의 염소는 극심한 가뭄으로 먹거리가 부족할 때면 아르간나무에 올라가 열매를 먹곤 하는데, 이후 염소가 섭취한 아르간 열매는 일부 소화되지 않은 상태로 배설되며, 이 배설물에서 채취한 씨앗을 이용해 아르간 오일을 추출하기도 한다.

History

아르간나무는 약 2000만 년 전부터 북아프리카에서 자생해 온 아주 오래된 식물이다. 고대 페니키아인들은 아르간 오일을 생산하여 지중해 지역에서 무역품으로 거래했다. 11~12세기경 모로코 유적지에서는 아르간 씨앗을 분쇄하는 데 사용된 맷돌이 발견되기도 했다. 북아프리카 토착 민족인 베르베르족은 극도로 건조한 기후로 인해 피부가 손상되는 것을 막기 위해 아르간 오일을 피부에 발랐다고 전해진다.

20세기에 들어서면서 아르간 오일의 미용적 가치가 주목받기 시작했고, 이에 따라 오일의 수요량이 폭발적으로 증가했다. 그러나 재배 조건이 까다로운 아르간나무의 개체 수는 점차 줄어들었으며, 1990년대 초에는 멸종 위기에 몰리기도 했다. 이에 유네스코는 1998년 모로코 남서부 지역 250만ha를 생물권 보전 지역으로 지정하고, 아르간나무의 보존과 지속 가능한 발전을 위한 노력을 기울이고 있다.

People

모로코에서만 생산되는 아르간 오일은 '액체 금'으로 불릴 만큼 경제적 가치가 높다. 아르간 오일의 생산은 주로 모로코 내의 여성 협동조합을 중심으로 이루어지며, 현재 약 600여 개의 조합이 체계적으로 운영되고 있다. 협동조합에 가입된 여성들 대부분은 농촌 지역 출신으로, 이들은 한 달에 약 1,000~1,200MAD(2024년 기준 약 16만 원 정도)의 월급을 받는다. 이는 빈곤층이 많은 농촌 지역 여성들에게 가계를 꾸리고 아이들을 교육할 수 있는 소중한 수입이 된다.

아르간 오일은 총 7가지의 과정을 거쳐 생산되며, 오일 1L를 생산하는 데 약 20시간의 작업 시간이 소요된다. 특히 아르간 열매는 매우 단단해 이를 가공하는 데에 숙련된 기술이 요구되는데, 이러한 기술은 베르베르족 여성들에 의해 체계적으로 전수되고 있다. 먼저 돌과 손을 이용해 단단한 껍질을 하나하나 깨서 씨앗을 모은다. 이때 힘을 과하게 주면 오일이 담긴 씨앗이 부스러지기 쉬우므로, 세심한 주의가 필요하다. 이후 씨앗을 30분 정도 볶은 뒤 분쇄기에 넣어 반죽 형태로 만든다. 이 반죽을 손으로 눌러 짜내면 비로소 아르간 오일이 추출된다. 오일을 추출하고 남은 반죽은 버려지지 않고, 빵에 찍어먹는 소스로 활용되는 등 알뜰하게 재사용된다. 이러한 전통적인 아르간 오일의 생산 방식은 2014년 유네스코에 무형문화유산으로 등재됐다.

Aromatherapy

베르베르족 여성들은 전통적으로 피부와 모발을 보호하기 위해 아르간 오일을 사용해 왔으며, 오늘날에도 그 방법은 여전히 이어지고 있다. 실제로 아르간 오일에는 항산화 기능이 뛰어난 비타민 E가 약 8% 함유되어 있어 피부 노화를 방지하고 뜨거운 태양으로부터 피부를 보호하는 데 도움을 준다. 또한 끈적임 없이 빠르게 흡수되며 피부에 보습 효과를 주어 건조하거나 갈라진 피부에도 효과적이다. 아르간 오일은 다른 오일보다 입자가 작아 머리카락의 큐티클층에 더 쉽게 스며들어 헤어 오일로도 특히 잘 알려져 있는데 열을 가하는 스타일링 기기를 사용하기 전에 모발과 두피에 발라주면 열 손상으로부터 효과적으로 보호할 수 있다.

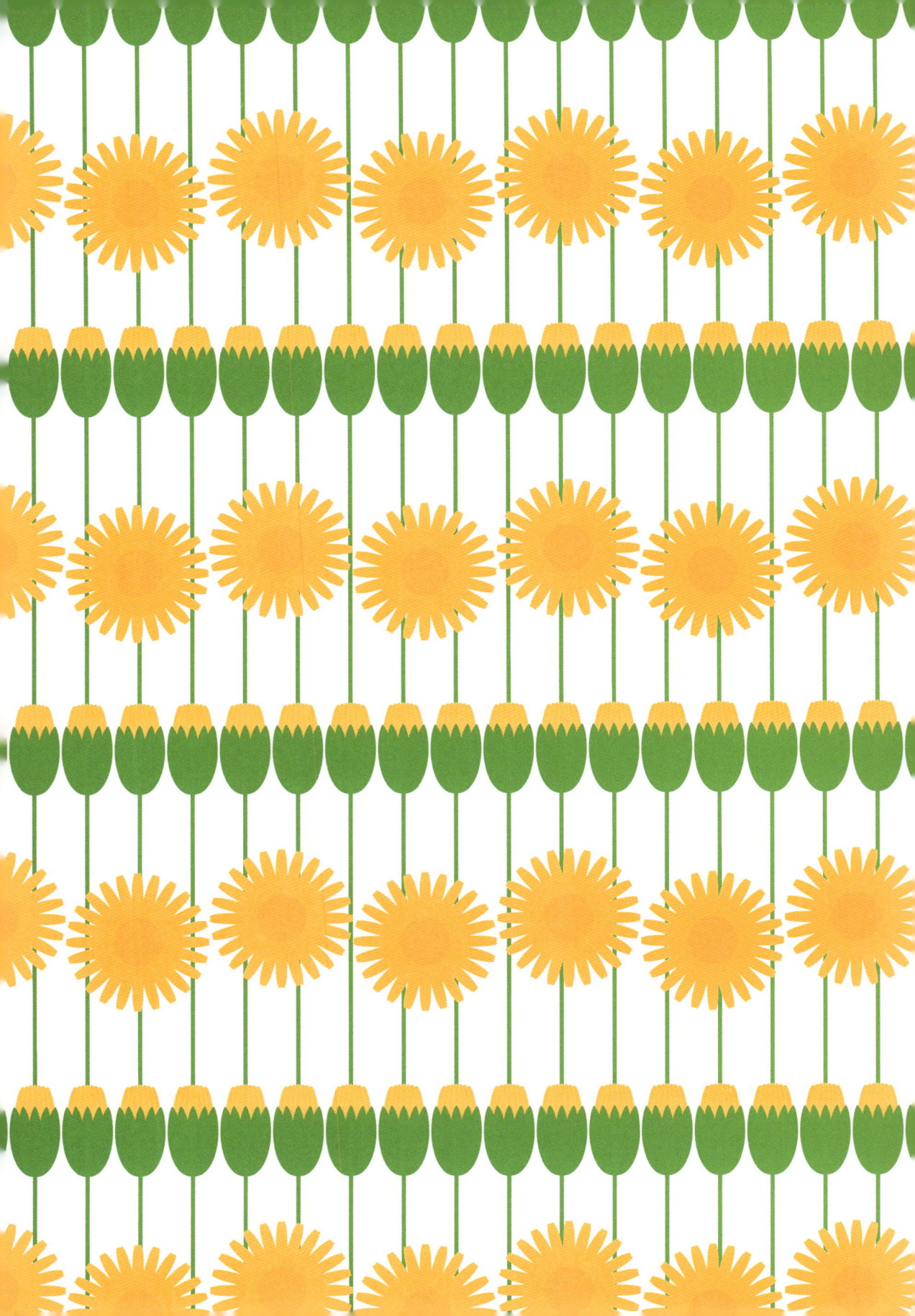

Arnica

아르니카
운동하는 사람에게 추천하는 낙상의 풀

Plants

아르니카는 국화과에 속하는 다년생 초본 식물로 높이 15~60cm 정도 자라며 데이지와 비슷한 모양의 노란색 꽃을 피운다. 해발 3,000m 이상의 고산 지대에서도 생육이 가능해 주로 북미와 유럽의 높은 산악 지역에서 자생한다. 현재 아르니카속에는 30여 종이 존재하는 것으로 알려져 있으며, 이 중 유럽에서 자생하는 *Arnica montana*가 약용으로 가장 널리 사용된다. 오랫동안 타박상 치료제로 활용되어 '낙상의 풀'이라는 별명을 얻었고, 말린 잎이 담배 대용으로 사용된 적 있어서 '마운틴 토바코Mountain Tobacco'라는 이름으로도 불린다. 아르니카의 학명 *Arnica montana*에서 속명 Arnica의 유래는 정확히 알려져 있지 않다. 17세기 독일의 의사 요한 미하엘 페어Johann Michael Fehr는 '재채기를 유발한다'는 의미의 그리스어에서 유래된 'Ptarmica'라는 이름이 변형됐다고 주장했다. 종명 Montana는 라틴어 Montānus에서 비롯됐으며, '산의', '산에서 자라는'이라는 의미를 담고 있다.

History

신선하거나 말린 꽃을 약용으로 사용하는 아르니카는 1500년대부터 약초로 활용되어 온 식물이다. 탈모, 관절염, 염증 치료를 위해 피부에 바르거나 복용하는 형태로 사용됐다. 1854년과 1917년에 발간된 기록들에서 주로 타박상 치료제로 사용되었음을 확인할 수 있다. 아르니카에는 150여 가지의 성분이 있는데 그중 헬레날린Helenalin과 같은 성분은 독성을 띠고 있어 섭취 시 부작용이 발생할 수 있다. 이러한 위험성 때문에 20세기 이후부터는 아르니카 복용은 금지됐다. 현재 아르니카는 주로 동종 요법에서 미량만 희석된 형태로 사용되며, 보통은 연고나 오일의 형태로 만들어져 멍, 부기, 타박상 등의 완화를 위해 피부에 국소적으로 바르는 방식으로 활용되고 있다.

Aromatherapy

아르니카 캐리어 오일은 마세레이션Maceration 방식으로 추출되는데, 이는 식물의 지용성 성분을 우려내기 위해 해바라기유나 올리브유 등 베이스 오일에 허브를 담가 우리는 방법이다. 추출 과정은 허브를 깨끗이 씻어 잘 말린 후, 베이스 오일을 넣은 깨끗한 밀폐 용기에 담아 따뜻한 햇볕이 드는 곳에 3~4주 정도 숙성시키면 된다. 이러한 방식으로 추출한 오일을 '스며들다', '우리다'는 뜻의 '인퓨즈드 오일Infused Oil'이라고도 부른다.

아르니카 오일은 타박상이나 멍 치료에 효과적이며, 특히 혈종과 타박상 완화에 도움을 주는 에버라스팅 에센셜 오일과 함께 사용하면 더욱 좋다. 또한 이 오일은 혈액 순환을 도와 다리 부기 완화 및 정맥 순환 개선에도 도움을 주기 때문에 주니퍼, 사이프러스, 그레이프프루트 에센셜 오일과 함께 사용하면 더욱 효과적이다. 다만 아르니카 오일은 독성이 있어 경구 복용이 금지되며 국화과 식물에 알레르기가 있는 경우 피부 반응이 나타날 수 있으므로 사용 전 패치 테스트를 권장한다.

Calendula

카렌듈라
상처를 치유하는 태양의 허브

Plants

카렌듈라는 국화과에 속하는 한해살이 또는 여러해살이풀로 최대 60cm까지 자라며 오렌지색 또는 노란색 꽃이 피는 식물이다. 태양의 움직임에 따라 꽃잎을 여닫는 특성 때문에 '태양의 꽃', '태양의 허브'로 불리는 카렌듈라는 '팟 메리골드' 또는 '금잔화'라는 이름으로도 알려져 있다. 우리나라에서는 카렌듈라를 '메리골드'로 부르기도 하지만, 실제 메리골드는 *Tagetes spp.*라는 학명을 지닌 전혀 다른 식물이다. 카렌듈라의 학명은 *Calendula officinalis*이며 속명 Calendula는 라틴어 Kalendae에서 유래한 단어로, 이는 '매월 첫날'이라는 의미를 지닌다. 1583년 이탈리아에서 출간된 책에 따르면 카렌듈라가 '매달 꽃이 핀다'는 기록이 남아 있어, 이러한 특성이 학명의 유래가 되었음을 짐작할 수 있다. 카렌듈라의 원산지는 지중해 인근 지역으로 현재 프랑스, 영국 등 유럽뿐만 아니라 전 세계적으로 자생하고 있다.

History

카렌듈라는 고대 이집트, 그리스, 로마, 인도 등지에서 재배되어 온 약용 식물이다. 고대 그리스의 식물학자인 테오프라스토스 Theophrastus가 카렌듈라의 약용 효과에 대해 처음으로 언급했다. 카렌듈라가 약용으로 사용되기 시작한 것은 12세기경부터로, 이 시기부터 소화계 질환이나 생리통, 다양한 피부 질환 치료에 활용됐다. 이후 13세기경 영국에 소개됐으며, 19세기 미국 남북 전쟁과 제1차 세계 대전 당시에는 상처 치료와 염증 완화 용도로 사

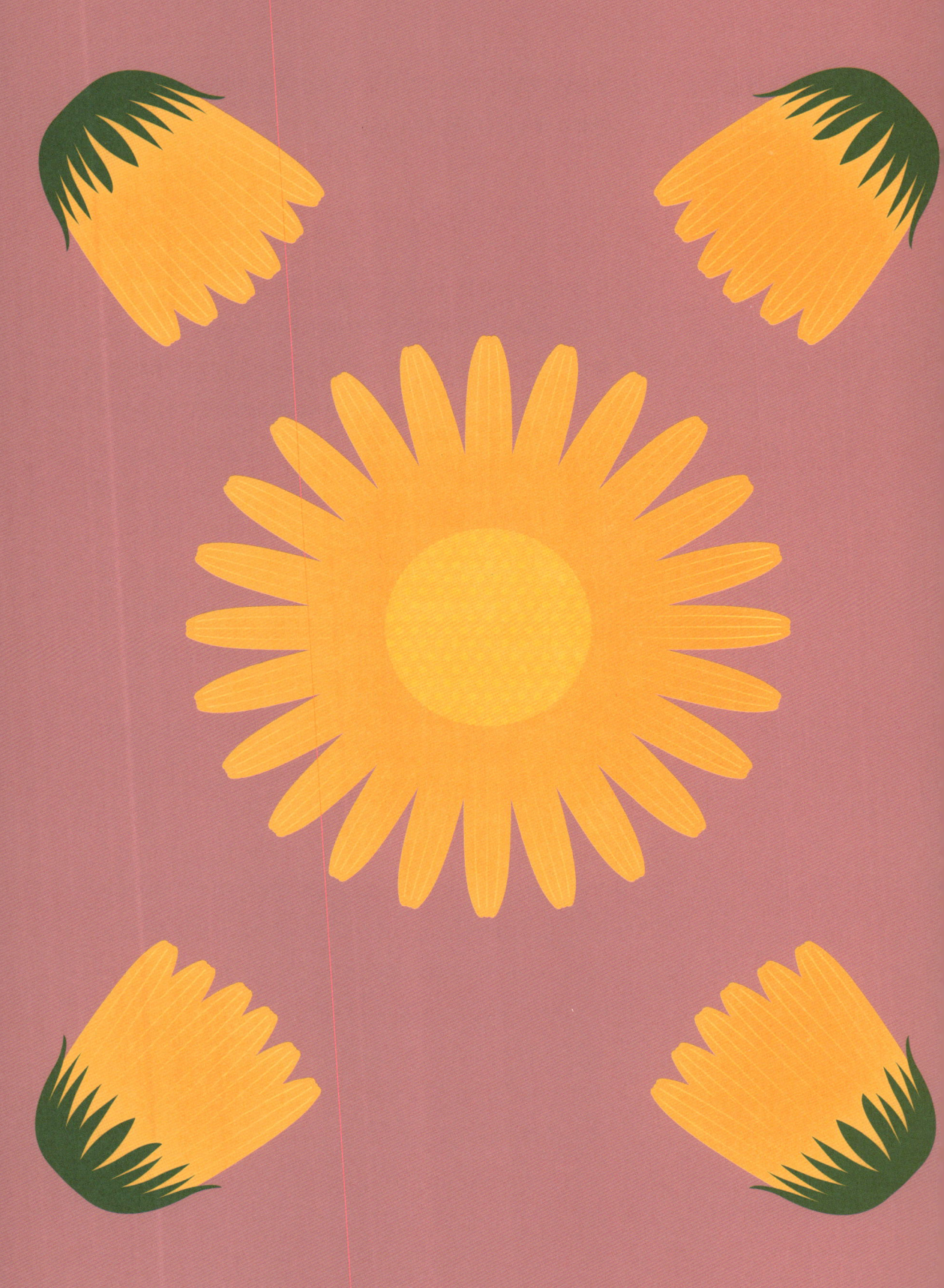

용됐다. 오늘날에는 피부 진정 및 보습 효과로 화장품 산업에서 카렌듈라가 널리 활용되며 각광받고 있다.

Aromatherapy

카렌듈라의 꽃 부위는 말려서 오일이나 약용 목적으로 활용된다. 아로마테라피에서는 카렌듈라의 꽃을 올리브 오일이나 해바라기 오일 등에 우려내는 인퓨즈드Infused 방식으로 추출한다. 유럽의약품청에 따르면 카렌듈라 꽃잎과 식물성 오일의 비율을 1:10으로 맞춰 침출할 것을 권장하고 있다. 이러한 인퓨즈드 오일 방식이 사용되는 이유는 카렌듈라에 함유된 카로티노이드Carotenoid, 플라보노이드Flavonoid 등의 주요 활성 성분이 압착이나 수증기 증류 방식으로는 추출하기 어렵기 때문이다.

이 오일은 카렌듈라 꽃에 함유된 카로틴Carotene, 라이코펜Lycopene 성분이 천연 색소 역할을 해 카렌듈라 캐리어 오일은 오렌지색 또는 노란색을 띤다. 피부에 바르면 경미한 피부 염증이나 치유가 더딘 상처 치료에 효과적이고 피부 진정 효과가 뛰어나 일광화상이나 기저귀 발진 등에도 사용된다. 유럽의 허브약품 위원회 HMPC, Committee on Herbal Medicinal Products는 카렌듈라 캐리어 오일을 구강이나 인후 염증 치료에 사용할 수 있다고 발표했다. 다만, 인퓨즈드 방식으로 생산된 오일은 복용이 제한되며 국화과 식물에 알레르기가 있는 경우 드물지만 오일에도 알레르기 반응을 일으킬 수 있다. 만약 알레르기 체질이라면 사용 전 반드시 패치 테스트를 해보는 것이 좋다.

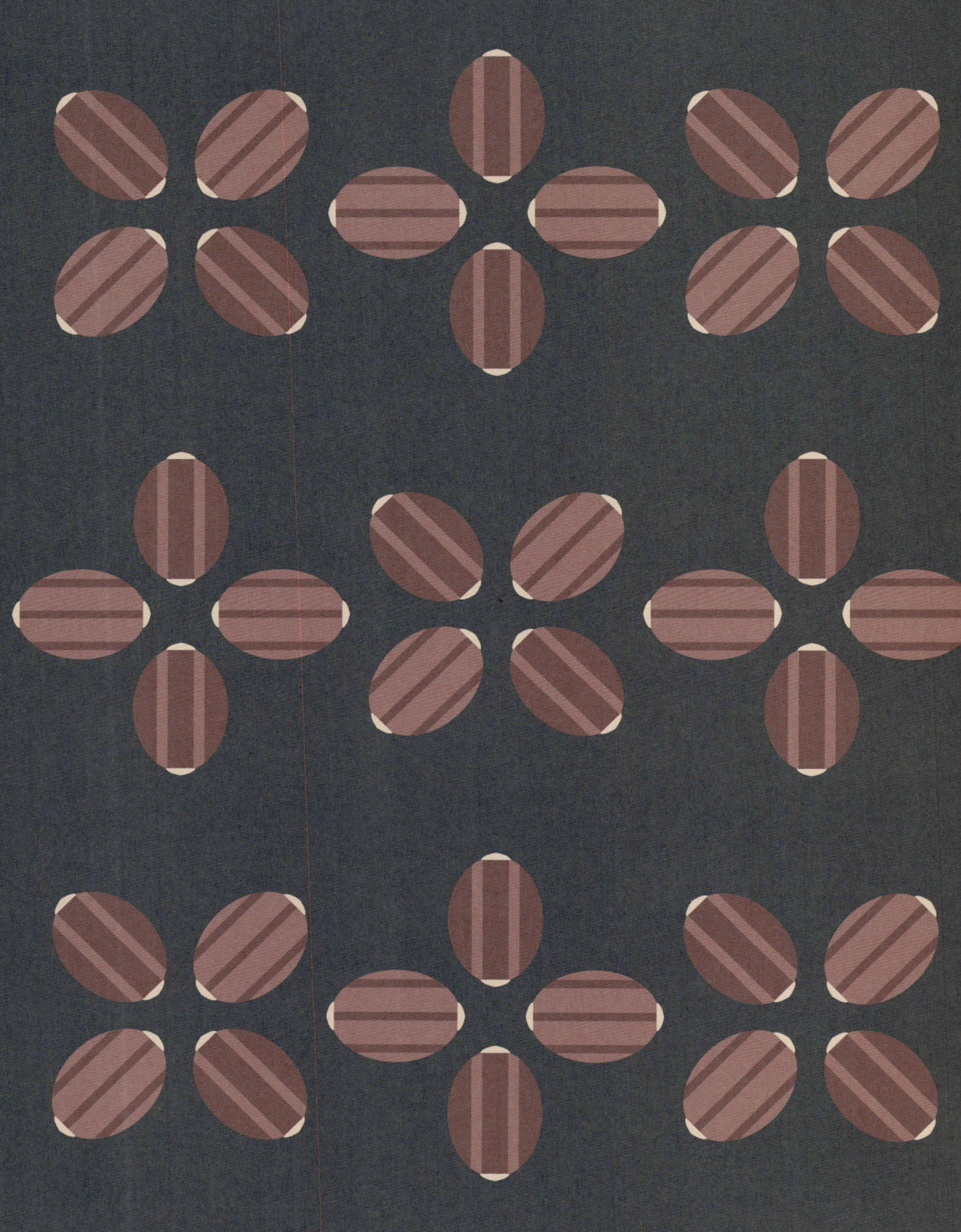

Jojoba

호호바
세계 화장품 업계의 스타가 된 사막의 식물

Plants

호호바는 다년생 상록 관목으로 최대 3m까지 자란다. 암수딴그루 식물로 암꽃과 수꽃이 각각 다른 개체에 피지만, 간혹 한 나무에서 두 종류의 꽃이 모두 발견되기도 한다. 호호바나무의 단단한 가지에는 대추 크기의 초록색 열매가 열리며, 익으면 갈색으로 변한다. 열매가 성숙하면 껍질이 갈라지면서 씨앗이 드러나는데, 이 씨앗에서 호호바 오일이 추출된다. 호호바의 잎은 왁스층으로 덮여 있어 수분이 증발을 막아주며, 이 덕분에 물이 부족한 건조한 환경에서도 자생할 수 있다. 햇빛이 잘드는 건조한 기후를 선호하는 것도 이러한 환경에 적응한 결과라 할 수 있다.

'호호바'라는 이름은 인디언들이 호호바를 부르던 명칭인 Jojowi에서 유래했다. 호호바의 학명은 *Simmondsia chinensis*인데, 흥미롭게도 종명이 '중국의'라는 의미를 가진다. 이는 1822년 독일의 한 식물학자가 호호바 표본을 연구하면서, 이 식물이 중국에서 온 것이라 오인해 붙여진 이름이다. 국제 명명 규칙상 한 번 정해진 종명은 쉽게 변경할 수 없기 때문에, 오류가 확인된 이후에도 초기에 확정된 학명 그대로 사용되고 있다. 호호바의 원산지는 미국 남서부 사막과 멕시코 북부 사막이며 현재는 미국, 멕시코, 이스라엘, 남아프리카, 인도, 라틴 아메리카 등에서 생산된다.

History

호호바는 오랜 역사를 가진 식물로 미국 남서부와 멕시코 북서부의 사막 지역에 자생하며, 이 지역의 원주민들이 오랫동안 약용 및 식량으로 활용했다. 호호바에 대한 최초의 기록은 1700년대이며, 이후 1789년 멕시코의 한 역사가가 원주민들이 호호바 열매를 상처나 종기에 바르거나 섭취한 것을 기록으로 전했다.

호호바 오일은 20세기 중반까지 널리 사용되지는 않았으나, 1970~1980년대에 들어 주목받기 시작했다. 당시 고래 사냥이 규제되면서 화장품 제조 원료로 사용되던 향유고래 기름을 구하기 어려워졌는데 호호바 오일이 향유고래 기름과 유사한 성질과 액체 왁스 구조를 지니고 있다는 사실이 알려지면서 대체제로 떠오르게 된다. 또한 같은 시기 중동 석유 위기로 인해 바세린 등 석유 유래 화장품 원료의 가격이 상승하자 화장품 업계에서도 호호바 오일을 대체 원료로 활용하기 시작했다. 그 결과 오늘날까지 호호바 오일은 화장품의 원료로 다양하게 사용되며, 지속적으로 그 가치를 인정받고 있다.

Aromatherapy

호호바 캐리어 오일에는 가돌레산 Gadoleic Acid과 에루스산 Erucic Acid이 풍부하게 함유되어 있어 피부에 빠른 흡수를 도와 피부에 끈적임이 없이 촉촉한 보습 효과를 부여한다. 또한 호호바 오일은 피부 피지와 유사한 구조를 가지고 있어, 모공의 피지를 부드럽게 제거하고 피지 생성을 조절하는 기능이 있어 여드름 피부나 지성 피부 등 모든 피부 타입에 사용할 수 있다. 이외에도 약해진 모발이나 이미 손상된 모발을 보호하고 강화하는 효과가 있다. 호호바 오일은 산화에 강하고 고온에도 변질되지 않는 특성을 지닌다. 다만 섭씨 10℃ 이하로 내려가면 고체 상태로 변할 수 있는데 이 경우 따뜻한 곳에 두면 다시 액체 상태로 돌아온다. 이러한 변화는 오일의 품질이나 성분에는 전혀 영향을 미치지 않는다.

Rosehip

로즈힙
피부 노화를 막는 붉은 오일

Plants

로즈힙은 야생 장미가 꽃을 피운 후 꽃잎이 떨어지고 남은 씨방이 자라 익은 열매를 말한다. 로즈힙이 열리는 대표적인 장미 품종은 스위트 브라이어로 학명은 *Rosa rubiginosa*다. Rosa라는 속명은 '장미'를 뜻하는 라틴어이며, 종명 Rubiginosa는 '녹슨 색'을 의미하는 라틴어다. 이 장미는 줄기에 가시가 있으며 최대 3m까지 자란다. 열매는 붉은색 또는 주황색을 띠며 그 안에는 씨앗이 들어 있는데, 로즈힙 캐리어 오일은 바로 이 열매의 씨앗에서 추출된다. 로즈힙의 원산지는 유럽과 서아시아지만, 오늘날에는 칠레가 최대 생산국이다. 남아메리카 안데스 산맥과 칠레에서 자라는 야생 장미에서 추출한 오일이 가장 유명하다.

History

로즈힙은 남아메리카 지역에서 오랫동안 소화나 감기 치료에 사용해 온 식물이다. 고대 유럽의 허브 관련 기록에는 로즈힙이 설사에 도움이 되는 약초로 언급되기도 했다. 이후 19~20세기에 호주, 뉴질랜드, 남아메리카에 전해졌지만 초기에는 잡초로 여겨졌다. 그러나 점차 그 효능이 밝혀지면서 높은 가치를 인정받게 됐다. 로즈힙은 레몬에 비해 비타민 C 함량이 풍부해 차로 마시거나 퓨레 혹은 주스로 활용된다. 또한 항산화 효과가 뛰어난 비타민 A, 비타민 E, 비타민 K 등 다양한 비타민이 함유되어 있어 열을 가열하지 않는 방식으로 씨앗을 제거한 뒤 오렌지, 레몬, 사과 등과 섞어 마멀레이드Marmalade로 만들어 활용할 수 있다. 2024년 기

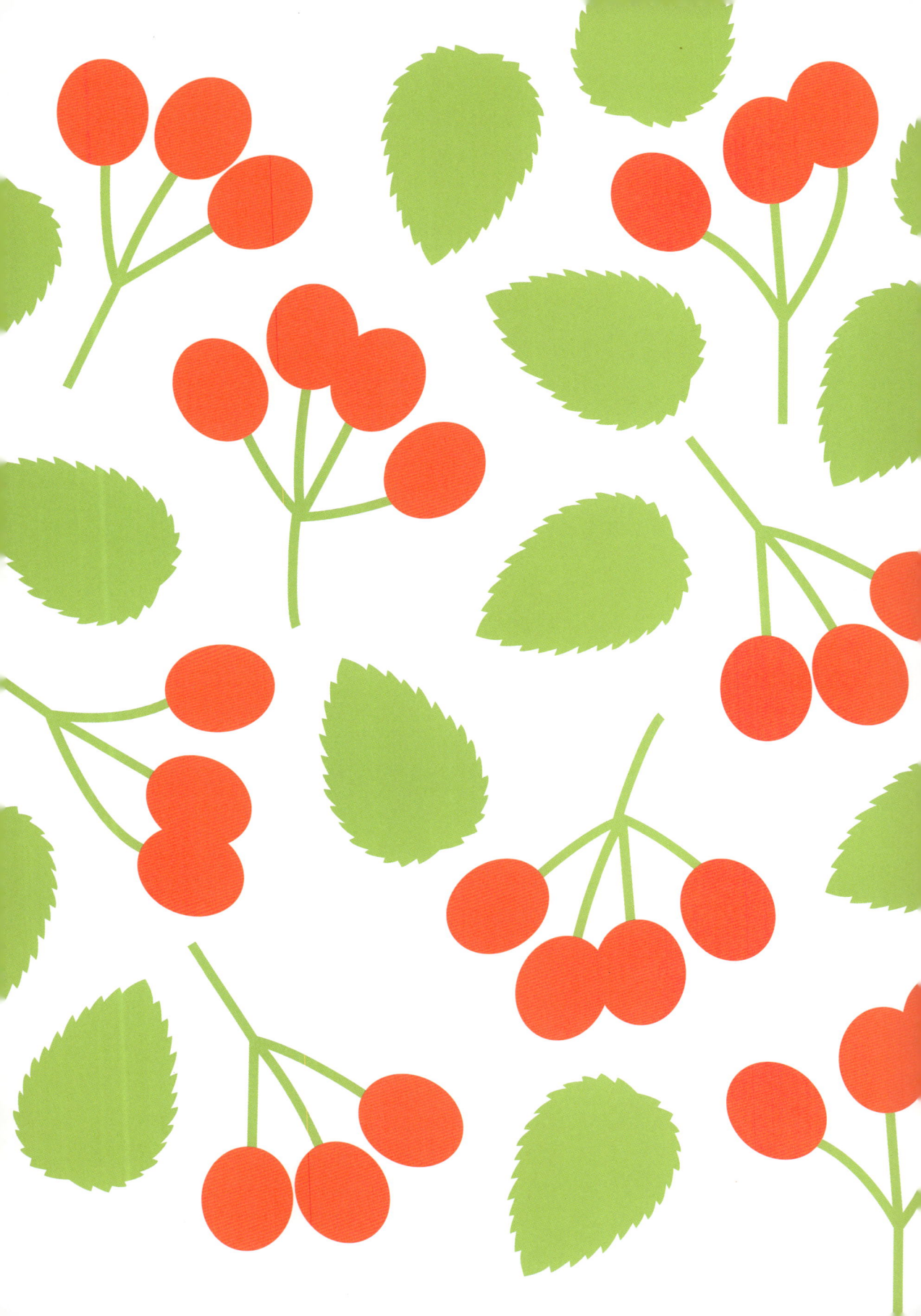

준으로 전 세계 로즈힙 캐리어 오일의 시장 규모는 2억 8,260달러(한화 약 3,815억 원)에 이를 정도로 높은 가치와 사랑을 받고 있다.

Aromatherapy

로즈힙이라는 이름 때문에 장미 향을 기대하기 쉽지만, 로즈힙 캐리어 오일에서는 허브의 향과 약간의 흙냄새, 그리고 고소한 향이 난다. 붉은색을 띠는 것이 특징인 로즈힙 오일은 레티놀Retinol, 보다 정확하게는 비타민 A의 활성 형태인 트랜스레티노산Transretinoic Acid을 소량 함유하고 있다. 이 때문에 로즈힙 오일은 잔주름을 완화하고 흉터를 치료하는 등의 피부 세포 재생에 탁월한 효능을 지니며 임신 중에 생길 수 있는 튼살 예방에도 널리 사용된다. 또한 필수 지방산의 함량이 높아 오메가 3가 약 33~35%, 오메가 6가 약 46%, 오메가 9에 해당하는 올레산Oleic Acid이 약 14%를 차지한다. 이외에도 항산화 비타민인 비타민 E가 100g당 90mg 함유되어 있어 활성 산소 제거, 피부 노화 방지, 피부 장벽 보호에 도움을 준다. 이러한 특성 덕분에 여드름이나 건선과 같은 피부 트러블 개선에도 효과적이다. 로즈힙 오일은 산화에 약해 산화에 안정적인 호호바 오일을 섞어 사용하면 보다 오래 사용할 수 있지만 냉장 보관이 필수이며 최대한 빠른 시일 내에 사용할 것을 권장한다.

참고문헌

Essential Oil

Aromatic

바질

논문
- Fatima Qamar, Aisha Sana, Safila Naveed, Shaheen Faizi(2023), 〈Phytochemical characterization, antioxidant activity and antihypertensive evaluation of *Ocimum basilicum* L. in l-NAME induced hypertensive rats and its correlation analysis〉, 《Heliyon》, 9(4), p.14644.
- Marc Mauric Cohen(2014), 〈Tulsi - Ocimum sanctum: A herb for all reasons〉, 《Journal of Ayurveda and Integrative Medicine》, 5(4), pp.251~259.
- Nabilah Sekar Azizah, Budi Irawan, Joko Kusmoro, Wahyu Safriansyah, Kindi Farabi, Dina Oktavia, Febri Doni, Mia Miranti(2023), 〈Sweet Basil (Ocimum basilicum L.)—A Review of Its Botany, Phytochemistry, Pharmacological Activities, and Biotechnological Development〉, 《Plants》, 12(24), p.4148.

도서
- Lydia bosson(2011), 《L'aromatherapie energetique: Guérir avec l' âme des plantes》, Amyris, p.110.
- Michel Faucon(2019), 《Traité d'aromathérapie scientifique et médicale-Les huile essentielles》, SANG TERRE, p.681.
- Peter Holmes(2019), 《Aromatica-A clinical Guide to Essential oil Therapeutic Volume 2》, Singing Dragon, p.120.
- Mark Blumenthal, Busse 외 1명, 《The Complete German Commission E Monographs: Therapeutic Guide to Herbal Medicines》, American Botanical Council.

웹사이트 및 기타
- Melissa Petruzzello, "Holy Basil", Britannica, 2025.1.14, https://www.britannica.com/plant/holy-basil
- 송봉근, "송봉근 교수의 한방클리닉 바질", 우먼센스, 2014.10.4, https://www.womansense.org/17588
- Mahima Sharma, "Tulsi Vivah 2023: Date, Time, Shubh Muhurat, Puja Rituals and Significance", THE TIMES OF INDIA, 2023.11.24, https://timesofindia.indiatimes.com
- Lychnos, "Vasiliko(Basil Herb)", GREEK ORTHODOX CHRISTIAN SOCIETY, 2016.8.9, https://lychnos.org/vasiliko-basil-herb/

클라리 세이지

논문
- Teresa Tuttolomondo, Giuseppe Virga, Mario Licata, Nicolò Iacuzzi, Davide Farruggia, Salvatore La Bella(2021), 〈Assessment of Production and Qualitative Characteristics of Different Populations of Salvia sclarea L. Found in Sicily (Italy)〉, 《Agronomy》, 11(8), p.1508.

도서
- Michel Faucon(2019), 《Traité d'aromathérapie scientifique et médicale-Les huile essentielles》, SANG TERRE, p.769.
- 살바토레 바탈리아(2019), 《아로마테라피완벽가이드 3rd Edition vol 1》, 영국아로마테라피센터, p.423.
- D. Petersen(2016), 《Aromatherapy Materia medica essential oil Monographs》, American College of Heathcare Sciences, p.198.
- 프레디 고즐랑, 자비에르 페르난데스(2023), 《조향사가 들려주는 향기로운 식물도감》, 도원사, p.176.
- 도미닉보두(2024), 《도미닉보두 컬리지 통합과학적 아로마테라피 국제자격증 과정 교재》, 프라나롬 코리아, p.103.

웹사이트 및 기타

- "Salvia sclarea L", BG Flora.eu, https://bgflora.eu/Salvia%20sclarea%20L.%20EN.html
- "Clary, Common", Botanical, https://www.botanical.com/botanical/mgmh/c/clacom72.html

히솝
논문

- Javad Sharifi-Rad 외 (2022), 〈Hyssopus Essential Oil: An Update of Its Phytochemistry, Biological Activities, and Safety Profile〉, 《OXIDATIVE MEDICINE AND CELLULAR LONGEVITY》, pp.1~10.
- Ali Abdolahinia 외(2016), 〈Breathlessness from the Perspective of the Persian Medicine〉, 《Tanaffos: Journal of Respiratory Disease, Thoracic Surgery, Intensive Care and Tuberculosis》, 15(4), pp.191~196.

도서

- Michel Faucon(2019), 《Traité d'aromathérapie scientifique et médicale-Les huile essentielles》, SANG TERRE, p.570.

웹사이트 및 기타

- 한동하 한의학박사, 이원국 기자, "소 무릎 닮은 '우슬牛膝' 무릎관절에만 좋다? 오해입니다!", 헬스경향, 2023.8.28, http://www.k-health.com/news/articleView.html?idxno=66942
- "Versatility and health benefits of hyssop", Britannica, https://www.britanncia.com/video/Overview-hyssop/-192222
- The Editors of Encyclopaedia Britannica, "Hyssop", Britannica, https://www.britannic.com/plant/hyssop
- Maria Christodoulou, "De Materia Medica: The Ancient Text that Changed the World", Herbal Academy, https://theherbalacademy.com/blog/de-materia-medica/
- https://www.chartreuse.fr/

라반딘
논문

- Katarzyna Plkajewicz 외 4명(2023), 〈*Lavandula × intermedia*—A Bastard Lavender or a Plant of Many Values? Part I. Biology and Chemical Composition of Lavandin〉, 《Molecules》, 28(7), p.2943.
- Bombarda 외 3명(2008), 〈Comparative chemometric analyses of geographic origins and compositions of lavandin var. Grosso essential oils by mid infrared spectroscopy and gas chromatography〉, 《Analytic Chimica Acta》, 613(1), pp.31~39.

도서

- Michel Faucon(2019), 《Traité d'aromathérapie scientifique et médicale-Les huile essentielles》, SANG TERRE, p.595.

웹사이트 및 기타

- "True lavender, aspic, lavandin…Quelles differences? How to use them?", francebleu. 2020.12.7, https://www.francebleu.fr/emissions/c-tout-naturel/drome-ardeche/lavande-vraie-aspic-lavandin-quelles-differences-comment-les-utiliser
- "Lavandin Abial essential oil", essenciagua, www.essenciagua.fr/en/essential-oils/180-HE-essential-oil-lavandin-abrial.html
- PRANAROM, "Quelle huile essentielle de lavande choisir?", https://pranarom.fr/blogs/conseils-experts/quelle-huile-essentielle-de-lavande-choisir?_pos=10&_sid=35de068fd&_ss=r

라벤더
도서

- Lydia bosson(2011), 《L'aromatherapie energetique: Guérir avec l' âme des plantes》, Amyris, p.203.
- 살바토레 바탈리아(2019), 《아로마테라피 완벽 가이드 3rd Edition vol 1》, 영국아로마테라피센터, p.640.

웹사이트 및 기타

- Chrissie McClatchie, "Provenc's iconic lavender

- fields may soon look very different", NATIONAL GEOGRAPHIC, 2023.6.20, https://www.nationalgeographic.com/travel/article/how-provences-lavender-fields-are-transforming-for-survival
- "Furano: the city of lavender", Hokkaido-treassure, 2021.7.12, https://hokkaido-treasure.com/column/019/
- "The 5-minute essential guide to French lavender", 2024.3.15, Explore France, https://www.france.fr/en/
- 르네 모리스 가트포세 재단 https://www.fondation-gattefosse.org/en/rene-maurice-gattefosse/
- "The story of English lavender", NORFOLK LAVENDER, https://norfolk-lavender.co.uk/story-english-lavender

오레가노

논문
- Keith Singletary, PhD(2010), 〈Oregano: Overview of the Literature on Health Benefits〉, 《Nutrition Today》, 45(3), pp.129~138.

도서
- 《Oregano and Marjoram An Herb Society of America Guide to the Genus Origanum》, The Herb Society of America, 2005, https://www.herbsociety.org/file_download/inline/b30630e2-d0a9-4632-a7da-14af53a07a67.
- John Gerard(1969), 《Gerard's Herbal》, Dover Publications.
- Dominique Baudoux(2008), 《Guide pratique d'Aromatherapie familiale et scientifique》, Amyris, p.38.

웹사이트 및 기타
- "Origanum vulgare", Missouri Botanical Garden, https://www.missouribotanicalgarden.org/PlantFinder/
- 이경택, "〈힐링푸드〉 오~래가는 곰팡이균 '오레가노'로 싹 잡자!", 문화일보, 2013.7.10, http://www.munhwa.com/article/10852577

페퍼민트

도서
- Michel Faucon(2019), 《T'raité d'aromathérapie scientifique et médicale-Les huile essentielles》, SANG TERRE, p.642.
- S.K. Tewari(2006), 《Handbook of Herbs and Spices-Volume3》, Woodhead.
- Lydia bosson(2011), 《L'aromatherapie energetique: Guérir avec l'âme des plantes》, Amyris, p.219.

웹사이트 및 기타
- 이영완, "청량감으로 뇌 속이는 박하, 통증 신경도 마비시킨다", 조선비즈, 2019.8.8, https://biz.chosun.com/site/data/html_dir/2019/08/08/2019080800041.html

로즈메리

논문
- Francisco José Minero 외 2명(2020), 〈Rosmarinus officinalis L. (Rosemary): An Ancient Plant with Uses in Personal Healthcare and Cosmetics〉, 《Cosmetics》, 7(4), p.77.

도서
- Lydia bosson(2011), 《L'aromatherapie energetique: Guérir avec l'âme des plantes》, Amyris, p.259.
- 카즈 힐드브란드(2017), 《허브 Herbarium-몸과 마음을 치유하는 향긋한 식물 100가지》, 페이퍼스토리, p.171.
- B. Sasikumar(2012), 《Handbook of Herbs and Spices-Volume1》, Woodhead.
- 도미닉 보두(2023), 《도미닉보두 컬리지 통합과학적 아로마테라피 국제자격증 과정 교재》, 프라나롬, p.14.
- 제카 맥비커(2010), 《제카의 허브-정원, 요리, 의약용을 망라한》, 삼육대학교출판부, p.202.
- Dorene Petersen(2016), 《Aromatherapy Materia Medica-Essential Oil Monographs》, American College of Healthcare Sciences, p.513.

- Michel Faucon(2019), 《T'raité d'aromathérapie scientifique et médicale-Les huile essentielles》, SANG TERRE, p.758.

웹사이트 및 기타
- Encyclopaedia Britannica, "Rosemary", Britannica, 2025.3.1, https://www.britannica.com/plant/rosemary
- "로즈마리", 농사로, 2020.4.1, https://nongsaro.go.kr/portal/ps/psz/psza/contentSub.ps?menuId=PS03172&sSeCode=335001&cntntsNo=219103&totalSearchYn=Y
- 르네 모리스 가트포세 재단, https://www.fondation-gattefosse.org/en/rene-maurice-gattefosse/

세이지
논문
- John Pearn(2010), 〈On "officinalis" the names of plants as one enduring history of therapeutic medicine〉, 《Vesalius: acta internationals historiae medicinae》.

도서
- Lydia bosson(2011), 《L'aromatherapie energetique: Guérir avec l' âme des plantes》, Amyris, p.274.
- Michel Faucon(2019), 《T'raité d'aromathérapie scientifique et médicale-Les huile essentielles》, SANG TERRE, p.769.
- Peter Holmes(2019), 《Aromatic Volume 2: A Clinical Guide to Essential Oil Therapeutics》, Singing Dragon, p.400.

웹사이트 및 기타.
- AlainTouwaide & Emanuela Appetiti, "Herbs in History: Sage", AHPA, 2023.10, www.ahpa.org/herbs_in_history_sage
- 박원순, "로마 의학서 '불멸의 허브'로 기록… 위장병, 수전증, 지혈 등에 효과", 문화일보, 2022.11.14, https://www.munhwa.com/news/view/html/?no=20221114010324120000

스파이크 라벤더
도서
- 살바토레 바탈리아(2019), 《아로마테라피완벽가이드 3rd Edition vol 1》, 영국아로마테라피센터, pp.663~664.

웹사이트 및 기타
- "Different types of lavender", FLORIHANA, https://www.florihana.com/en/blog/different-types-of-lavender--n36
- "Tout savoir sur l'Huile Essentielle de Lavande Aspic", PRANAROM, https://pranarom.fr/blogs/conseils-experts/tout-savoir-sur-lhuile-essentielle-de-lavande-aspic?_pos=4&_sid=cc5e93b23&_ss=r
- "Quelle huile essentielle de lavande choisir ?", PRANAROM, https://pranarom.fr/blogs/conseils-experts/quelle-huile-essentielle-de-lavande-choisir?_pos=10&_sid=8979ac3ee&_ss=r

스위트 마저럼
논문
- Eleni Kakouri 외 8명(2022), 〈Origanum majorana Essential Oil-A Review of Its Chemical Profile and Pesticide Activity〉, 《Life》, 12(2), p.1982.
- Abdelhakim Bouyahya 외 9명(2021), 〈Traditional use, phytochemistry, toxicology, and pharmacology of Origanum majorana L.〉, 《Journal of Ethnopharmacology》, p.113318.

도서
- 살바토레 바탈리아(2019), 《아로마테라피완벽가이드 3rd Edition vol 1》, 영국아로마테라피센터, p.720.
- Michel Faucon(2019), 《Traité d'aromathérapie scientifique et médicale-Les huile essentielles》, SANG TERRE, p.695.
- 《Oregano and Marjoram An Herb Society of America Guide to the Genus Origanum》, The Herb Society of America, 2005, https://www.herbsociety.org/file_download/inline/b30630e2-d0a9-4632-a7da-14af53a07a67

- 프레디 고즐랑, 자비에르 페르난데스(2023), 《조향사가 들려주는 향기로운 식물도감》, 도원사, p.200.
- W. Sheakespeare(1967), 《All's Well that Ends Well》, Bloomsbury Academic, https://books.google.co.kr/books?id=SoYgFSY3qtsC

웹사이트 및 기타
- "Origanum majorana-sweet marjoram", Go Gotany, https://gobotany.nativeplanttrust.org/species/origanum/majorana/
- Encyclopaedia Britannica, "Marjoram", Britannica, https://www.britannica.com/plant/marjoram
- "부르스트Wurst", 네이버 세계음식명 백과, https://terms.naver.com/entry.naver?docId=2117621&categoryId=42718

타임
논문
- Hina Javed 외 3명(2013), 〈AN OVERVIEW ON MEDICINAL IMPORTANCE OF THYMUS VULGARIS〉, 《Journal of Asian Scientific Research》, pp.974~982.

도서
- Michel Faucon(2019), 《Traité d'aromathérapie scientifique et médicale-Les huile essentielles》, SANG TERRE, pp.808~809.
- D. Petersen(2016), 《Aromatherapy Materia Medica Essential Oil Monographs》, American College of Heathcare Sciences, p.586.
- 살바토레 바탈리아(2019), 《아로마테라피 완벽 가이드 3rd Edition vol 1》, 영국아로마테라피센터, p.1027.

웹사이트 및 기타
- 디지털울릉문화대전, https://ulleung.grandculture.net/ulleung
- "European Union herbal monograph on Thymus vulgaris L., Thymus zygis L., aetheroleum", European Medicines Agency, 2020.7.8.
- "Thyme, Wild and Tame", The Metropolitan Museum of Art, 2012.10.4, https://blog.metmuseum.org/cloistersgardens/2012/10/04/thyme-wild-and-tame/
- "키친 용어: '부케 가르니'는 무엇일까?", MICHELIN GUIDE, 2020.4.13, https://guide.michelin.com/kr/ko/article/dining-in/kitchen-language-what-is-bouquet-garni-kr
- Jennifer Rhind(2019), "The Fenus Thymus-A review", 《The International Journal of Professional Holistic Aromatherapy-Summer Vol 8》, p.5.

Camphor
베이 로렐
논문
- Antonello Paparella 외 3명(2022), 〈A Review of the Botany, Volatile Composition, Biochemical and Molecular Aspects, and Traditional Uses of Laurus nobilis〉, 《Plants》, 11(9), p.1209.
- Fatme Awada 외 6명(2023), 〈Laurus nobilis Leaves and Fruits: A Review of Metabolite Composition and Interest in Human Health〉, 《Applied Sciences》, 13(7), p.4606.

도서
- 살바토레 바탈리아(2019), 《아로마테라피완벽가이드 3rd Edition vol 1》, 영국아로마테라피센터, p.262.

웹사이트 및 기타
- "Green Victory", The Metropolitan Museum of Art, 2012.1.27, https://blog.metmuseum.org/cloistersgardens/2012/01/27/green-victory/#more-8420
- 장한업 교수, "바칼로레아baccalaureat: 월계수의 둥근 열매", 이대학보, 2009.9.1, https://inews.ewha.ac.kr/news/articleView.html?idxno=14841
- 김헌, "그리스인들은 천상의 땅에서 축제의 제전을 열었다", 한겨레, 2020.6.5, https://www.hani.co.kr/arti/culture/book/948030.html
- "List of Poets Laureate of Britain", Britannica, https://www.britannica.com/art/list-of-poets-laureate-of-Britain-1789231

- 서영민, "영국, 첫 여류 '계관시인' 탄생", KBS뉴스, 2009.5.2, https://news.kbs.co.kr/news/pc/view/view.do?ncd=1768900
- 박상현, "22세 계관시인은 어떻게 '취임식'을 훔쳤나", 피렌체의 식탁, 2021.1.28, https://www.firenzedt.com/news/articleView.html?idxno=13897
- "핏물 빼기 위해 갈비를 오래 물에 담그면?",글로벌이코노믹, 2014.2.11, https://www.g-enews.com/article/Distribution/2014/02/201402111500010086716_1
- "Aleppo soap: War threatens an ancient tradition", BBC News, 2013.5.15, https://www.bbc.com/news/magazine-22541698

유칼립투스

논문
- Brad M. Potts 외(2004), 〈EXPLORATION OF THE EUCALYPTUS GLOBULUS GENE POOL〉, University of Tasmania Open Access Repository, SEMANTIC SCHOLAR, https://www.semanticscholar.org/paper/EXPLORATION-OF-THE-EUCALYPTUS-GLOBULUS-GENE-POOL-Potts-Vaillancourt/54ec0b3e2e8f566ee7f1764736b1e96c511f424a

도서
- S. Cerasoli 외(2016), 《Eucalyptus globulus and other eucalypts in Europe: distribution, habitat, usage and threats》, European Atlas of Forest Tree Species, p.90.
- Michel Faucon(2019), 《Traité d'aromathérapie scientifique et médicale-Les huile essentielles》, SANG TERRE, p.520.

웹사이트 및 기타
- "Eucalyptus globulus subsp.globulus", New Zealand Plant Conservation Network(NAPCN), https://www.nzpcn.org.nz/flora/species/eucalyptus-globulus-subsp-globulus/
- Atlas of Living Australia, https://bie.ala.org.au/
- Pietro Puccio, "Eucalyptus globulus", Monaco Nature Encyclopedia, https://www.monaconatureencyclopedia.com/eucalyptus-globulus/?lang=en
- Bonnie Jackson, "코알라에 관한 재미있는 사실 10가지", 호주정부관광청, https://www.australia.com/ko-kr/things-to-do/wildlife/facts-about-koalas.html
- R.K. Orme Forestry Commission 외, "EUCALYPTUS GLOBULUS PROVENANCES", Forest Genetic resource information no.7, https://www.fao.org/4/l1807e/l1807e04.htm

쿤제아

도서
- 살바토레 바탈리아(2019), 《아로마테라피 완벽 가이드 3rd 에디션, Vol 1》, 영국아로마테라피센터, p.633.

웹사이트 및 기타
- "Kunzea ambigua", Australian National Botanic Gardens, https://www.anbg.gov.au/gnp/gnp8/kunz-amb.html
- "Kunzea ambigua", Australian Plants Society, https://resources.austplants.com.au/plant/kunzea-ambigua/
- "Kunzea ambigua", New Zealand Plant Conservation Network, https://www.nzpcn.org.nz/flora/species/kunzea-amathicola/
- Carmel Neale, "Australian Native Botanical – Kunzea (Kunzea ambigua)", naturalskincareaustralia, 2022.1.19, https://www.naturalskincareaustralia.com.au/blogs/news/kunzea-a-versatile-native-herb-for-your-kitchen?srsltid=AfmBOoodG3IxArVFgpzRn6AQD64LowyEWclNRWTljRzu4V4ummqF0E5f
- Thomas, J, "Kunzea oil: investigation of composition, bioactivity and therapeitic potential", University of Tasmania, 2023.5.26, https://figshare.utas.edu.au/articles/thesis/Kunzea_oil_investigation_of_composition_bioactivity_and_therapeitic_potential/23207507/1
- Perfectpotion, https://www.perfectpotion.com.au/products/kunzea

마누카

논문
- Traynor Kirsten S(2015), 〈Manuka: the biography of an extraordinary honey〉, 《Bee World》, 92(4), pp.105~106.

도서
- 살바토레 바탈리아(2019), 《아로마테라피 완벽 가이드 3rd 에디션, Vol 1》, 영국아로마테라피센터, p.713.
- Michel Faucon(2019), 《Traité d'aromathérapie scientifique et médicale-Les huile essentielles》, SANG TERRE, p.610.

웹사이트 및 기타
- "Leptospermum squarrosum", Australian National Botanic Gardens, https://www.anbg.gov.au/gnp/gnp7/leptospermum-squarrosum.html
- "Manuka-Leptospermum scoparium", The Meaning of Trees, https://meaningoftrees.com/2019/03/27/manuka-leptospermum-scoparium/
- "Manuka", temarareo, https://www.temarareo.org/TMR-Manuka.html
- "Leptospermum", Australian National Botanic Gardens, https://www.anbg.gov.au/leptospermum/
- "Manuka Honey Market", FORTUNE BUSINESS INSIGHTS, 2025.1.24, https://www.fortunebusinessinsights.com/manuka-honey-market-108705
- Manuka Honey Team, "The History of Original Manuka Honey", 2023.1.1, https://manukahoneyofnz.com/blogs/manuka-honey-blog/the-history-of-original-manuka-honey?srsltid=AfmBOooGd42ExjEVDAsWBJLy9By8_LE4aNp5wJQlFonon2_rNb8XnemB

니아울리

도서
- Michel Faucon(2019), 《Traité d'aromathérapie scientifique et médicale-Les huile essentielles》, SANG TERRE, p.629.
- 살바토레 바탈리아(2019), 《아로마테라피 완벽 가이드 3rd 에디션, Vol 1》, 영국아로마테라피센터, p.777.

웹사이트 및 기타
- "Melaleuca quinquenervia Broad-leaved Paperbark", Australian Plants Society, https://resources.austplants.com.au/plant/melaleuca-quinquenervia/
- "Melaleuca quinquenervia", Australian Native Plants Society, https://anpsa.org.au/plant_profiles/melaleuca-quinquenervia/
- "Flora profile: Melaleuca quinquenervia (Broad-leaved paperbark)", Your Say Tweed, 2018.8.3, https://www.yoursaytweed.com.au/backyard-habitat/news_feed/melaleuca-quinquenervia-broad-leaved-paperbark
- "Niaouli plant", essenciagua, https://www.essenciagua.fr/en/content/72-niaouli?srsltid=AfmBOoq8tLdlAgvZBVoBhcl_b1QT3I4kVISxvMfiRtBxt-3ShmBnAEdb
- "Goménol", Wikipédia, https://fr.wikipedia.org/wiki/Gom%C3%A9nol

라빈트사라

논문
- Ronald C Po(2020), 〈The Camphor War of 1868: Anglo-Chinese Relations and Imperial Realignments within East Asia〉, 《ENGLISH HISTORICAL REVIEW》, 135(577), pp.1461~1487.

도서
- Michel Faucon(2019), 《Traité d'aromathérapie scientifique et médicale-Les huile essentielles》, SANG TERRE, p.432.
- 도미닉 보두(2023), 《도미닉보두 컬리지 통합과학적 아로마테라피 국제자격증 과정 교재》, 프라나롬, p.209.

웹사이트 및 기타
- "Ravintsara essential oil", JACARANDAS, https://jacarandas-international.com/en/ravintsara-essential-oil-from-madagascar/
- "Ravintsara essential oil", PRANAROM, https://

- pranarom.fr/en/blogs/expert-advice/ravintsara-essential-oil?srsltid=AfmBOopadZkN0gxi0c22ofGnNRJAYZM3SKIB4DqVvktxcvwRkJIMRxkR
- Han Cheung / Staff reporter, "Taiwan in Time: The camphor dispute", Taipei Times, 2020.11.15, https://www.taipeitimes.com/News/feat/archives/2020/11/15/2003746932
- 신강문, "가야 목관 '녹나무'로 만들어져", KBS뉴스, 2005.6.22, https://news.kbs.co.kr/news/pc/view/view.do?ncd=742641
- 농촌진흥청, https://blog.naver.com/rda2448/223066398558
- 김오윤, "향이 좋은 활엽수, 녹나무에 대해 알려주세요", 나무신문, 2017.2.17, https://www.imwood.co.kr/news/articleView.html?idxno=19890

티 트리

논문
- C F Carson 외 2명(2006), 〈Melaleuca alternifolia (Tea Tree) oil: a review of antimicrobial and other medicinal properties〉, 《CLINICAL MICROBIOLOGY REVIEWS》, 19(1), pp.50~62.

도서
- 살바토레 바탈리아(2019), 《아로마테라피 완벽 가이드 3rd 에디션, Vol 1》, 영국아로마테라피센터, p.1007.
- 도미닉 보두(2023), 《도미닉보두 컬리지 통합과학적 아로마테라피 국제자격증 과정 교재》, 프라나롬, p.169.
- Rirdc(2007), 《The Effectiveness and Safety of Australian Tea Tree Oil》, Australian Government Rural Industries Research and Development Corporation & Australian Tea tree Industry Association, p.8.

웹사이트 및 기타
- "Melaleuca alternifolia Snow-in-Summer", Australian Native Plants Society, https://resources.austplants.com.au/plant/melaleuca-alternifolia/
- "Provenance: tea tree oil", ATTIA, https://www.attia.org.au/provenance
- "Treetment: 5 culturally significant trees used in aboriginal and torres starait islander medicine", 2023.5.6, https://wwf.org.au/blogs/treetment-5-culturally-significant-trees-used-in-aboriginal-and-torres/
- "Mānuka/kahikātoa and kānuka", Department of Conservation, https://www.doc.govt.nz/nature/native-plants/manuka-kahikatoa-and-kanuka/
- "Arthur de Ramon Penfold", Australian Dictionary of Biography, https://adb.anu.edu.au/biography/penfold-arthur-de-ramon-8013

Earthy

안젤리카

논문
- Milica Aćimović 외 6명(2022), 〈Biological and Chemical Diversity of Angelica archangelica L.-Case Study of Essential Oil and Its Biological Activity〉, 《Agronomy》, 12(7), p.1570.

도서
- Michel Faucon(2019), 《Traité d'aromathérapie scientifique et médicale-Les huile essentielles》, SANG TERRE, p.366.
- 살바토레 바탈리아(2019), 《아로마테라피 완벽 가이드 3rd Edition vol 1》, 영국아로마테라피센터, p.226.
- Victor R Preedy BSc 외(2015), 《Essential Oils in Food Preservation, Flavor and Safety》, Academic Press, pp.203~208.

웹사이트 및 기타
- "안젤리카", 네이버 지식백과, https://terms.naver.com/entry.naver?docId=771376&cid=46694&categoryId=46694
- 박종철, "체코 카렐대학교 식물원의 약용식물", 민족의학신문, 2020.1.3, https://www.mjmedi.com/news/articleView.html?idxno=37806
- Nutritional Geography, https://nutritionalgeography.

faculty.ucdavis.edu/
- 김현옥, "세계 각국의 건강주酒를 아시나요?", 식품음료신문, 2014.12.23, https://www.thinkfood.co.kr/news/articleView.html?idxno=61556
- Dominic Bliss, "Norman Elixir: Secrets of the Bénédictine Liqueur", FRANCE TODAY, 2024.5.7, https://francetoday.com/travel/norman-elixir-secrets-of-the-benedictine-liqueur/

캐롯
도서
- 로레인 해리슨(2013), 《채소의 역사: 세밀화로 보는》, 오브제, p.48.
- Michel Faucon(2019), 《Traité d'aromathérapie scientifique et médicale-Les huile essentielles》, SANG TERRE, p.510.
- John Stolarzyk & Jules Janick(2011), 《Chronica Horticulturae》, A publication of the International Society for Horticultural Science, p.14.

웹사이트 및 기타
- 홍석형, "인삼에 버금가는 훌륭한 약재 '당근'", 제주도민일보, 2018.12.12, https://www.jejudomin.co.kr/news/articleView.html?idxno=107275
- Winterthur Museum, https://www.winterthur.org/
- "Daucus carota L.(Apiaceae)", Oxford University Plants 400, https://herbaria.plants.ox.ac.uk/bol/plants400/Profiles/CD/Daucus
- 디지털제주문화대전, https://www.grandculture.net/jeju/toc/GC00710848/?search=E2/4
- 송봉근, "송봉근 교수의 한방클리닉 '당근' - 핵심성분 '베타카로틴' 섭취율 높을수록 '대장암 발병' 낮아", 모닝선데이, 2011.7.20, https://www.morningsunday.com/sub_read.html/?uid=14689
- 임성용, "임성용의 보약밥상 - 혈관질환·성인병 예방에 좋은 '당근'", 레이디경향, 2022.7.18, https://news.khan.co.kr/kh_news/art_print.html/?med_id=lady&artid=202207181617001

러비지
도서
- Michel Faucon(2019), 《Traité d'aromathérapie scientifique et médicale-Les huile essentielles》, SANG TERRE, p.613.
- 도미닉 보두(2023), 《도미닉보두 컬리지 통합과학적 아로마테라피 국제자격증 과정 교재》, 프라나롬, p.174.
- Victor R. Preedy(2015), 《Essential Oils in Food Preservation, Flavor and Safety》, Academic Press, pp.539~549.

웹사이트 및 기타
- Sophia Markoulakis, "PLANT OF THE WEEK: Lovage(Levisticum officinale)/Lovage, non amour, but it may treat your migraine", SFGATE, 2005.8.6, https://www.sfgate.com/homeandgarden/article/plant-of-the-week-lovage-levisticum-officinale-2618341.php
- "러비지", 그랑 라루스 요리백과(네이버 지식백과), https://terms.naver.com/entry.naver?docId=5739914&cid=48180&categoryId=48248
- "Lovage", Culpeper's Complete Herbal, https://www.complete-herbal.com/culpepper/lovage.htm
- "Livèche", WIKIPEDIA, https://fr.wikipedia.org/wiki/Liv%C3%A8che
- 유성호, "[허브 노트] 러비지, 이런 허브도 있었어?", Sommelier Times, 2019.3.13, https://www.sommeliertimes.com/news/articleView.html?idxno=11269

베티베르
논문
- Debasis Chakrabarty 외 5명(2015), 〈De novo assembly and characterization of root transcriptome in two distinct morphotypes of vetiver, Chrysopogon zizaniodes (L.) Roberty.〉, 《SCIENTIFIC REPORTS》, 5(1).
- Khushminder Kaur Chahal 외 3명(2015), 〈Chemical

composition and biological properties of Chrysopogon zizanioides(L) Roberty syn. Vetiveria zizanioides(L) Nash-A Review〉,《Indian journal of Natural products and resources》, 6(4), pp.251~260.
- Mishra Snigdha 외 3명(2013), 〈An Overview on Vetiveria Zizanioides〉,《Rjpbcs》, 4(3), pp.777~783.
- Chou Su-Tze 외 3명(2012), 〈Study of the chemical composition, antioxidant activity and anti-inflammatory activity of essential oil from Vetiveria zizanioides〉,《Food Chemistry》, 134(1), pp.262~268.
- Archana Pareek 외(2013), 〈Ethnobotanical and pharmaceutical uses of vetiveria zizanioides(linn) nash: a medicinal plant of rajasthan〉,《International Journal of Life Science & Pharma Research》, 3(4), pp.12~18.

도서
- Gabriel Mojay(2000),《Aromatherapy for Healing the spirit: Restoring Emotional and Mental Balance with Essential Oils》, Healing Arts Press, p.124.
- Lydia bosson(2011),《L'aromatherapie energetique: Guérir avec l' âme des plantes》, Amyris, p.282.
- 프레디 고즐랑, 자비에르 페르난데스(2023),《조향사가 들려주는 향기로운 식물도감》, 도원사, p.88.

웹사이트 및 기타
- "Vetiver", SALVATOREBATTAGLIA, https://salvatorebattaglia.com.au/blogs/mongraphs
- Christopher McMahon, "Ruh Khus(Wild Vetiver Oil)/Oil of Tranquility", The vetiver Network International, https://www.vetiver.org/UP_Vetiver.htm
- Dr. Paul Truong, "VETIVER ROOTS THE VETIVER SYSTEM TECHNOLOGY HIDDEN HALF", THE VETIVER NETWORK INTERNATIONAL, Vet-Root-Book_v3.pdf

Floral

제라늄

논문
- 이경희(2012), 〈근세 유럽 경사更紗의 발전과 디자인-영국과 프랑스를 중심으로〉,《한국의류산업학회지》, 14(2), pp.211~221.

도서
- Michel Faucon(2019),《Traité d'aromathérapie scientifique et médicale-Les huile essentielles》, SANG TERRE, p.697.
- 오데사 비게이(2023),《꽃의 마음사전: 가장 향기로운 속삼임의 세계》, 월북, p.71.
- Jean-Claude Ellena(2020),《Atlas de botanique parfumée》, ARTHAUD, p.40.

웹사이트 및 기타
- 김민하, "[식물 이야기] 열매가 익으면 다섯 갈래로 갈라져 투석기처럼 씨앗 날려보낸대요", 조선멤버스, 2022.8.29. https://newsteacher.chosun.com/site/data/html_dir/2022/08/28/2022082801514.html
- "Geranium hydrosol Rosat Bourbon", essenciagua, https://www.essenciagua.fr/en/hydrolats-and-floral-waters/72-HA-hydrolat-bourbon-type-geranium.html
- "Geranium Socio-Economic Report", IFEAT, https://ifeat.org/2015/09/geranium-socio-economic-report/
- The Herb Society(2006), "Pelargonums: An Herb Society of America Guide", The Herb Society of America.

재스민

논문
- Shahbaa M. Al-Khazraji, Ass .Prof(2015), 〈Evaluation of Antibacterial Activity of Jasminum Officinale〉,《Journal of Pharmacy and Biological Sciences, Volume 10, Issue 1 Ver. II》, PP.121~124, T01012121124.pdf
- Adya P Chaturvedi 외(2013), 〈Efficacy of Jasminum grandiflorum L. leaf extract on dermal wound healing in rats〉,《International Wound Journal (Premium

- Subscription》, 10(6), pp.675~682.
- Ali Esmail Al-Snafi(2018), 〈PHARMACOLOGY AND MEDICINAL PROPERTIES OF JASMINUM OFFICINALE- A REVIEW〉, 《INDO AMERICAN JOURNAL OF PHARMACEUTICAL SCIENCES》, 5(4), pp.2191~2197.

도서
- 살바토레 바탈리아(2019), 《아로마테라피 완벽가이드 3rd Edition vol 1》, 영국아로마테라피센터, p.609.
- Gabriel Mojay(2000), 《Aromatherapy for Healing the Spirit: Restoring Emotional and Mental Balance with Essential Oils》, Healing Arts Press, p.84.
- Lydia Bosson(2015), 《Hydrolathérapie: Guérir avec les eaux subtiles des plantes》, AMYRIS, p.91.
- 최낙언(2023), 《사과 향은 없다》, 예문당, p.137.

웹사이트 및 기타
- 대한화장품협회, https://kcia.or.kr/home/main/
- "Common jasmine-Jasminum officinale L. (Oleaceae)", Oxford Plants 400, https://herbaria.plants.ox.ac.uk/bol/plants400/Profiles/ij/Jasminum
- Omnia Farrag, "Shubra Beloula: The tiny Egyptian village few know", BBC, 2022.1.7, https://www.bbc.com/travel/article/20220106-shubra-beloula-the-tiny-egyptian-village-few-know
- 한약자원연구센터, https://kiom.re.kr/herblib/
- TOPICAL PHILIPPINES, https://topicalphilippines.com/
- Gerome Trinidad, "The Sampaguita Festival-Laguna, Philippines", Medium, 2023.6.30, https://medium.com/@simplygemszki/the-sampaguita-festival-laguna-philippines-a5069589d755

네롤리

도서
- Dorene Petersen(2016), 《Aromatherapy Materia Medica-Essential Oil Monographs》, American College of Healthcare Sciences, p.426.
- 프레디 고즐랑, 자비에르 페르난데스(2023), 《조향사가 들려주는 향기로운 식물도감》, 도원사, p.100.
- Jean-Claude Ellena(2020), 《Atlas de botanique parfumée》, ARTHAUD, p.12,42.
- Elisabeth de Feydeau(2021), 《La Grande Histoire du parfum》, LAROUSSE, p.42,49.

웹사이트 및 기타
- CHATEAU DE VERSAILLES, https://en.chateauversailles.fr/discover/estate/gardens/orangery
- Steve Gould, "Johann Maria Farina-Perfume Bottle", Southampton History Museum, 2020.1.25, https://www.southamptonhistory.org/post/deep-dive-exploring-the-exhibits-1
- Napoleon history, https://blog.napoleon-cologne.fr/une-histoire-de-eau-de-cologne/

로즈

논문
- Mohammad Hossein Boskabady 외 3명(2011), 〈Pharmacological effects of rosa damascena〉, 《Iranian journal of Basic Medical Sciences》, 14(4), pp.295~307.

도서
- Jean-Claude Ellena(2020), 《Atlas de botanique parfumée》, ARTHAUD, p.81.
- 살바토레 바탈리아(2019), 《 아로마테라피 완벽 가이드 3rd Edition vol 1》, 영국아로마테라피센터, p.896.

웹사이트 및 기타
- "Rose", etymonline, https://www.etymonline.com/word/rose
- "The park at Malmaison: Garden imagined by josephine", Muees Nationaux-Malmaison, https://musees-nationaux-malmaison.fr/chateau-malmaison/en/park-malmaison
- 이승환, "묵주기도 성월에 알아보는 묵주기도", 가톨릭신문, 2003.10.5, https://www.catholictimes.org/

143391
- 주불가리아 대한민국 대사관, https://bg.mofa.go.kr/bg-ko/index.do

로즈우드
논문
- Shaimaa Aelsharif 외(2015), 〈Structure-odor relationships of linalool, linalyl acetate and their corresponding oxygenated derivatives〉, 《Frontiers in Chemistry》, 3(0).

도서
- 최낙언(2023), 《사과 향은 없다》, 예문당, p.45.

웹사이트 및 기타
- Thiago Rodrigues, Funtec-DF(2021), "RAPID-FIELD IDENTIFICATION OF DALBERGIA WOODS AND ROSEWOOD OIL BY NIRS TECHNOLOGY", CITES, https://cites-tsp.org/sites/default/files/project_files/2023-01/CITES_LPF_Dalbergia_TechnicalNote_EN.pdf
- "Le bois de rose est en danger! Les mesures pour le préserver:", PRANAROM, https://pranarom.fr/en/blogs/expert-advice/le-bois-de-rose-est-en-danger-les-mesures-pour-le-preserver
- "Pau-rosa", Iucnredlist, https://www.iucnredlist.org/species/33958/88301381
- "CONVENTION ON INTERNATIONAL TRADE IN ENDANGERED SPECIES OF WILD FAUNA AND FLORA", CITES(marine ornamental fishes workshop), 2024.5.10, https://cites.org/sites/default/files/eng/prog/marine_ornamental_fishes/workshops/brisbane_052024/CITES%20marine%20ornamental%20fishes%20workshop%20-%20OATA-OFI%20paper%20%28Final%29.pdf
- "The trees that bleed", BBC, 2020.3.12, https://www.bbc.co.uk/programmes/w3csy5dz
- 주마다가스카르대사관, "마다가스카르 및 겸임국 정치동향(2021.6.28~7.2)", 주마다가스카르 대한민국 대사관, 2021.7.6, https://overseas.mofa.go.kr/mg-ko/brd/m_21834/view.do?seq=1315197&page=2
- 이지우, "껍질째 먹는 솜사탕향 포도 '슈팅스타'", 월간원예, 2024.3.5, http://www.hortitimes.com/news/articleView.html?idxno=31722
- "Essential Oil: rosewood or Ho wood?", PRANAROM, https://pranarom.fr/en/blogs/expert-advice/essential-oil-rosewood-or-ho-wood
- https://www.iucnredlist.org/species/33958/88301381
- "Pau-rosa", iucnredlist, https://www.iucnredlist.org/species/33958/88301381

일랑일랑
논문
- George A. Burdock 외(2007), 〈Safety assessment of Ylang–Ylang(Cananga spp.) as a food ingredient〉, 《Food and Chemical Toxicology》, 46(2), pp.433~478.
- Loh Teng Hern Tan 외(2015), 〈Traditional Uses, Phytochemistry, and Bioactivities of Cananga odorata (Ylang-Ylang)〉, 《Evidence-based Complementary and Alternative Medicine》, 2015(2015), pp.1~30.
- George A.Burdock 외(2008), 〈Safety assessment of Ylang-Ylang(Cananga spp.) as a food ingredient〉, 《Food and Chemical Toxicology》, pp.433~445. https://www.sciencedirect.com/science/article/abs/pii/S027869150700453X

도서
- Dorene Petersen(2016), 《Aromatherapy Materia Medica-Essential Oil Monographs》, American College of Healthcare Sciences, p.621.
- 살바토레 바탈리아(2019), 《아로마테라피 완벽 가이드 3rd Edition vol 1》, 영국아로마테라피센터, p.1089.
- 프레디 고즐랑, 자비에르 페르난데스(2023), 《조향사가 들려주는 향기로운 식물도감》, 도원사, p.152.
- Michel Faucon(2019), 《Traité d'aromathérapie scientifique et médicale-Les huile essentielles》,

SANG TERRE, p.400.

웹사이트 및 기타

- "Ylang-Ylang", Britannica, https://www.britannica.com/plant/ylang-ylang
- "Cananga odorata (Lam.) Hook. f. & Thomson", mybis, https://www.mybis.gov.my/art/316
- "5분 동안 알아보는 마요트섬 일랑일랑의 모든 것", 프랑스 관광청 공식 사이트, https://www.france.fr/ko/article/5-minutes-pour-tout-savoir-sur-l'ylang-ylang-de-mayotte/
- "Ylang Ylang", Salvatore Battaglia, https://salvatorebattaglia.com.au/blogs/mongraphs/ylang-ylang
- "Organic Ylang Ylang: Extra or Complete?", FLORIHANA, https://www.florihana.com/us/blog/organic-ylang-ylang-extra-or-complete--n64

Fresh

베르가모트

논문

- null Gina Maruca 외 4명(2017), 〈The Fascinating History of Bergamot (Citrus Bergamia Risso & Poiteau), the Exclusive Essence of Calabria: A Review〉, 《Journal of Environmental Science and Technology A》, 6(1). P 22~30.
- Michele Navarra 외 3명(2015), 〈Citrus bergamia essential oil: from basic research to clinical application〉, 《Frontiers in Pharmacology》, 6(36). P 1~7.
- Filomena Lauro(2016), 〈The protective role of bergamot polyphenolic fraction on several animal models of pain〉, 《PharmaNutrition》, pp.S35~40. https://www.sciencedirect.com/science/article/pii/S2213434415300232

도서

- Elisabeth de Feydeau(2021), 《La Grande Histoire du parfum》, LAROUSSE, p.46.

웹사이트 및 기타

- Silvia Marchetti, Former Contributor, "Why Italy's Aqua Mirabilis, Aka 'Miracle Water', Is So Popular Therse Days-But You Know It By Another Name", Forbes, 2020.12.18, https://www.forbes.com/sites/silviamarchetti/2020/12/18/the-perfect-anti-covid-gift-a-spray-bottle-of-aqua-mirabilis-italys-miraculous-water/
- Robynfrank, "Bergamot – an Identity Crisis", https://tisserandinstitute.org/bergamot-identity-crisis/
- 신정현, "[신정현의 '인물로 보는 차 이야기'] (24) 찰스 그레이 백작 이름을 딴 '얼그레이'", 매경이코노미, 2022.1.24, https://www.mk.co.kr/economy/view.php/?sc=50000001&year=2021&no=1020704
- "Earl Grey", OED, https://www.oed.com/discover/earl-grey/?tl=true

그레이프프루트

논문

- Eliezer S. Louzada 외(2021), 〈Grapefruit: History, Use, and Breeding〉, 《HortTechnology》, 1(3), pp.243~258.
- 최기림(2016), 〈세계 자몽산업 동향〉, 《세계농업》, 188호, p.179.
- Archita Sharma 외(2021), 〈Naringin: A potential natural product in the field of biomedical applications〉, 《Carbohydrate Polymer Technologies and Applications》, p.100068, https://doi.org/10.1016/j.carpta.2021.100068

도서

- 최낙언(2023), 《사과 향은 없다》, 예문당, p.40.
- 박영순(2013), 《과일의 건강성분(3)》, (재)약학정보원, p.1.
- 송보완(2014), 《약과 자몽주스의 상호작용》, (재)약학정보원, pp.1~5.

웹사이트 및 기타

- "The History of Texas Grapefruit", Bexar County, https://bexar-tx.tamu.edu/homehort/archives-of-

weekly-articles-davids-plant-of-the-week/the-history-of-texas-grapefruit/
- 박용찬(국립국어원 학예연구관), "일본식 외래어", https://www.korean.go.kr/nkview/onletter/20060301/print/07.html
- "자몽 주스 한 컵의 영양성분", Florida Grapefruit, https://www.floridacitrus.kr/grapefruit/nutrition/nutrition-facts/
- 정재훈, "자몽주스 섭취 시 주의할 사항", 팜뉴스, 2016.4.20, https://www.pharmnews.com/
- "Grapefruit oil and medication", TISSERAND, https://tisserandinstitute.org/learn-more/grapefruit-oil-and-medication/
- 이정아, "음식과 약 사이 위험한 '케미'", 동아사이언스, 2017.4.16, https://m.dongascience.com/news.php/?idx=17331
- "Phototoxicity: essential oils, sun and safety", TISSERAND, https://tisserandinstitute.org/phototoxicity-essential-oils-sun-and-safety/

레몬
논문
- 강내윤, 양성국(2014), 〈제주도 레몬산업의 현황 및 발전방향〉, 《산경논집》, pp.1~18.
- Pagnoux 외 9명(2013), 〈The introduction of Citrus to Italy, with reference to the identification problems of seed remains〉, 《Vegetation history and archaeobotany》, 22(5), pp.421~438.
도서
- Véronique Zech-Matterne, Girolamo Fiorentino(2018), 《AGRUMED: Archaeology and history of citrus fruit in the Mediterranean: Acclimatization, diversifications, uses》, Publications du Centre Jean Bérard.
- 도미닉보두(2024), 《도미닉보두 컬리지 통합과학적 아로마테라피 국제자격증 과정 교재》, 프라나롬 코리아, p.144.
- Michel Faucon(2019), 《Traité d'aromathérapie scientifique et médicale-Les huile essentielles》, SANG TERRE, p.470.

웹사이트 및 기타
- "Citrus medica L.(Rutaceae)", Oxford Plants 400, https://herbaria.plants.ox.ac.uk/bol/plants400/Profiles/CD/Citrusmedica
- 오형규, "'콜럼버스의 교환'은 어떻게 인류를 기아에서 구했나", 생글생글, 2020.9.14, https://sgsg.hankyung.com/article/2020091188171
- 이병구, "[잠깐과학] 괴혈병 막는 비타민 C 발견", 동아사이언스, 2021.4.3, https://m.dongascience.com/news.php/?idx=45315
- Rebecca Rupp, "How Lemons Helped Defeat Napoleon", NATIONAL GEOGRAPHIC, 2014.10.1, https://www.nationalgeographic.com/culture/article/history-lemons
- FINE_CHEMI, "레몬과 식초를 이용한 비밀편지쓰기!", 롯데정밀화학 공식블로그, 2015.5.11, https://www.finelfc.com/310
- 농촌진흥청, https://www.rda.go.kr/main/mainPage.do

레몬 버베나
도서
- Michel Faucon(2019), 《Traité d'aromathérapie scientifique et médicale-Les huile essentielles》, SANG TERRE, p.614.
- 살바토레 바탈리아(2019), 《아로마테라피 완벽 가이드 3rd Edition vol 1》, 영국아로마테라피센터, p.1057.

웹사이트 및 기타
- "Aloysia citriodora", Herb Federation of New Zealand, https://herbs.org.nz/herbs/lemon-verbena/
- "Aloysia citriodora", Missouri Botanical Garden, https://www.missouribotanicalgarden.org/PlantFinder/PlantFinderDetails.aspx?taxonid=291522
- El Universal, "La planta nativa que reduce el nerviosismo y la tension", yahoo, 2024.7.14, https://es-us.vida-estilo.yahoo.com/planta-nativa-reduce-

- nerviosismo-tensi%C3%B3n-195041759.html
- "Página 464-FARMACOPEA", ANMAT(아르헨티나 의약품 규제 기관), https://www.anmat.gob.ar/webanmat/fna/flip_pages/Farmacopea_Vol_III/files/assets/basic-html/page464.html
- Official Journal of the European Union, "COMMISSION REGULATION(EU)", European Union, https://eur-lex.europa.eu/legal-content/EN/TXT/?uri=CELEX:32023R1545
- "Verbena oil and absolute(Lippia citriodora Kunth.)", IFRA(International Fragrance Association), https://ifrafragrance.org/standards/IFRA_STD_083.pdf

라임
도서
- 살바토레 바탈리아(2019), 《아로마테라피 완벽 가이드 3rd Edition vol 1》, 영국아로마테라피센터, pp.700~702.

웹사이트 및 기타
- Encyclopaedia Britannica, "lime", Britannica, https://www.britannica.com/plant/lime
- Christopher C. Lloyd, "Limes, Lemons, and Scurvy", U.S. NAVAL INSTITUTE, https://www.usni.org/magazines/proceedings/1965/february/limes-lemons-and-scurvy
- 하노이지사, "베트남 사람들의 신맛", KATI 농식품수출정보, 2024.1.29, https://www.kati.net/board/exportNewsView.do?board_seq=99570&menu_dept2=35&menu_dept3=71

만다린
논문
- Yujiao Qian 외 11명(2021), 〈Effects of Different Treatment Methods of Dried Citrus Peel (Chenpi) on Intestinal Microflora and Short-Chain Fatty Acids in Healthy Mice〉, 《Frontiers in Nutrition》, 8(0).
- Xin Yu 외(2018), 〈Citri Reticulatae Pericarpium (Chenpi): Botany, ethnopharmacology, phytochemistry, and pharmacology of a frequently used traditional Chinese medicine〉, 《Journal of Ethnopharmacology》, 220(28), pp.265~282, https://pubmed.ncbi.nlm.nih.gov/29628291/

웹사이트 및 기타
- 강석기, "[강석기의 과학카페] 이 많은 감귤류는 다 어디서 왔을까", 동아사이언스, 2018.2.27, https://m.dongascience.com/news.php?idx=21581
- 한동하, "[한동하의 식의보감] 귤은 '속(과육)'을 버리고 '껍질(귤피)'을 먹어야 한다", 헬스경향, 2022.1.24, https://www.k-health.com/news/articleView.html?idxno=57760
- "황감제黃柑製", 한국민족문화대백과사전, https://encykorea.aks.ac.kr/Article/E0065050
- 임소민, "한라봉, 레드향, 천혜향… 헷갈리는 귤 종류, 어떻게 구별할까", 디지틀조선일보(디조닷컴), 2018.11.9, https://digitalchosun.dizzo.com/site/data/html_dir/2018/11/09/2018110911925.html
- "감귤의 화려한 변신! 한라봉부터 천혜향까지", LG케미토피아, 2016.2.3, https://blog.lgchem.com/2016/02/new-type-tangerine/

메이 창
논문
- Madhu Kamle 외 6명(2019), 〈Ethnopharmacological Properties and Medicinal Uses of Litsea cubeba〉, 《Plants》, 8(6), pp.0~150.
- De-Gang Kong 외(2015), 〈The genus Litsea in traditional Chinese medicine: An ethnomedical, phytochemical and pharmacological review〉, 《Journal of Ethnopharmacology》, 164(22), pp.256~264, https://www.sciencedirect.com/science/article/abs/pii/S0378874115000987?via%3Dihub
- Chi-Jung Chen 외 7명(2012), 〈Neuropharmacological activities of fruit essential oil from Litsea cubeba Persoon〉, 《Journal of Wood Science》, 58(6), pp.538~543.

도서

- 살바토레 바탈리아(2019), 《아로마테라피 완벽 가이드 3rd Edition vol 1》, 영국아로마테라피센터, p.728.

페티그레인

도서

- 살바토레 바탈리아(2019), 《아로마테라피 완벽 가이드 3rd Edition vol 1》, 영국아로마테라피센터, p.868.

웹사이트 및 기타

- "Petitgrain Definition & Meaning", Merriam-Webster, https://www.merriam-webster.com/dictionary/petitgrain
- "Petitgrain", Wikipedia, https://en.wikipedia.org/wiki/Petitgrain
- Oxford Reference, https://www.oxfordreference.com/display/10.1093/oi/authority.20110803095504997?p=emailAAGvB8fA3UdxE&d=/10.1093/oi/authority.20110803095504997
- IFEAT Socio-Economic Sub-Committee, https://ifeat.org/project/our-committees/
- "Benjamin Balansa, pionero del petitgrain en Paraguay", Ultimahora, 2023.1.21, https://www.ultimahora.com/benjamin-balansa-pionero-del-petit-grain-paraguay-n3044309
- "Essential Oil Feature: Paraguay Petitgrain", ACHS, https://achs.edu/blog/petitgrain-essential-oil-feature-paraguay/

스위트 오렌지

논문

- Dafna Langgut(2017), 〈The Citrus Route Revealed: Form Southeast Asia into the Mediterranean〉, 《HortScience》, 52(6), pp.814~822.
- Priti Dongre 외(2023), 〈Botanical description, chemical composition, traditional uses and pharmacology of Citrus sinensis: An updated review〉, 《Pharmacological Research - Modern Chinese Medicine》, 8(2), p.100272.

웹사이트 및 기타

- (사)제주감귤연합회, http://jejugamgyul.or.kr/story/story03.asp?scrID=0000000111&pageNum=3&subNum=3&ssubNum=1
- Lisa Lim, "The orange's origins: how it travelled from East to West and its name evolved", PostMag, 2023.2.7, https://www.scmp.com/magazines/post-magazine/short-reads/article/3209219/oranges-origins-how-it-travelled-east-west-and-its-name-evolved
- Andrea Thompson, "We Finally Know Where Oranges and Lemons Come From", SCIAM, 2023.10.11, https://www.scientificamerican.com/article/we-finally-know-where-oranges-and-lemons-come-from/
- 강석기, "[강석기의 과학카페]오렌지 없는 오렌지주스 나올까", 동아사이언스, 2024.3.6, https://m.dongascience.com/news.php?idx=64089
- Lauren Tjaden, "Fun Facts About Florida oranges & Citrus", Visit Florida, https://www.visitflorida.com/travel-ideas/articles/eat-drink-facts-about-florida-citrus-oranges/
- 이진숙, "네덜란드 '오렌지 군단'의 색깔독립 이끈 '오라녜公' 뜻한다는데…", 조선일보, 2014.6.28, https://www.chosun.com/site/data/html_dir/2014/06/27/2014062703667.html
- 김태권, "[나는 역사다] 네덜란드 독립의 아버지-오라녜공 빌럼", 한겨레, 2018.1.29, https://www.hani.co.kr/arti/opinion/column/829916.html
- 권홍우, "네덜란드 독립전쟁", 서울경제, 2016.5.23, https://www.sedaily.com/NewsView/1KWFAUGGS3
- HERMES, https://www.hermes.com/us/en/

유자

도서

- 박종철(2014), 《동의보감 속 한방약초》, 푸른행복, p.181.

웹사이트 및 기타

- 장시복, "日 '유주'에 뺏겼던 '유자'이름 되찾았다", 머니투데이, 2011.4.15, https://news.mt.co.kr/mtview.php/?no=2011041517404628412
- VISIT KOCHI, https://visitkochijapan.com/en/
- 농촌진흥청, https://www.nongsaro.go.kr/
- 전통문화포털, https://www.kculture.or.kr/brd/board/640/L/menu/735/?brdType=R&bbIdx=12324
- "일본 품목별 수출 촉진 전략 현황", 오사카지사 단신, 43호, https://www.kati.net/board/exportNewsView.do?board_seq=24177
- (사)한국전통음식연구소, http://www.kfr.or.kr/sub/sub02_04_3.php/?boardid=data3&mode=view&idx=35&sk=&sw=&offset=&category=
- 김소영 외 25명, "세계 음식명 백과사전", 마로니에북스, https://terms.naver.com/list.naver?cid=42717&categoryId=42718

Medicinal

셀러리

논문

- Cherry Christine 외(2020), 〈Medicinal Plant: Apium Graveolens (Celery)〉, 《Journal of Natural Product and Plant Resources》, 10(3), pp.1~2.
- Kurobayashi Yoshiko 외(2006), 〈Potent Odorants Characterize the Aroma Quality of Leaves and Stalks in Raw and Boiled Celery〉, 《Bioscience, Biotechnology, and Biochemistry》, 70(4), pp.958~965.

웹사이트 및 기타

- "Apium", Merriam-Webster, https://www.merriam-webster.com/medical/Apium
- "Celery", Britannica, https://www.britannica.com/plant/celery
- "Celery: A Brief History", ipm(Integrated Pest Management), https://ipm.missouri.edu/MEG/2011/11/Celery-A-Brief-History/
- "Apium species(Apiaceae) Celery", Oxford Plants 400, https://herbaria.plants.ox.ac.uk/bol/plants400/Profiles/AB/Apium
- R. Gebhard, W. Dickie, "Melikertes-Palaimon, Hero of the Isthmian Games", Excavations at Isthmia, 2006, https://lucian.uchicago.edu/blogs/isthmia/publications/melikertes-palaimon-hero/
- Alain Touwaide & Emanuela Appetiti, "Herbs in History: Celery", AHPA, 2024. 3, https://www.ahpa.org/herbs_in_history_celery
- "Sanit Hildegard's remedy for rheumatic pain", Saint Hildegard's World, 2024.11.1, https://hildegardspeltandspices.com/blogs/blog/saint-hildegard-s-remedy-for-rheumatic-pain?srsltid=AfmBOoo6XLny3JBSeEZMLnEkxUYAI_HSe1wqP2CDfj3wLPj1knvr62en
- Julia Lee, "키친 용어: '부케 가르니'는 무엇일까?", MICHELIN GUIDE, 2020.4.13, https://guide.michelin.com/kr/ko/article/dining-in/kitchen-language-what-is-bouquet-garni-kr
- 장준우, "[장준우의 푸드 오디세이] 서양요리의 삼위일체, 미르푸아 이야기", 서울신문, 2017.11.1, https://www.seoul.co.kr/news/editOpinion/opinion/food-odyssey-jjw/2017/11/02/20171102029005
- 이미영(2017), "셀러리(양미나리) 핵심기술지도요강", 제주특별자치도 농업기술원, 2017.2.21, https://agri.jeju.go.kr/agri/technology/vegetable.htm?qType=title&q=%EC%85%80%EB%9F%AC%EB%A6%AC&button=%EA%B2%80%EC%83%89&act=view&seq=40054

시스투스

논문

- Joana R. Raimundo 외(2018), 〈Neglected Mediterranean plant species are valuable resources: the example of Cistus ladanifer〉, 《Planta》, 248(6), pp.1351~1364.

- David F. Frazão 외(2024), 〈Labdanum Resin from Cistus ladanifer L. as a Source of Compounds with Anti-Diabetic, Neuroprotective and Anti-Proliferative Activity〉, 《Molecules》, 29(10), p.2222.
- Antonio Ángel Aguayo-Villalba 외(2021), 〈Effect of fire on viability and germination behaviour of Cistus ladanifer and Cistus salvifolius seeds〉, 《Folia Geobotanica et Phytotaxonomica》, 56(4), pp.215~225.

도서
- 프레디 고즐랑, 자비에르 페르난데스(2023), 《조향사가 들려주는 향기로운 식물도감》, 도원사, p.128,130.
- 살바토레 바탈리아(2019), 《아로마테라피 완벽 가이드 3rd Edition vol 1》, 영국아로마테라피센터, p.411.

웹사이트 및 기타
- "Onycha", WIKIPEDIA, https://en.wikipedia.org/wiki/Onycha
- "Some like it hot", University of BRISTOL, 2015.1.23, https://botanic-garden.bristol.ac.uk/2015/01/23/some-like-it-hot/
- 김종화, "[과학을 읽다] 스스로 타오르다… '시스투스'의 이기심", 아시아경제, 2019.5.28, https://view.asiae.co.kr/news/view.htm?idxno=2019052714070523302
- "Ambergris", Britannica, https://www.britannica.com/science/ambergris
- Johnna Rizzo, "What's Ambergris? Behind the $60k Whale-Waste Find", NATIONAL GEOGRAPHIC, 2012.9.1, https://www.nationalgeographic.com/animals/article/120830-ambergris-charlie-naysmith-whale-vomit-science

에버라스팅

논문
- Daniel Antunes Viegas 외(2013), 〈Helichrysum italicum: From traditional use to scientific data〉, 《Journal of Ethnopharmacology》, 151(1), pp.54~65.
- Tonka Ninčević 외(2019), 〈Helichrysum italicum (Roth) G. Don: Taxonomy, biological activity, biochemical and genetic diversity〉, 《Industrial Crops and Products》, 138, p.111487.
- Mateo Glumac 외(2023), 〈Chemical Profiling and Bioactivity Assessment of Helichrysum italicum (Roth) G. Don. Essential Oil: Exploring Pure Compounds and Synergistic Combinations.〉, 《Molecules》, 28(14), p.5299.

도서
- 프레디 고즐랑, 자비에르 페르난데스(2023), 《조향사가 들려주는 향기로운 식물도감》, 도원사, p.148.
- 살바토레 바탈리아(2019), 《아로마테라피 완벽 가이드 3rd Edition vol 1》, 영국아로마테라피센터, p.503, 505.

웹사이트 및 기타
- "The mysterious Italian helichrysum also called 'immortelle', PRANAROM, https://pranarom.fr/en/blogs/expert-advice/the-mysterious-italian-helichrysum-also-called-immortelle/?srsltid=AfmBOoq6k0m8cV6NtCTv5QwKgDjt7YfBZSSVuQB5bAdu42_VErsyV0_-

저먼 캐모마일

논문
- Ompal Singh 외 3명(2011), 〈Chamomile (Matricaria chamomilla L.): An overview〉, 《Pharmacognosy Review》, 5(9), pp.82~95.

도서
- Michel Faucon(2019), 《Traité d'aromathérapie scientifique et médicale-Les huile essentielles》, SANG TERRE, p.396.
- 살바토레 바탈리아(2019), 《아로마테라피 완벽 가이드 3rd Edition vol 1》, 영국아로마테라피센터, p.374.

웹사이트 및 기타
- "Matricaria recutita", Missouri Botanical Garden, https://www.missouribotanicalgarden.org/PlantFinder/PlantFinderDetails.aspx?taxonid=277347
- "Herbs in History: Chamomile", AHPA, https://www.ahpa.org/herbs_in_history_chamomile

- "Matricariae flos – herbal medicinal product", European Medicines Agency, https://www.ema.europa.eu/en/medicines/herbal/matricariae-flos
- 식품의약품안전처, https://www.mfds.go.kr/index.do
- 이지원, "[성분 연구소]낯선 화장품 성분, 이건 뭐지? '캄아줄렌'", 데일리팝, 2020.3.2, https://www.dailypop.kr/news/articleView.html?idxno=43775
- "소비자를 위한 화장품 상식-비사로롤", 대한화장품협회, https://kcia.or.kr/pedia/search/search_01_view.php?no=23

레몬그라스

논문
- Gagan Shah 외(2011), 〈Scientific basis for the therapeutic use of Cymbopogon citratus, stapf (Lemon grass)〉, 《Journal of Advanced Pharmaceutical Technology & Research》, 2(1). pp.3~8.
- Ikhwan Yuda Kusuma 외(2024), 〈Exploring the Clinical Applications of Lemongrass Essential Oil: A Scoping Review〉, 《Pharmaceuticals (Basel, Switzerland)》, 17(2), pp.0~159.
- Siu kan Law 외(2021), 〈"Lemongrass" and its applications for the treatment of hypertension〉, 《CrossRef》 Infectious Diseases and Herbal Medicine, 2(127).

도서
- 살바토레 바탈리아(2019), 《아로마테라피 완벽 가이드 3rd Edition vol 1》, 영국아로마테라피센터, p.680.
- 제카 맥비커(2010), 《정원, 요리, 의약용을 망라한 제카의 허브》, 삼육대학교출판부 자연과학연구소, p.94.

웹사이트 및 기타
- "Lemongrass Oil Market Size, Share & Industrial Analysis, By Type (Pure Oil and Blend), Application (Food & Beverages, Fragrances, Personal Care & Aromatherapy, Pharmaceuticals and Medicinal Formulations, and Others), and Regional Forecast", FORTUNE Business Insights, 2025.3.3, https://www.fortunebusinessinsights.com/lemongrass-oil-market-106529

매스틱

논문
- Vasiliki K Pachi 외(2021), 〈Traditional uses, phytochemistry and pharmacology of Chios mastic gum (Pistacia lentiscus var. Chia, Anacardiaceae): A review〉, 《Journal of Ethnopharmacology》, 2730, p.113961.

도서
- Michel Faucon(2019), 《Traité d'aromathérapie scientifique et médicale-Les huile essentielles》, SANG TERRE, p.732.

웹사이트 및 기타
- "Pistacia lentiscus-L", Plants For A Futrue, https://pfaf.org/USER/Plant.aspx?LatinName=Pistacia+lentiscus
- "Mastic", NUTRITIONAL GEOGRAPHY, https://nutritionalgeography.faculty.ucdavis.edu/mastic/
- "Anacardiaceae", Britannica, https://www.britannica.com/plant/Anacardiaceae
- "옻중독", 서울대학교병원, http://www.snuh.org/health/nMedInfo/nView.do?category=DIS&medid=AA000224
- "히오스 섬의 매스틱 재배법", 유네스코와 유산, 2014, https://heritage.unesco.or.kr/%ED%9E%88%EC%98%A4%EC%8A%A4-%EC%84%AC%EC%9D%98-%EB%A7%A4%EC%8A%A4%ED%8B%B1-%EC%9E%AC%EB%B0%B0%EB%B2%95/
- "눈물을 흘리는 나무 - 히오스 섬의 유향 수액 재배법", 국가유산청, 2018.5.31, https://www.cha.go.kr/cop/bbs/selectBoardArticle.do?nttId=62813&bbsId=BBSMSTR_1008&pageIndex=5&pageUnit=10&searchtitle=title&searchcont=&searchkey=&searchwriter=&searchdept=&searchWrd=&

searchCnd=&ctgryLrcls=&ctgryMdcls=&ctgrySmcls=&ntcStartDt=&ntcEndDt=&mn=NS_01_09_01

팔마로사
논문
- Sabita Dangol 외(2023), 〈Essential Oil Composition Analysis of Cymbopogon Species from Eastern Nepal by GC-MS and Chiral GC-MS, and Antimicrobial Activity of Some Major Compounds〉, 《Molecules》, 28(2), p.543.
- Lina Hagvall 외(2007), 〈Fragrance compound geraniol forms contact allergens on air exposure. Identification and quantification of oxidation products and effect on skin sensitization.〉, 《Chemical Research in Toxicology》, 20(5), pp.807~821.

도서
- Anuradha Das 외(2024), 《Medicinal Poaceae of India, volume 1》, APRF/Odisha, Chapter 7.
- 최낙언(2023), 《사과 향은 없다》, 예문당, p.49.

웹사이트 및 기타
- 이지원, "[성분 연구소] 낯선 화장품 성분, 이건 뭐지? '제라니올'", 데일리팝, 2018.5.8, https://www.dailypop.kr/news/articleView.html?idxno=33327
- "제라니올", 폴라 초이스 공식 온라인몰, https://www.paulaschoice.co.kr/ingredients/ingredient-geraniol.html?srsltid=AfmBOookidRD6calKPJw57qNxbfpRtVOoeIz1qAt2sQVLgfoGHXkzZrG

파출리
논문
- Mallappa Kumara Swamy 외(2015), 〈A Comprehensive Review on the Phytochemical Constituents and Pharmacological Activities of Pogostemon cablin Benth.: An Aromatic Medicinal Plant of Industrial Importance〉, 《Molecules》, 20(5), pp.8521~8547.
- R. Murugan 외(2010), 〈Origin of the name 'patchouli' and its history〉, 《Current science》, 99(9), pp.1274~1276.
- Chen Junren 외(2021), 〈Pharmacological activities and mechanisms of action of Pogostemon cablin Benth: a review.〉, 《Chinese Medicine》, 16(1), p.5.
- Wan Deng 외(2023), 〈Repellent Screening of Selected Plant Essential Oils Against Dengue Fever Mosquitoes Using Behavior Bioassays.〉, 《Neotropical Entomology》, 52(3), pp.521~529.

도서
- 프레디 고즐랑, 자비에르 페르난데스(2023), 《조향사가 들려주는 향기로운 식물도감》, 도원사, p.188.
- Jean-Claude Ellena(2020), 《Atlas de botanique parfumee》, ARTHAUD, p.46.
- Dorene Petersen(2016), 《Aromatherapy Materia Medica-Essential Oil Monographs》, American College of Healthcare Sciences, p.459.
- Michel Faucon(2019), 《Traité d'aromathérapie scientifique et médicale-Les huile essentielles》, SANG TERRE, p.740.

웹사이트 및 기타
- 한약자원연구센터, https://herba.kr/boncho/?m=view&t=dict&id=11272
- 한동하·이원국, "[한동하의 식의보감] 올여름 배탈·냉방병 걱정, '곽향藿香(방아잎)'으로 싹!", 헬스경향, 2023.6.26, https://www.k-health.com/news/articleView.html?idxno=66044

로먼 캐모마일
도서
- Lydia bosson(2011), 《L'aromatherapie energetique: Guérir avec l' âme des plantes》, Amyris, p.119.
- Michel Faucon(2019), 《Traité d'aromathérapie scientifique et médicale-Les huile essentielles》, SANG TERRE, p.393.

웹사이트 및 기타

- "Everything you need to know about noble chamomile", PRANAROM, https://pranarom.fr/en/blogs/expert-advice/everything-you-need-to-know-about-noble-chamomile
- European Medicines Agency(2011), "Assessment report on Chamaemelum nobile (L.) All flos", final-assessment-report-chamaemelum-nobile-l-all-flos_en.pdf

윈터그린

논문

- Piotr Michel 외(2024), 〈Phytochemistry and Biological Profile of Gaultheria procumbens L. and Wintergreen Essential Oil: From Traditional Application to Molecular Mechanisms and Therapeutic Targets〉, 《INTERNATIONAL JOURNAL OF MOLECULAR SCIENCES》, 25(1), pp.0~565.
- Piotr Michel 외(2014), 〈Polyphenolic Profile, Antioxidant and Anti-Inflammatory Activity of Eastern Teaberry (Gaultheria procumbens L.) Leaf Extracts〉, 《Molecules》, 19(12), pp. 20498~20520.
- Maria Teresa Batista 외(2024), 〈Phytochemistry and Biological Profile of Gaultheria procumbens L. and Wintergreen Essential Oil: From Traditional Application to Molecular Mechanisms and Therapeutic Targets〉, 《International Journal of Molecular Sciences》, 25(1), p.565.

도서

- Michel Faucon(2019), 《Traité d'aromathérapie scientifique et médicale-Les huile essentielles》, SANG TERRE, p.538, 540.
- 살바토레 바탈리아(2019), 《아로마테라피 완벽 가이드 3rd Edition vol 1》, 영국아로마테라피센터, p.1075, 1078.

웹사이트 및 기타

- Bernard Boivin, "Jean-François Gaultier", The Canadian Encyclopedia, 2007.11.13, https://www.thecanadianencyclopedia.ca/en/article/jean-francois-gaultier
- 이혜경, "'살리실산메틸' 함유 진통제·파스 임산부 사용주의보", 데일리팜, 2022.6.21, https://www.dailypharm.com/Users/News/NewsView.html/?ID=289208

Spicy

아니스

논문

- Meriem Soussi 외(2023), 〈A Multidimensional Review of Pimpinella anisum and Recommendation for Future Research to Face Adverse Climatic Conditions〉, 《Chemistry Africa》, Volume 6, pp.1727~1746.

도서

- Michel Faucon(2019), 《Traité d'aromathérapie scientifique et médicale-Les huile essentielles》, SANG TERRE, p.712.
- Victor R. Preedy(2016), 《Essential Oils in Food Preservation, Flavor and Safety》, Academic Press, pp.209~213.
- 살바토레 바탈리아(2019), 《아로마테라피 완벽 가이드 3rd Edition vol 1》, 영국아로마테라피센터, p.235.

웹사이트 및 기타

- "Anise", Britannica, https://www.britannica.com/plant/anise
- "Anise", NUTRITIONAL GEOGRAPHY, https://nutritionalgeography.faculty.ucdavis.edu/spices/anise/
- "Star anise", Britannica, https://www.britannica.com/plant/star-anise

블랙 페퍼

논문

- Kaliyaperumal Ashokkumar 외(2021), 〈Phytochemistry and therapeutic potential of black

- pepper [Piper nigrum (L.)] essential oil and piperine: a review〉, 《Clinical Phytoscience》, 7(1), pp.1~11.
- Arianne Schnabel 외(2021), 〈Identification and characterization of piperine synthase from black pepper, Piper nigrum L.〉, 《Communications biology》, 4(1), p.445.
- Sicon Mitra 외(2022), 〈Anticancer Applications and Pharmacological Properties of Piperidine and Piperine: A Comprehensive Review on Molecular Mechanisms and Therapeutic Perspectives〉, 《Frontiers in Pharmacology》, 12(0), p.772418.
- Iahtisham-Ul Haq 외(2021), 〈Piperine: A review of its biological effects〉, 《Phytotherapy Research》, 35(2), pp.680~700.

도서
- P.N.Ravindran(2005), 《Black Pepper: Piper nigrum》, CRC Press, p.2.
- Lydia bosson(2011), 《L'aromatherapie energetique: Guérir avec l' âme des plantes》, Amyris, p.255.
- Dominique Baudoux(2019), 《Contemporary French Aromatherapy: A Pharmacological and Therapeutic Guide to 100 Essential Oils》, Singing Dragon, p.145.

웹사이트 및 기타
- "후추", 한국민족문화대백과사전, https://encykorea.aks.ac.kr/Article/E0065777
- 한희준, "백후추는 생선과 어울리고, 흑후추는?", 헬스조선, 2021.8.5, https://m.health.chosun.com/svc/news_view.html?contid=2021080401127
- 진주영, "음식 세계사-후추를 얻는 자 세상을 지배하다", 한우문화매거진, 2020 Vol. 39, http://hanwoowebzine.com/webzine_2020_03/4754
- 송봉근, "송봉근 교수의 한방클리닉 '후추'", 해피우먼 전북, 2013.12.25, https://www.womansense.org/17508
- "전약", 전통문화포털, https://www.kculture.or.kr/brd/board/640/L/menu/735?brdType=R&bbIdx=12400

카다멈

논문
- Kaliyaperumal Ashokkumar(2020), 〈Botany, traditional uses, phytochemistry and biological activities of cardamom [Elettaria cardamomum (L.) Maton] – A critical review〉, 《Journal of Ethnopharmacology》, 246(0), p.112244.
- Dattatray Sarvade 외(2016), 〈THE QUEEN OF SPICES AND AYURVEDA: A BRIEF REVIEW〉, 《International journal of research in ayurveda and pharmacy》, 7(5), pp.1~6.

도서
- 프레디 고즐랑, 자비에르 페르난데스(2023), 《조향사가 들려주는 향기로운 식물도감》, 도원사, p.174.
- 프레드 차라(2014), 《향신료의 지구사》, 휴머니스트, p.269.
- Michel Faucon(2019), 《Traité d'aromathérapie scientifique et médicale-Les huile essentielles》, SANG TERRE, p.514.
- Dorene Petersen(2016), 《Aromatherapy Materia Medica-Essential Oil Monographs》, American College of Healthcare Sciences, p.107.

웹사이트 및 기타
- "Elettaria cardamomum", Missouri Botanical Garden, https://www.missouribotanicalgarden.org/PlantFinder/PlantFinderDetails.aspx?taxonid=287608&isprofile=0&
- "Cardamom", Oxford Plants 400, https://herbaria.plants.ox.ac.uk/bol/plants400/Profiles/EF/Elettaria
- 배현 밝은미소약국 약국장, "액상소화제 '까스명수'와 '까스활명수'", 경향신문, 2014.10.21, https://www.khan.co.kr/article/201410211753502
- "7개의 향신료를 따라 떠난 여행", National Geographic TRAVELER, 2023년 4월호, https://www.natgeotraveler.co.kr/article.php?type=s&idx=241
- "너그러움의 상징 '아랍 커피'", 유네스코와 유산, 2015, https://heritage.unesco.or.kr/%EB%84%88%EA%B7%B8%EB%9F%AC%EC%9B%80%EC%9D%

98-%EC%83%81%EC%A7%95-%EC%95%84%EB%9E%8D-%EC%BB%A4%ED%94%BC/

시나몬

논문
- Priyanga Ranasinghe(2013), 〈Medicinal properties of 'true' cinnamon (Cinnamomum zeylanicum): a systematic review〉, 《BMC Complementary and Alternative Medicine》, 13(1).

도서
- 로잘리 드 라 포레(2018), 《허브 상식사전: 참 쉬운 허브 활용법82》, 길벗, p.80.
- 살바토레 바탈리아(2019), 《아로마테라피 완벽 가이드 3rd Edition vol 1》, 영국아로마테라피센터, p.397.
- 프레드 차라(2014), 《향신료의 지구사》, 휴머니스트, p.76.

웹사이트 및 기타
- 한동하, "[한동하의 식의보감] 냉증 치료하는 계피桂皮, 사계절 즐겨도 좋다", 헬스경향, 2003.3.6, http://www.k-health.com/news/articleView.html?idxno=64087
- "Cinnamon", Oxford Learner's Dictionaries, https://www.oxfordlearnersdictionaries.com/definition/english/cinnamon
- "Cinnamon", Britannica, https://www.britannica.com/plant/cinnamon

클로브

논문
- Annelise Lobstein 외(2017), 〈Huile essentielle de Clou de girofle〉, 《Actualités Pharmaceutiques》, 56(569), pp.59~61.

도서
- 프레드 차라(2014), 《향신료의 지구사》, 휴머니스트, p.48, 175.
- 살바토레 바탈리아(2019), 《아로마테라피 완벽 가이드 3rd Edition vol 1》, 영국아로마테라피센터, p.435.

웹사이트 및 기타
- "Clove", UCLA Library, https://unitproj.library.ucla.edu/biomed/spice/index.cfm/?displayID=7
- "Clove", Missouri Botanical Garden, https://www.missouribotanicalgarden.org/PlantFinder/PlantFinderDetails.aspx?taxonid=282873
- "화폐 속의 나무(탄자니아-클로브)", 세계화폐박물관, http://www.numerousmoney.com/tboard/board.php/?board=ww11&page=5&category=5&sort=comment&command=body&no=536
- "Clove", Oxford Plants 400, https://herbaria.plants.ox.ac.uk/bol/plants400/Profiles/st/Syzygium
- James Hancock, "The Early History of Clove, Nutmeg, & Mace", WORLD HISTORY ENCYCLOPEDIA, https://www.worldhistory.org/article/1849/the-early-history-of-clove-nutmeg--mace/
- 김영연, "유독 치과가 두려운 이유", 덴탈 투데이, 2016.8.18, https://www.dttoday.com/news/articleView.html?idxno=67786
- Herbal Medicinal Products(HMPC), "Assessment report on Syzygium aromaticum (L.) Merill et L.M. Perry, flos and Syzygium aromaticum (L.) Merill et L.M. Perry, floris aetheroleum", EUROPEAN MEDICINES AGENCY, 2011.9.13, https://www.pharmacompass.com/pAssets/pdf/pubchem/Clove-oil-pubchem-1444210506.pdf

코리앤더

논문
- Ahmed M(2021), 〈Traditional ancient Egyptian medicine: A review〉, 《Saudi Journal of Biological Sciences》, 28(10), pp.5823~5832.
- Najla Gooda Sahib(2013), 〈Coriander(Coriandrum sativum L.): a potential source of high-value components for functional foods and nutraceuticals—a review.〉, 《Phytotherapy Research》, 27(10), pp.1439~1456.
- Ahmed M 외(2021), 〈Traditional ancient Egyptian

medicine: A review〉, 《Saudi Journal of Biological Sciences》, 28(10), pp.5823~5832.

도서
- 살바토레 바탈리아(2019), 《아로마테라피 완벽 가이드 3rd Edition vol 1》, 영국아로마테라피센터, p.444.

웹사이트 및 기타
- "Coriander", Etymology of coriander by etymonline, https://www.etymonline.com/word/coriander
- "Coriander", Britannica, https://www.britannica.com/plant/coriander
- "라스 엘 하누트", 네이버 지식백과, https://terms.naver.com/entry.naver?docId=5867341&cid=48180&categoryId=48254
- 공선림, "알고 먹으면 더 맛있는 고수", 법보신문, 2004.8.10, https://www.beopbo.com/news/articleList.html?sc_area=A&view_type=sm&sc_word=%EC%95%8C%EA%B3%A0+%EB%A8%B9%EC%9C%BC%EB%A9%B4

진저

논문
- Danuta Raj 외(2021), 〈The real Theriac - panacea, poisonous drug or quackery?〉, 《Journal of Ethnopharmacology》, 281, pp.114535.

도서
- 살바토레 바탈리아(2019), 《아로마테라피 완벽 가이드 3rd Edition vol 1》, 영국아로마테라피센터, p.576.
- Arnab Sen(2014), 《Biology of Useful Plants and Microbes》, Narosa Publishing House, pp.167~186.

웹사이트 및 기타
- "Ginger", Britannica, https://www.britannica.com/plant/ginger
- 국사편찬위원회 한국사데이터베이스, 고려사 81권, https://db.history.go.kr/goryeo/itemLevelKrList.do?itemId=kj
- "Ginger", Medium, https://sramdin20.medium.com/ginger-b38cdc18cf71

- Graines, http://grainesdexplorateurs.ens-lyon.fr/projets-en-cours/projet-hortus-jardin-medieval/lycee-victor-duruy-7e-arrondissement-paris/le-jardin-medieval-litterature-et-societe/les-epices-et-condiments-du-moyen-age
- rhizome(2012), "Assessment report on Zingiber officinale Roscoe", European Medicines Agency.

주니퍼

도서
- 살바토레 바탈리아(2019), 《아로마테라피 완벽 가이드 3rd Edition vol 1》, 영국아로마테라피센터, pp.618~619.
- Daniele De Rigo(2016), 《European Atlas of Forest Tree Species》, European Union, p.104.
- Lydia bosson(2011), 《L'aromatherapie energetique: Guérir avec l'âme des plantes》, Amyris, p.184.
- Michel Faucon(2019), 《Traité d'aromathérapie scientifique et médicale-Les huile essentielles》, SANG TERRE, p.579.

웹사이트 및 기타
- Eugenio Zanotti, "Juniperus communis", Monaco Nature Encyclopedia, https://www.monaconatureencyclopedia.com/juniperus-communis/?lang=en
- "Opinion of the HMPC on a Community herbal monograph on Juniperus communis L., aetheroleum", European Medicines Agency, 2023.
- 이종기, "해열음료로 개발된 약용주/대중주 드라이진으로 재탄생", 포브스, 2023.11.11, https://jmagazine.joins.com/forbes/view/194061
- 박준호, "'진', 치료약으로탄생… 칵테일베이스로진화", 조선비즈, 2012.9.10, https://economychosun.com/site/data/html_dir/2012/09/10/2012091000021.html

스위트 펜넬

논문
- Shamkant B(2014), 〈Foeniculum vulgare Mill: A

- Review of Its Botany, Phytochemistry, Pharmacology, Contemporary Application, and Toxicology〉, 《BioMed Research International》, pp.1~32.
- Manzoor A. Rather(2016), 〈Foeniculum vulgare: A comprehensive review of its traditional use, phytochemistry, pharmacology, and safety〉, 《Arabian Journal of Chemistry》, 9(0), pp.1574~1583.

도서
- Michel Faucon(2019), 《Traité d'aromathérapie scientifique et médicale-Les huile essentielles》, SANG TERRE, p.532.
- Hildegard of Bingen(1998), 《Hildegard Von Bingen's Physica : The Complete English Translation of Her Classic Work on Health and Healing》, Healing Arts Press, p.39.
- 살바토레 바탈리아(2019), 《아로마테라피 완벽 가이드 3rd Edition vol 1》, 영국아로마테라피센터, p.512.

웹사이트 및 기타
- 서울 식물원, https://botanicpark.seoul.go.kr/front/main.do
- "Senior Curator Judith Swaddling uncovers the ancient Greek origins of the long-distance endurance race, revealing the original 'marathon runner'", The British Museum, https://www.britishmuseum.org/blog/marathons-ancient-origins
- "Prometheus: Stealing Fire from the Gods", National Museums Liverpool, https://www.liverpoolmuseums.org.uk/world-museum/greek-myths-and-legends/prometheus-stealing-fire-gods
- 프랑스 관광청 공식 사이트, https://www.france.fr/ko/
- "미켈란젤로의 식단, 문맹 하인 위해 그림으로 '자상해'", 동아일보, 2014.1.14, https://www.donga.com/news/article/all/20140114/60164106/1

타라곤

논문
- Halina Ekiert 외(2021), 〈Artemisia dracunculus (Tarragon): A Review of Its Traditional Uses, Phytochemistry and Pharmacology.〉, 《Frontiers in Pharmacology》, 12(0), p.653993.
- A.M.Aglarova 외(2008), 〈Biological characteristics and useful properties of tarragon (Artemisia dracunculus L.) (review)〉, 《Pharmaceutical chemistry journal》, 42(2), pp.81~86.
- Dmitry Obolskiy 외(2011), 〈Artemisia dracunculus L. (tarragon): a critical review of its traditional use, chemical composition, pharmacology, and safety.〉, 《Journal of agricultural and food chemistry》, 59(21), pp.11367~11451.
- Farukh S. Sharopov 외(2020), 〈Phytochemical Study on the Essential Oils of Tarragon (Artemisia dracunculus L.) Growing in Tajikistan and Its Comparison With the Essential Oil of the Species in the Rest of the World〉, 《Natural Product Communications: an international journal for communications and reviews》, 15(12).
- Seyyed Meysam Abtahi Froushani 외(2016), 〈Estragole and methyl-eugenol-free extract of Artemisia dracunculus possesses immunomodulatory effects〉, 《Avicenna Journal of Phytomedicine》, 6(5), pp.526~534.

도서
- Michel Faucon(2019), 《Traité d'aromathérapie scientifique et médicale-Les huile essentielles》, SANG TERRE, p.375, 680.
- 카즈 힐드브란드(2017), 《허브: 몸과 마음을 치유하는 향긋한 식물 100가지》, 페이퍼스토리, p.42.
- 살바토레 바탈리아(2019), 《아로마테라피 완벽 가이드 3rd Edition vol 1》, 영국아로마테라피센터, p.1001.
- 도미닉 보두(2023), 《도미닉보두 컬리지 통합과학적 아로마테라피 국제자격증 과정 교재》, 프라나롬, p.149.

웹사이트 및 기타
- "Tarragon has long, winding history", Missoulian, 2002.8.15, https://missoulian.com/tarragon-has-

long-winding-history/article_883df343-99a4-5545-b9f2-dfdb361b3ecb.html

Woody & Balsam
아틀라스 시더우드
도서
- Michel Faucon(2019), 《Traité d'aromathérapie scientifique et médicale-Les huile essentielles》, SANG TERRE, p.424, 426.
- Lydia bosson(2011), 《L'aromatherapie energetique: Guérir avec l' âme des plantes》, Amyris, p.137.
- 《구약성경》, 역대하 2장 3절.
- Elder, P. t. (2023). The Natural History of Pliny (Vol. 1-6): Complete Edition. 체코: Good Press. Vol3, p 203.

웹사이트 및 기타
- Collins, https://www.collinsdictionary.com
- Tim Radford, "Cedar oil used in mummies", The Guardian, 2003.10.23, https://www.theguardian.com/uk/2003/oct/23/arts.science
- 주레바논대사관, "백향목 ceder tree-레바논의 상징", 주레바논 대한민국 대사관, 2024.7.30, https://overseas.mofa.go.kr/lb-ko/brd/m_10808/view.do?seq=598477

사이프러스
논문
- Cynthia Wagner Weick 외 2명(2023), 〈The Ethnobotanical Evolution of the Mediterranean Cypress〉, 《Economic Botany》, pp.203~221.

도서
- Michel Faucon(2019), 《Traité d'aromathérapie scientifique et médicale-Les huile essentielles》, SANG TERRE, p.502.
- 살바토레 바탈리아(2019), 《아로마테라피 완벽 가이드 3rd Edition vol 1》, 영국아로마테라피센터, p.452.
- Daniele De Rigo 외 4명(2016), 《European atlas of forest tree species》, European Union, p.89.

- 앵거스 하일랜드, 켄드라 윌슨(2023), 《화가가 사랑한 나무들》, 오후의 서재, p.15.

웹사이트 및 기타
- "A Grammatical Dictionary of Botanical Latin", Missouri Botanical Garden, https://www.mobot.org/mobot/latindict/keyDetail.aspx/?keyWord=virens
- "키파리소스", 네이버 지식백과, https://terms.naver.com/entry.naver?docId=1221375&cid=40942&categoryId=31538
- "Cypress", OED(Oxford English Dictionary), https://www.oed.com/dictionary/cypress_n1?tab=meaning_and_use&tl=true#7629397

퍼
논문
- Yadav Uprety 외 3명(2012), 〈Traditional use of medicinal plants in the boreal forest of Canada: review and perspectives〉, 《Journal of Ethnobiology and Ethnomedicine》, 8(1), pp.0~7.

도서
- 산림조합중앙회(2021), 《월간 산림》, 산림조합중앙회, 7월호.
- 산림청(2016), 《매거진숲》, Vol 15, p.17.
- 살바토레 바탈리아(2019), 《아로마테라피 완벽 가이드 3rd Edition vol 1》, 영국아로마테라피센터, p.525.
- 서정수(2012), 《재미있는 야생동식물 이야기 제 6권》, 한국자연환경보전협회, p.57.

웹사이트 및 기타
- 수목도감, https://treeworld.co.kr/a01_01_02/28785
- Abies(fir), The Gymnosperm Database, https://www.conifers.org/pi/Abies.php
- "Christmas tree", Britannica, https://www.britannica.com/plant/Christmas-tree
- "합천 해인사 학사대 전나무", 국가유산청 국가유산포털, https://www.heritage.go.kr/heri/cul/culSelectDetail.do?ccbaCpno=1363805410000&pageNo=1_1_2_0, https://www.khs.go.kr/newsBbz/selectNewsBbzView.

do;jsessionid=FM9qax1gt9p3vXJ5OcOi2XRaAIOPJHhCQCcK6AjYaQDA5y7gvUaauPLaNleJUWk9.cha-was01_servlet_engine1?newsItemId=155697732&sectionId=b_sec_1&pageIndex=716&mn=NS_01_02&strWhere=&strValue=&sdate=&edate=

프랑킨센스

논문

- Salim Al-Saidi 외 5명(2012), 〈Composition and antibacterial activity of the essential oils of four commercial grades of Omani luban, the oleo-gum resin of Boswellia sacra FLUECK.〉, 《Chemistry and Biodiversity》, 9(3), pp.615~624.

도서

- 살바토레 바탈리아(2019), 《아로마테라피 완벽 가이드 3rd Edition vol 1》, 영국아로마테라피센터, p.537.

웹사이트 및 기타

- "olibanum", Collins, https://www.collinsdictionary.com/dictionary/english/olibanum
- "Frankincense and Mrrh: Ancient Scents of the Season", IPM(Integrated Pest Management), 2022.12.1, https://ipm.missouri.edu/meg/2022/12/FrankincenseMyrrh-MW/
- J Hill, "Incense in Ancient Egypt", Ancient Egypt Online, 2010, https://ancientegyptonline.co.uk/incenseperfume/

히노끼 편백

웹사이트 및 기타

- "Chamaecyparis obtusa", The Gymnosperm Database, https://www.conifers.org/cu/Chamaecyparis_obtusa.php
- 박종석, "피톤치드로 유명한 쓰임새 많은 편백나무", 완도신문, 2019.11.25, https://www.wandonews.com/news/articleView.html?idxno=214680
- 손영선, "내 몸을 위한 기분 좋은 호사 히노키", 행복이 가득한 집, 디자인하우스, 2007년 6월호, https://happy.designhouse.co.kr/magazine/magazine_view/00010006/746
- 고재열, "[TREKKING] 나가노현 히노키 숲길 편백나무 사이로", 서울신문, 2014.8.12, https://www.seoul.co.kr/news/newsView.php?id=20140812500028
- 이창준 박사 연구팀, "삼림욕의 효과, 그 비밀을 풀었다", 한국과학기술연구원, 2016.10.7, https://www.kist.re.kr/ko/news/latest-research-results.do?mode=view&articleNo=7167
- 박미진 박사, "(목재 바로알기 I) 피톤치드는 편백나무에서만 나온다?", 산림환경신문, 2022.7.21, http://eforest.kr/news/view.php?no=16937
- 산림조합중앙회 산림경영지원, https://iforest.nfcf.or.kr/forest/user.tdf?a=user.board.BoardApp&board_id=GPB_COMMON_COUNSEL&c=2002&mc=CYB_CST_CCS_IBS&seq=1576
- "Essential oi Monopraph", Salvatore battaglia, https://salvatorebattaglia.com.au/blogs/mongraphs

카타프레이

도서

- Michel Faucon(2019), 《Traité d'aromathérapie scientifique et médicale-Les huile essentielles》, SANG TERRE, p.423.

웹사이트 및 기타

- "Cedrelopsis grevei", https://www.iucnredlist.org/species/70102674/70163462
- "Cedrelopsis grevei", Wikipedia, https://de.wikipedia.org/wiki/Cedrelopsis_grevei

미르

논문

- Gaber El-Saber Baatiha 외(2022), 〈Commiphora myrrh: a phytochemical and pharmacological update〉, 《Naunyn-Schmiedeberg's Archives of Pharmacology》, 396(3), pp.405~420.

- Bssmah Ghazi Alraddadi, Hyun-Jae Shin(2022), 〈Biochemical Properties and Cosmetic Uses of Commiphora myrrha and Boswellia serrata〉, 《Cosmetics》, 9(6), pp.0~119.

도서
- Jean-Claude Ellena(2020), 《Atlas de botanique parfumee》, ARTHAUD, p.116.
- 살바토레 바탈리아(2019), 《아로마테라피 완벽 가이드 3rd Edition vol 1》, 영국아로마테라피센터, p.475, 749.
- Michel Faucon(2019), 《Traité d'aromathérapie scientifique et médicale-Les huile essentielles》, SANG TERRE, p.475.
- Dominique Baudoux(2019), 《Contemporary French Aromatherapy: A Pharmacological and Therapeutic Guide to 100 Essential Oils》, Singing Dragon, p.338.

웹사이트 및 기타
- "Myrrh", Britannica, https://www.britannica.com/topic/myrrh
- "Commiphora", PlantZAfrica, https://pza.sanbi.org/commiphora
- "Resin", Cambridge Dictionary, https://dictionary.cambridge.org/dictionary/english/resin
- 신자영, "모세가 가른 바다… 솔로몬·시바 여왕 거쳐 지금도 해상 실크로드", 어린이 조선일보, 2024.1.17, https://www.chosun.com/kid/kid_literacy/kid_sisanews/2024/01/17/PD3P45T6RCEGD7T3HI4ZO3KHAQ/
- "Punt: an ancient civilization rediscovered", Land of Punt, https://landofpunt.wordpress.com/tag/myrrh/

파인

논문
- 이창석(1995), 〈한국 소나무림에서의 교란 후 재생과정〉, 18(1), pp.189~201.
- Dragica Purger 외(2022), 〈The Importance of Pine Species in the Ethnomedicine of Transylvania(Romania)〉, 《Plants》, 11(18), p.2331.

웹사이트 및 기타
- 대한민국 국가지도집 II 2020, 국토지리정보원&국토교통부, http://nationalatlas.ngii.go.kr/pages/page_2142.php
- Visit Scotland, https://www.visitscotland.com/info/see-do/caledonian-forest-p2564481
- "Scots pine", Trees for Life, https://treesforlife.org.uk/into-the-forest/trees-plants-animals/trees/scots-pine/
- 김응수, "의학의 아버지라고 불러주마-히포크라테스", 의사신문, 2012.6.4, http://www.doctorstimes.com/news/articleView.html?idxno=151258
- 국립산림과학원, "한국인이 가장 좋아하는 나무-소나무", 산림청 보도자료, 2022.8.10.
- 노현숙, "송편찔때 왜 솔잎을 깔아", 농민신문, 2010.9.15, https://www.nongmin.com/article/20100914081729

샌달우드

논문
- A.N. Arun Kumar 외 2명(2012), 〈Sandalwood: history, uses, present status and the future〉, 《Current science》, 103(2), pp.1408~1416.

도서
- Jean-Claude Ellena(2020), 《Atlas de botanique parfumee》, ARTHAUD, p.12.

웹사이트 및 기타
- "Sandalwood", Salvatorebattaglia, https://salvatorebattaglia.com.au/blogs/news
- "CHANDANA-SANDALWOOD", Sakalya, https://www.sakalya.com/post/chandana-sandalwood
- "Santalum Album Oil Rejuvenated", Tisserand, https://tisserandinstitute.org/santalum-album-oil-rejuvenated/
- 태국외교부 공식 홈페이지, https://www.mfa.go.th/
- 한국민족문화대백과사전, https://encykorea.aks.ac.kr/Article/E0051519

스프루스

논문
- Brett J Stubbs(2003), 〈Captain Cook's beer: the antiscorbutic use of malt and beer in late 18소 century sea voyages.〉, 《Asia Pacific Journal of Clinical Nutrition》, 12(2), pp.129~137.
- AARON S. ALLEN, 〈Fatto di Fiemme': Stradivari's violins and the musical trees of the Paneveggio〉, 《Musical trees in the historical imagination》, 8(26), p.301.

도서
- 살바토레 바탈리아(2019), 《아로마테라피 완벽 가이드 3rd 에디션》, 영국아로마테라피센터, p.985.
- 도미닉 보두(2023), 《도미닉보두 컬리지 통합과학적 아로마테라피 국제자격증 과정 교재》, 프라나룸, p.103.

웹사이트 및 기타
- 〈Safety Assessment of Transgenic Organisms-Volume 3〉, 《Harmonisation of Regulatory Oversight in Biotechnology》, pp.176~200, https://www.oecd.org/en/publications/safety-assessment-of-transgenic-organisms_9789264095434-en.html
- "Picea" mean Spruce or pitch pine?", 2021.11.23, https://latin.stackexchange.com/questions/17449/picea-mean-spruce-or-pitch-pine
- "Spruce", etymonline, https://www.etymonline.com/kr/word/spruce?utm_source=chatgpt.com
- "블랙 스프루스(검은가문비나무)", 나무신문, 2014.9.11, https://www.imwood.co.kr/news/articleView.html?idxno=13541
- 최흥수, "독일가문비나무가 덕유산에 뿌리내린 까닭은?", 한국일보, 2022.4.15, https://www.hankookilbo.com/News/Read/A2022040509220002629
- Colin Macmillan, "The Untold Story of Picea Mariana: Black Spruce, Ontario's Common Tree in the Boreal Forest", Curbwise, 2023.12.5, https://curbwise.ca/black-spruce-in-ontario/
- "Black spruce", Ontario, https://www.ontario.ca/page/black-spruce
- "Stradivarius Violins", https://www.science.smith.edu/climatelit/stradivarius-violins/
- 서승범, "소재이야기 나무②", OUTDOOR, 2014.2.18, https://www.outdoornews.co.kr/news/articleView.html?idxno=13095
- 허태임, "노래하는 가문비나무의 깊은 울림", 한겨레21, https://h21.hani.co.kr/arti/society/environment/55646.html
- April Fulton, "Don't Waste That Christmas Tree: Turn It Into Spruce Beer", npr, 2013.1.4, https://www.npr.org/sections/thesalt/2013/01/04/168561089/dont-waste-that-christmas-tree-turn-it-into-spruce-beer

Carrier Oil

아몬드

도서
- A.K.Tiwari 외(2023), 《Phytoplasma Diseases of Major Crops, Trees, and Weeds》, Academic Press, pp.45~104.
- Ronald Ross Watson(2011), 《Nuts and Seeds in Health and Disease Prevention》, Academic Press, pp.161~166.

웹사이트 및 기타
- "아몬드", 네이버 지식백과, https://terms.naver.com/entry.naver?docId=771246&cid=46694&categoryId=46694
- "Roghan Gadam Shirin(Badam Rogan & Badam Oil) – Sweet Almond Oil", AYUR TIMES, 2015.10.14, https://www.ayurtimes.com/roghan-badam-shirin-badam-rogan-badam-oil-sweet-almond-oil/
- 강석기, "복숭아와 아몬드 혁명 뒤바뀐 운명", 동아사이언스, 2019.6.18, https://m.dongascience.com/news.php?idx=29414
- "캘리포니아 아몬드의 특징", California almonds,

https://www.almonds.or.kr/tools-and-resources/food-safety-and-quality/california-almond-characterization
- "주요 아몬드 영양 정보", California almonds, https://www.almonds.or.kr/why-almonds/health-and-nutrition/nutritional-value

아프리콧

논문
- Fengchao Jiang 외(2019), 〈The apricot(Prunus armeniaca L.) genome elucidates Rosaceae evolution and beta-carotenoid synthesis〉, 《Horticulture Research》, 6(1), pp.0~128.
- Krantidip R. Pawar 외(2023), 〈Apricot kernel characterization, oil extraction, and its utilization: a review〉, 《Food science and biotechnology》, 32(3), pp.249~263.

도서
- Michel Faucon(2019), 《Traité d'aromathérapie scientifique et médicale-Les huile essentielles》, SANG TERRE, p.903.

웹사이트 및 기타
- Joel Denker, "Moon Of The Faith: A History Of The Apricot And Its Many Pleasures", NPR, 2016.6.14, https://www.npr.org/sections/thesalt/2016/06/14/481932829/moon-of-the-faith-a-history-of-the-apricot-and-its-many-pleasures
- "Apricot", The Palestinian Museum, https://www.palmuseum.org/en/support/tree-sponsorship/apricot
- "살구나무Apricot tree", 농림축산검역본부, https://www.qia.go.kr/animal/disease/viewWebATPI3439Action.do?type=0&id=125652
- 민길홍, "조선 시대 책가도 – 책을 사랑하는 마음을 담다", 국립중앙박물관, https://www.museum.go.kr/site/main/relic/recommend/view?relicRecommendId=562147

아르간

논문
- Anitha Selwyn 외(2023), 〈Study of plant-based cosmeceuticals and skin care〉, 《South African Journal of Botany》, Vol.158, pp.429~442.

도서
- UICN Centre de Cooperation pour la Méditerranée(2005), 《A guide to medicinal plants in North Africa Database on medicinal plants in North Africa》, IUCN Centre for Mediterranean Cooperation, Málaga, p.45.
- Patricia Huang(2017), 《Liquid Gold: Berber Women and the Argan Oil Co-operatives in Morocco》, International journal of intangible heritage. Vol.12, pp.139~155.
- Michel Faucon(2019), 《Traité d'aromathérapie scientifique et médicale-Les huile essentielles》, SANG TERRE, p.854.

웹사이트 및 기타
- "The multifaceted argan tree", United Nations, https://www.un.org/en/observances/argania-day
- "Argania spinosa", Missouri Botanical Garden, https://www.missouribotanicalgarden.org/PlantFinder/PlantFinderDetails.aspx?taxonid=286835
- "Argania spinosa", Campus Arboretum, https://apps.cals.arizona.edu/arboretum/taxon.aspx?id=631
- "Arganeraie", unesco, https://www.unesco.org/en/mab/arganeraie
- "The Argan Tree", https://www.un.org/en/observances/argania-day
- "아르간, 아르간나무와 관련된 풍습 및 기술", 유네스코와 유산, https://heritage.unesco.or.kr/

아르니카

논문
- Thomas J Schmidt(2023), 〈Arnica montana L.:

Doesn't Origin Matter?〉,《Plants》, 12(20), pp.0~3532.

도서

- Susan G.Wynn and Barbara Fougere BVSc BVMS (Hons)(2006),《Veterinary Herbal Medicine》, Mosby, pp.411~439.

웹사이트 및 기타

- "Arnica", Britannica, 2023.10.20, https://www.britannica.com/plant/arnica
- 김영구, "동종요법Homeopathy", 대한초음파의학회 창립 20주년 기념 학술대회, 180%B1%E8%BF%B5%B1%B8(%C3%CA%C3%BB%B0%AD%BF%AC).pdf
- "Arnica", Mount Sinai, https://www.mountsinai.org/health-library/herb/arnica
- "Arnica: What it is and how to use it", Cleveland Clinic, 2023.2.20. https://health.clevelandclinic.org/arnica

카렌듈라

논문

- Kiran Shahane 외(2023),〈An Updated Review on the Multifaceted Therapeutic Potential of Calendula officinalis L.〉,《Pharmaceuticals(Basel, Switzerland)》, 16(4), p.611.
- Snežana Jarić 외(2018),〈Traditional wound-healing plants used in the Balkan region(Southeast Europe)〉,《Journal of Ethnopharmacology》, 211(30), pp.311~328.
- Disha Arora 외(2013),〈A review on phytochemistry and ethnopharmacological aspects of genus Calendula〉,《Pharmacognosy Reviews》, 7(14), pp.179~266.

웹사이트 및 기타

- "European Union herbal monograph on Calendula officinalis L., flos", EMA(European medicines agency), 2018.3.27. https://www.ema.europa.eu/en/documents/herbal-monograph/final-european-union-herbal-monograph-calendula-officinalis-l-flos-revision-1_en.pdf
- "Calendula", Mount Sinai, https://www.mountsinai.org/health-library/herb/calendula

호호바

논문

- Heba A. Gad 외(2021),〈Jojoba Oil: An Updated Comprehensive Review on Chemistry, Pharmaceutical Uses, and Toxicity〉, 13(11), pp.0~1711.

웹사이트 및 기타

- "Jojoba", Oxford Plants 400, https://herbaria.plants.ox.ac.uk/bol/plants400/Profiles/ST/Simmondsia
- JOJOBA NATURALS, https://www.jojobanaturals.com/learn/jojoba-story/
- "How Jojoba Saved The Whales", OGEE, https://ogee.com/blogs/the-daily-good/blog-how-jojoba-oil-saved-the-whales
- Dominique Baudoux 외, "HUILES VEGETALES", 프라나롬, p.20, https://www.alternatures.com/product-page/huiles-v%C3%A9g%C3%A9tales-source-de-sant%C3%A9-perles-de-beaut%C3%A9-baudoux-kaibeck-malotaux

로즈힙

논문

- Tomasz Hura 외(2023),〈The role of invasive plant species in drought resilience in agriculture: the case of sweet briar (Rosa rubiginosa L.)〉,《Journal of Experimental Botany》, 74(9), pp.2799~2810.

도서

- Michel Faucon(2019),《Traité d'aromathérapie scientifique et médicale-Les huile essentielles》, SANG TERRE, pp.905~906.

웹사이트 및 기타

- "Rosa rubiginosa", OSU(Oregon State University), https://landscapeplants.oregonstate.edu/plants/rosa-

rubiginosa
- "로즈힙 오일 시장 규모, 점유율, 성장 및 예측", Business Research Insights, https://www.businessresearchinsights.com/ko/market-reports/rosehip-oil-market-100116
- Food Data Central, https://fdc.nal.usda.gov/

향기로운 오일이 된 식물들의 모든 것
HERB for BEAUTY

초판 발행   2025년 7월 1일

지은이   심나래
펴낸이   김희연
편집   정지혜, 박예지
홍보·마케팅   ㈜에이엠피알amPR
디자인   studio fttg
인쇄   ㈜상지사P&B

펴낸곳   ㈜에이엠스토리amStory
출판 신고   2010년 1월 29일 제2011-000018호
주소   (04352) 서울특별시 용산구 한강대로 296(참빛빌딩) 602호
전화   (02) 779-6319
팩스   (02) 779-6317
홈페이지   www.amstory.co.kr
전자우편   amstory11@naver.com

ⓒ에이엠스토리(amStory), 2025
ISBN   979-11-85469-28-7(03590)

* 파본은 본사 혹은 이 책을 구입하신 서점에서 바꾸어 드립니다.
* 이 책의 내용은 저작권법의 보호를 받는 저작물이므로 무단전재나 무단복제를 금합니다.